Patientenorientierte Beratung in der Pflege

Christine von Reibnitz

Katja Sonntag

Dirk Strackbein

Hrsg.

Patientenorientierte Beratung in der Pflege

Leitfäden und Fallbeispiele

Mit 18 Abbildungen

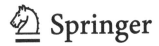 Springer

Herausgeber
Christine von Reibnitz
Berlin
Deutschland

Katja Sonntag
Remscheid
Deutschland

Dirk Strackbein
DISKURS Strackbein GmbH
Wuppertal
Deutschland

ISBN 978-3-662-53027-6   ISBN 978-3-662-53028-3   (eBook)
DOI 10.1007/978-3-662-53028-3

Die Deutsche Nationalbibliothek verzeichnet diese Publikation in der Deutschen Nationalbibliografie;
detaillierte bibliografische Daten sind im Internet über http://dnb.d-nb.de abrufbar.

Springer

Umschlaggestaltung: deblik Berlin
Fotonachweis Umschlag: © Robert Kneschke/fotolia

Gedruckt auf säurefreiem und chlorfrei gebleichtem Papier

Springer ist Teil von Springer Nature
Die eingetragene Gesellschaft ist Springer-Verlag GmbH Berlin Heidelberg

Vorwort

Warum haben wir uns dazu entschieden, dieses Buch zu schreiben? Zum Thema patienten-orientierte bzw. -zentrierte Beratung ist bereits vieles veröffentlicht und geschrieben worden. Dennoch scheint es im Gesundheitssystem an vielen Stellen an einer gelungenen Kommunikation zu fehlen. So stellt der Deutsche Ethikrat in seiner jüngsten Stellungnahme im April 2016 heraus, dass neben einer Patientenorientierung die Beziehungen von Patienten zu ihren Ärzten, Pflegenden und Therapeuten insbesondere auf eine gelingende Kommunikation angewiesen sind. Kommunikationskompetenz ist eine unverzichtbare Schlüsselkompetenz aller Heilberufe. Sie umfasst neben der Kommunikation mit dem Patienten auch die Kommunikation mit den Personen im Umfeld des Patienten, denen insbesondere nach der Krankenhausentlassung eine große Bedeutung bei der Absicherung von Therapieerfolgen zukommt. Empirische Untersuchungen belegen zahlreiche Defizite in diesem Bereich und offenbaren erhebliche Unzufriedenheit auf Seiten der Patienten. Dieses Buch soll insbesondere Pflegekräfte dabei unterstützen, ihre Fähigkeiten im Bereich einer patientenorientierten Beratung zu erweitern.

Wichtig ist uns dabei, die patientenorientierte Sichtweise auf die theoretischen Kommunikations- und Beratungsmodelle für die Pflege praxisbezogen aufzuzeigen. In den ersten beiden Buchteilen werden wir die theoretischen Grundlagen zur patientenorientierten Beratung darstellen und im dritten Teil konkrete Beispiele aus dem Pflegealltag mit verschiedenen Beratungssettings bei unterschiedlichen, häufig auftretenden Erkrankungen beschreiben.

In den letzten Jahren wird zunehmend in der Kommunikationswissenschaft auch der Begriff der „Neurokommunikation" verwendet; interessanterweise vornehmlich da, wo es anderen Menschen etwas zu verkaufen gilt. Die Neurokommunikation und ihr Einfluss auf unser limbisches System sind aber nicht nur utilisierbar, wenn es darum geht, Menschen Dinge zu „verkaufen", sondern auch, wenn es darum geht, Verhaltensmuster zu verändern oder Compliance und Adherence zu erreichen und sicherzustellen. In der Gesundheitsversorgung kommt es immer wieder zu Unter-, Fehl- oder Überversorgungen, weil Patienten die für sie erstellten Therapie- und Behandlungspläne nicht einhalten. Die Gründe dafür finden sich oftmals in einer unzureichenden, nicht an den Patientenbedürfnissen orientierten Kommunikation. Neben unnötigen Kosten geht die mangelnde Compliance häufig mit negativen Folgen für den Gesundheitszustand des Betroffenen einher. Eine patientenorientierte Kommunikation und Beratung setzt genau hier an, unter Berücksichtigung der Erkenntnisse aus der Neurokommunikation.

Ziel des Buches ist es, Pflegekräfte und Mitarbeiter in Gesundheitsberufen dabei zu unterstützen, gezielt und effizient mit ihren Patienten zu kommunizieren. Ein weiteres Ziel ist, durch gute, dialogorientierte Beratung – eben eine auf den Patienten ausgerichtete Beratung – den Therapieerfolg im Sinne aller Beteiligten sicherzustellen.

Wir danken Ihnen für Ihr Interesse an unserem Buch und wünschen Ihnen auch ein wenig Spaß beim Lesen. Wir freuen uns, ein Feedback von Ihnen zu bekommen.

Dr. Christine von Reibnitz
Katja Sonntag
Dirk Strackbein

Inhaltsverzeichnis

II   Beratung – ein interaktiver Prozess

Mitarbeiterverzeichnis

Anette Skowronsky

Bültestraße 24a

32584 Löhne

anette@skowronsky.de

Katja Sonntag

Stursberg I 43b

42899 Remscheid

katja.sonntag.rs@web.de

Dirk Strackbein

Diskurs Strackbein GmbH

Kronprinzenallee 107

42119 Wuppertal

dirk.strackbein@diskurs.net

Dr. Christine von Reibnitz

Meraner Straße 52

10825 Berlin

cvonreibnitz@t-online.de

Grundlagen der Kommunikation und Beratung

Grundlagen der Kommunikation

Dirk Strackbein, Christine von Reibnitz, Katja Sonntag

© Springer-Verlag Berlin Heidelberg 2017
C. von Reibnitz, K. Sonntag, D. Strackbein (Hrsg.), *Patientenorientierte Beratung in der Pflege*,
DOI 10.1007/978-3-662-53028-3_1

Der Duden definiert Kommunikation als Verständigung untereinander, als zwischenmenschlichen Verkehr besonders mithilfe von Sprache und Zeichen. Nichtkommunikation und Nichtverhalten ist nicht möglich. Selbst Schweigen hat Mitteilungscharakter (Watzlawick et al. 2011). Ein Mensch, der bewusst schweigt und dabei möglicherweise noch nonverbal jeden Augenkontakt vermeidet, teilt seiner Umwelt eindeutig mit: Bitte sprich mich nicht an!

Bevor das eigentliche Thema dieses Buchs, die patientenzentrierte Beratung in der Pflege, aufgegriffen wird, folgt zunächst einiges zu den Begriffen „Kommunikation" und „Beratung" in einem allgemeineren Kontext. Über beide Wörter wird viel gesprochen und vermeintlich sind beide Begriffe klar definiert und allgemeinverständlich. Aber ist das wirklich so? Wenn zwei Menschen miteinander reden, ist das Kommunikation. Kommunikation ist aber nicht auf Worte alleine angewiesen, sondern man kann auch ohne Worte kommunizieren. Wie vielschichtig Kommunikation sein kann, hat bereits Paul Watzlawick im Rahmen seiner fünf Axiome der Kommunikation erläutert: „Man kann nicht nicht kommunizieren, denn jede Kommunikation (nicht nur mit Worten) ist Verhalten und genauso, wie man sich nicht nicht verhalten kann, kann man nicht nicht kommunizieren" (Watzlawick et al. 2011).

> **Nicht nur Sprache ist Kommunikation, Kommunikation ist immer das Zusammenspiel von Sprache, Auftreten und Verhalten.**

Kommunikation ist somit von Verhalten nicht zu trennen, da jede Kommunikation nicht nur einen inhaltlichen Aspekt, sondern immer auch einen Beziehungsaspekt besitzt. Das bedeutet, sofern der Sender einer Botschaft nur auf der inhaltlichen Ebene kommuniziert und die Beziehungsebene außer Acht lässt oder sie sogar negiert, wird er seine Botschaft dem Empfänger nicht nachhaltig vermitteln können. Vice versa ist es identisch: Arbeitet ein Sender nur an der Beziehungsebene und erreicht er den Empfänger nicht auf der inhaltlichen Ebene, ist der kommunikative Prozess hier auch suboptimal.

Den Inhalt einer Botschaft bestimmt nicht der Sender, sondern der Empfänger. Und es geht hier nicht nur um den sprachlichen Inhalt der Botschaft,

sondern auch in hohem Maße um die emotionale Ankopplung und die anderen Ebenen der Kommunikation. Gesa Krämer und Stephanie Quappe beziehen sich in ihrem Buch *Interkulturelle Kommunikation mit NLP* (Krämer u. Quappe 2006) auf Forschungsergebnisse des amerikanischen Psychologen Albert Mehrabian und schreiben dort, dass für das tatsächliche Verstehen einer Botschaft die verschiedenen Kommunikationskanäle sehr unterschiedlich beteiligt sind:

- 7% verbale Kommunikation (die Wörter, der faktische Inhalt),
- 38% paraverbale Kommunikation (Tonfall, Betonung, Artikulation),
- 55% nonverbale Kommunikation (Auftreten, Bewegung, Mimik, Gestik).

Nur 7% der Verständigung, des Verstehens, wird durch Wörter gesteuert, 93% durch Körpersprache und andere Signale. Wichtig ist in diesem Kontext, dass die Parallelität der sprachlichen und nichtsprachlichen Kanäle menschlicher Kommunikation gegeben ist. So definiert Schulz von Thun eine Nachricht als kongruent, „wenn alle Signale in die gleiche Richtung weisen, in sich stimmig sind". Missverständnisse hingegen entstehen nicht selten durch eine Inkongruenz eben dieser Signale. Eigentlich sind die Wörter die richtigen und eigentlich ist die Botschaft klar. Passen jedoch die anderen gesendeten und empfangenen Signale nicht zu den Wörtern, ist die Deutung, das Dekodieren schwierig und geht damit in die falsche Richtung. Somit ist Kommunikation vielmehr ein zwischenmenschliches Phänomen denn ein sprachliches. Man erreicht Menschen nicht mit Wörtern, sondern mit nonverbalen Mustern, Signalen und Verhaltensweisen.

> **Nonverbale und paraverbale Signale bestimmen zum deutlich überwiegenden Teil, ob und wie eine Botschaft vom Empfänger aufgenommen wird. Der sprachliche Inhalt tut dies lediglich zu ca. 7%.**

So entsteht z. B. kognitive Dissonanz, wenn die gesendeten Wörter nicht zu den anderen gesendeten Signalen und den daraus resultierenden Gefühlswelten des Empfängers passen. So weiß man heute, dass selbst bei Kleinkindern, die – aus welchem Grunde auch immer – gerade weinen, kognitive Dissonanz ausgelöst wird, wenn die Mutter das Weinen mit tröstenden Worten wie „ist doch nicht so schlimm" oder ähnlich begleitet. Die kognitive Dissonanz wird ausgelöst, weil die Wörter nicht zur Gefühlswelt des Kindes passen. Dies ist bei Erwachsenen natürlich nicht anders! Hier blockiert die kognitive Dissonanz das Verständnis und kann zu einer inneren Abwehr führen. Nachfolgend werden die unterschiedlichen Arten der Kommunikation näher beschrieben.

1.1 Verbale Kommunikation

Die verbale Kommunikation ist der eigentliche Inhalt einer Botschaft und wird durch die Wortwahl, die gesendeten Wörter bestimmt. Neben der Kernbotschaft sorgen aber andere, begleitende Wörter für bestimmte emotionale Empfindungen. So bahnt ein „bitte" oder „es wäre schön" eine eher positive emotionale Stimmungslage. Ein Befehl, mit exakt der gleichen Kernbotschaft, löst eher Widerstand, Reaktanz und mangelnde Kooperationsbereitschaft aus. Weiterhin hat eine Kernbotschaft aber auch unterschiedliche Ebenen der Kommunikation. Diese zeigt Schulz von Thun in seinem Kommunikationsmodell (Schulz von Thun 2010) anhand des einfachen Beispiels „Du, da vorne ist grün!":

- Botschaft 1 ist der Sachinhalt, worüber ich informiere: „Die Ampel zeigt grün!".
- Botschaft 2 ist der Appell, wozu ich jemanden veranlassen möchte: „Gib Gas!".
- Botschaft 3 ist der Beziehungsinhalt und zeigt, wie man zu seinem Gegenüber steht, was man von ihm hält: „Du passt nicht auf, Du brauchst meine Hilfe!".
- Botschaft 4 ist die Selbstkundgabe, was man von sich selbst kundgibt: „Ich habe es eilig!".

Das zeigt auf, dass die richtige Wortwahl für die Kernbotschaft, die begleitenden Wörter und die unterschiedlichen Seiten einer Nachricht letztendlich das Verständnis und die Kooperationsbereitschaft eines Menschen nachhaltig beeinflussen können. Je weniger stabil die emotionale Situation eines Menschen ist, desto sensibler reagiert er auf die

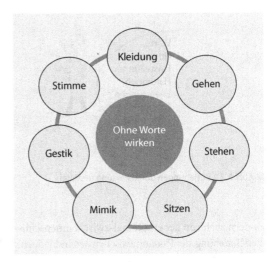

◻ Abb. 1.1 Wirkungen nonverbaler Kommunikation

vier Seiten der Kommunikation und die begleitenden Wörter um die Kernbotschaft herum.

1.2 Nonverbale Kommunikation

Hierbei handelt es sich um den nichtsprachlichen Teil der Kommunikation. Gemeint sind aber nicht nur die gesamte Körpersprache mit Gestik, Mimik, Augenkontakt und bestimmten Verhaltensweisen, sondern auch bestimmte Kleidungsstile, Frisuren, offenes Tragen von Zeichen und Symbolen bis hin zu Tattoos, wie ◻ Abb. 1.1 zeigt.

Dazu kommen nicht steuerbare und nicht beeinflussbare vegetative Signale wie Schwitzen, Zittern, Erröten etc. Die nonverbale Kommunikation sagt viel über unseren Gefühlszustand und über die emotionale Beteiligung im kommunikativen Prozess aus. Hier wird oft Zustimmung oder Ablehnung, Kooperationsbereitschaft oder deren Verweigerung ganz ohne Worte zum Ausdruck gebracht. Auch die Welt der Sympathie oder Antipathie wird damit sehr stark beeinflusst. Findet hier keine Passung zwischen den Gesprächspartnern statt, ist ein wirkliches Verständnis mitunter unmöglich. Die Wörter kommen schlicht und ergreifend nicht an.

Apropos Passung: Wie gut ein kommunikativer Prozess zu einem befriedigenden Ergebnis für alle Beteiligten führt, hängt wie bereits beschrieben nicht nur von Wortwahl und nonverbalen Signalen ab,

1

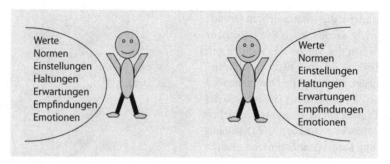

◻ Abb. 1.2   Beziehungen durch Passung gestalten

sondern auch von der emotional-zwischenmenschlichen Beziehung, der Passung zwischen den Individuen. Die Passung zwischen zwei Individuen wird durch viele Faktoren entweder hergestellt oder eben auch unmöglich gemacht. Beispiele für die Faktoren, die oftmals sehr unbewusst abgeglichen werden, zeigt ◻ Abb. 1.2.

So finden Menschen mit gleichen Interessen und Einstellungen viel schneller und einfacher zueinander als Menschen mit sehr unterschiedlichen Normen und Werten. Besonders deutlich wird die Dynamik des Passungsmodells bei zwei Menschen mit z. B. sehr unterschiedlichen politischen oder ethischen Werten und Einstellungen. Sprechen dann beide Seiten offen und kontrovers über ihre möglicherweise entgegengesetzten politischen Einstellungen und Werte, ist eine nachhaltig erfolgreiche Kommunikation in anderen Kontexten kaum möglich, weil die Reaktanz, die durch die konträren politischen Werte auf beiden Seiten ausgelöst wurde, auch in die anderen Kontexte hineinreicht. Ist man aber gezwungen, mit Menschen zu kommunizieren und in ein Kooperationsmodell zu kommen, kann man diese heiklen Themen nur aussparen und nicht ansprechen – dennoch, die Passung bleibt gestört und das wirkt sich natürlich auf zwischenmenschliche Verständigung aus.

Neben der verbalen und der nonverbalen Kommunikation gibt es noch die Ebene der paraverbalen Kommunikation.

1.3   Paraverbale Kommunikation

Die paraverbale Kommunikation besteht aus paralinguistischen nebensprachlichen Merkmalen. Wahrgenommen werden hier Stimmlage, Tonfall,

Artikulation, Lautstärke, Sprechtempo, Sprachmelodie. Aber auch Pausen, Schweigen und alle spontan geäußerten Interjektionen (deutsch: Empfindungswörter) wie ach, ach so, aha, oh, oh je, oha, o lala, tja, uups, ui, wow, hoppla, igitt, pfui, ei sind ebenso der paraverbalen Kommunikation zuzuordnen. Diese Laute, die meistens sehr spontan zum Ausdruck gebracht werden, sagen sehr viel über die wahre Befindlichkeit des Senders aus. Oft ist der Inhalt des Satzes nach der Interjektion von geradezu gegensätzlicher Bedeutung.

Beispiel

Sie sind durch eine Aussage ihres Gegenübers überrascht, möchten aber diese Überraschung verbergen. Durch die Überraschung rutscht Ihnen spontan ein „Oh" über die Lippen. Sie wollen sich aber die Überraschung nicht anmerken lassen und sagen nach dem „Oh" einen Satz wie z. B. „Das wusste ich" oder „Damit habe ich gerechnet". Was kommt bei Ihrem Gegenüber tatsächlich an? Die Überraschung! Denn die Interjektion „Oh" hat Ihrem Gesprächspartner die Überraschung kundgetan, der angeschlossene Satz kann diese Aussage nicht korrigieren.

Gerade im Umgang mit Patienten haben diese spontan geäußerten Interjektionen noch eine weitere Dimension, wie nachfolgende Beispiele verdeutlichen.

Beispiel

Angenommen, Sie betreuen einen Patienten mit einer chronischen Wunde und die Wunde hat sich in den letzten Tagen positiv entwickelt. Heute steht wieder ein Wechsel der Wundauflage an. Sie entfernen die Wundauflage und stellen überrascht fest, dass sich die Wunde möglicherweise entzündet hat. Was passiert kommunikativ? Durch den Überraschungseffekt rutscht Ihnen spontan ein „Oh je" oder Ähnliches heraus. Die Botschaft für den Patienten – und zwar egal, was dann als zusätzlicher Satz kommt: Negative Veränderung! Dramatik! Keine gute Botschaft! Wie dramatisch der Patient die Situation erlebt, liegt in seiner Auslegung.

Beispiel
Vielleicht haben Sie selbst ähnliche Situationen einmal erlebt? So z. B. beim Zahnarzt, der die Zähne routinemäßig kontrolliert und plötzlich nur „Oha" zum Ausdruck bringt. Welche Botschaft ist das für Sie? Es wird unangenehm und es wird möglicherweise teuer. Oder ein Orthopäde betrachtet ein Röntgenbild eines Ihrer Körperteile und sendet spontan nur zwei Signale: Ein nonverbales Kopfschütteln und ein paraverbales „Oh". Sonst nichts, Pause. Welche Botschaft für Sie? Das sieht nicht gut aus!

Das bedeutet, durch das Senden dieser Empfindungswörter lösen wir bei unseren Gesprächspartnern und Patienten Emotionen aus, deren Tragweite durch uns nicht zu steuern ist. Der Patient, der Empfänger decodiert das Signal und misst ihm seine ganz persönliche Bedeutung zu. Übrigens, gerade bei Menschen, denen hohe Kompetenz zugeordnet wird und denen man vertraut, bekommen diese Signale eine große Wichtigkeit. Auf der anderen Seite sind diese Signale aber für Sie auch die „ehrlichste" Ausdrucksform über die wahre Befindlichkeit Ihrer Patienten. Antwortet ein Patient auf die Frage „Wie geht´s Ihnen heute?" mit „Och ja, gut!" ist das „Och ja" deutlich aussagestärker als das „gut".

❯ Die Beherrschung und Steuerung paraverbaler Laute ist schwierig, da sie meist spontan und unbewusst geäußert werden. Im Dialog hilft hier z. B., nach einer Frage oder einer Erwiderung eine kurze Pause einzulegen.

Literatur

Krämer G, Quappe S (2006) Interkulturelle Kommunikation mit NLP: Einblick in fremde Welten. Uni-Edition, Berlin
Schulz von Thun F (2010) Miteinander reden. Rowohlt, Berlin
Watzlawick P, Beavin J, Jackson D (2011) Menschliche Kommunikation: Formen, Störungen, Paradoxien. Huber, Bern

Grundlagen der Beratung

Christine von Reibnitz, Katja Sonntag, Dirk Strackbein

© Springer-Verlag Berlin Heidelberg 2017
C. von Reibnitz, K. Sonntag, D. Strackbein (Hrsg.), *Patientenorientierte Beratung in der Pflege*,
DOI 10.1007/978-3-662-53028-3_2

Die Pflegeberufe zählen zu den Berufsgruppen, die den häufigsten Kontakt zu Patienten und Angehörigen haben, meist sogar als erste Ansprechperson für die Betroffenen. Dieser Erstkontakt erfolgt zunächst in einer Erstsituation der Erkrankung oder chronischen Belastung, meist einer Phase, wo Patienten und Angehörige einen hohen Informations- und Klärungsbedarf aufweisen, sehr häufig auch begleitet von hoher emotionaler Belastung. Die Kommunikation stellt in dieser Beziehung eine tragende Säule für eine Verbesserung der Situation dar. Dies bildet die Basis für Beratung in der Pflege, die insbesondere in komplexen Versorgungssituationen gefordert ist.

Bewusste, aktive Beratung gab es bereits in der Antike. Ausgangspunkt waren seinerzeit Alltagsprobleme, für deren Lösung Hilfe in Anspruch genommen wurde. Diese Beratung war allerdings noch nicht an ein professionelles Vorgehen oder gar an ein Berufsbild gebunden. Dies folgte erst sehr viel später. In den frühen Tagen der Beratung wurde der Rat von Menschen gesucht, deren analytische Fähigkeiten und objektiver Blick auf Situationen und Problemstellungen sie befähigten, andere Menschen zu beraten. Die Professionalisierung von Beratung begann wissenschaftlich eigentlich erst im 20. Jahrhundert. Spricht man von der professionelle Beratung in der Pflege, bedarf sie folgender Kompetenzen und Voraussetzungen (Koch-Straube 2008, S. 66):
1. Dialogische Kommunikation
2. Achtung vor der Menschenwürde
3. Wahrnehmen der Kompetenz der Pflegebedürftigen
4. Förderung der Ressourcen
5. Respekt vor der Selbstbestimmung
6. Wahl ermöglichen
7. Umweltbedingungen einbeziehen, vom biografischen Geworden-Sein
8. und den Zukunftsperspektiven ausgehen.

> **Professionelle Beratung ist notwendig, „ …
> wenn die individuelle Kompetenz oder das
> informelle Hilfenetz für die Lösung oder die
> Bewältigung einer krisenhaften Situation
> nicht mehr ausreicht oder überfordert ist"**
> **(Koch-Straube 2008, S. 66).**

Ein weiterer Begriff im Kontext der Beratung ist die von Abt-Zegelin beschriebene Patientenedukation.

Edukation wird von Abt-Zegelin (2003) durch folgende Begriffe beschrieben und zusammengeführt: Einerseits die Information, welche eine direkte Bereitstellung von Wissen in Form von beispielsweise Broschüren ist, andererseits die Schulung, welche ein zielorientiertes, strukturiertes und geplantes Vermitteln von Fertigkeiten beschreibt. Diese beiden Begriffe lassen sich als Beratung zusammenfassen (Abt-Zegelin 2003).

Eine Beratung und Begleitung durch professionell Pflegende im engeren Sinne ist dann gegeben, wenn sich eine komplexe Problemstellung des Patienten abzeichnet. Im Rahmen von Case Management – im Sinne einer patientenorientierten Fallbegleitung – wird gemeinsam mit dem Patienten an einer individuellen Problemlösung für den Patienten gearbeitet. Dabei begleiten mehrere Leistungserbringer koordiniert und immer wieder miteinander abgestimmt den Patienten im Sinne des Patienten. Wichtig ist hier die kontinuierliche Abstimmung, um aus Sicht des Patienten „mit einer Sprache zu sprechen". In Bezug auf den individuellen Versorgungsbedarf soll unmittelbar im direkten Kontakt zum Hilfesuchenden und zu dessen Umgebung der Bedarf ermittelt und abgedeckt werden. Das Einbezogensein und die partnerschaftliche Beteiligung des Patienten und seiner mittel- und unmittelbaren Umgebung und Bezugspersonen sowie die Stärkung seiner Eigenressourcen (Empowerment) in komplexen Versorgungssituationen sind dabei zentrale Anliegen des Case Management.

2.1 Bedarfsbezogene Beratungsangebote

Den Anforderungen an die Beratung liegt bezüglich der personellen und beruflichen Anforderungen idealerweise eine entsprechende fachliche Aus- und/oder Weiterbildung zugrunde. Kriterien hierfür sind methodisches Vorgehen nach etablierten und akzeptierten Standards, Interprofessionalität, Neutralität sowie Effektivität, Effizienz und Transparenz (siehe hierzu ▶ Abschn. 5.2 mit Praxisanleitung). Dies beinhaltet konkret die Vorrangigkeit einer professionellen Beratung vor der Information mittels Gespräch und Gesprächstechniken. Nachfolgend lassen sich neben den Leitprinzipien und der Grundhaltung

◘ Tab. 2.1 Grundhaltungen in der Beratung (nach von Reibnitz 2011)

Grundhaltungen	Inhalt
Offenheit	„Offenheit" wird in der Pädagogik häufig im Sinne von Reversibilität verwendet, das bedeutet, dass die beratende Pflegekraft ihre Patienten nicht anders behandelt, als sie selbst von ihnen behandelt werden möchte. Reversibles Verhalten ist nicht nur das Verhältnis von Pflegekraft zu Patienten, sondern kann als Element sozialen Verhaltens allgemein angesehen werden und es lässt sich somit auf die Arbeit der beratenden Pflegekraft mit den Angehörigen übertragen.
Respekt	„Respekt" kennzeichnet eine Form der Achtung und Ehrerbietung gegenüber einer anderen Person. Mit Blick auf die Patienten und deren Angehörige in komplexen Krankheitssituationen erfolgt die Respekterweisung durch Achtung, Höflichkeit und Toleranz der anderen Person gegenüber.
Toleranz	„Toleranz" beschreibt die Fähigkeit, Formen des *Andersseins* oder *Andershandelns* zu dulden und somit nicht zu bekämpfen. In einer Beratungssituation von Patienten und deren Angehörigen heißt das, die Wünsche und Lebensumstände der jeweiligen Patienten zu respektieren und zu achten, auch wenn diese nicht den persönlichen Vorstellungen der beratenden Pflegekraft entsprechen.
Empathie	„Empathie" ist die Fähigkeit eines Menschen, sich kognitiv in einen anderen Menschen hineinzuversetzen, seine Gefühle zu teilen und sich damit über sein Verstehen und Handeln klar zu werden.
Authentizität	„Authentizität" heißt in diesem Kontext, dass das Handeln eines Menschen nicht durch externe Einflüsse bestimmt wird, sondern aus dem jeweiligen persönlichen Kontext. Gruppenzwang und Manipulation unterwandern beispielsweise Authentizität. Eine als *authentisch* bezeichnete Person *wirkt echt*, d. h. sie vermittelt ein Bild von sich, das beim Betrachter als real und ungekünstelt wahrgenommen wird. Ziel ist es, dass die Mitarbeiter unter Berücksichtigung der anderen beschriebenen Grundhaltungen von den Betroffenen möglichst als authentisch wahrgenommen werden.

gegenüber dem Patienten zwei Beratungsansätze ausführen, die im Rahmen komplexer Versorgungssituationen eingesetzt werden: die lösungsorientierte Beratung nach Bamberger und die patientenzentrierte Beratung nach Rogers. Leitprinzipien in beiden Beratungsansätzen sind:
- Das Prinzip der Ganzheitlichkeit
- Selbstbestimmung und Selbstständigkeit
- Selbstpflegekompetenz
- Datenschutz und Verschwiegenheit

Zu den Eigenschaften bzw. Grundhaltungen des Beraters gegenüber Patienten und Angehörigen in Beratungssituationen gehören die in ◘ Tab. 2.1 aufgeführten Einstellungen.

Beratungen basieren neben den beschriebenen Grundhaltungen auf dem Prinzip des Empowermentansatzes. Unter dem Begriff Empowerment (*engl.* Ermächtigung) sind Strategien und Maßnahmen zu verstehen, die geeignet sind, das Maß an Selbstbestimmung und Autonomie im Leben der Menschen zu erhöhen und sie in die Lage zu versetzen, ihre Belange (wieder) selbstverantwortlich und selbstbestimmt zu vertreten (vgl. GKV-Spitzenverband 2008, S. 11). Empowerment ist sowohl als Prozess der Selbstbemächtigung zu verstehen als auch als professionelle Unterstützung der Menschen, ihre Gestaltungsspielräume und Ressourcen wahrzunehmen und zu nutzen. Der Beratung liegt die Annahme zugrunde, dass die Betroffenen Partner des selbstverantwortlichen Handelns sind. Daher reicht es beileibe nicht, an dieser Stelle mit Ratschlägen zu arbeiten. Ratschläge führen in den wenigsten Fällen zu einem nachhaltigen selbstverantwortlichen Handeln. Es wird dann, mehr oder weniger motiviert, das umgesetzt, was erwartet wird. Das bedeutet, dass der Schwerpunkt der Arbeit in der Förderung der Motivation zur Inanspruchnahme von Hilfeangeboten liegt. Priorität hat immer die Unterstützung der jeweiligen Patienten und deren Angehörigen.

2

2.2   Was bedeutet „Patientenorientierung"?

Die pflegerische und medizinische Betreuung von Patienten hat sich in den letzten Jahren aufgrund von Qualitätsanforderungen und Erwartungen der Patienten an ihre gesundheitliche Versorgung verändert. Patientenerwartungen an die Behandlungsprozesse, soziale Betreuung und Serviceleistungen haben sich insbesondere durch bessere gesundheitliche Information, Beratung und Aufklärung gewandelt. Die Mehrzahl der Patienten wünscht mehr und andere Informationen, als sie von Pflegekräften und Ärzten erhalten. Viele Patienten sind dazu bereit, eine aktivere Rolle im Umgang mit ihrer Krankheit zu spielen. Dazu möchten sie stärker als bisher an Entscheidungen beteiligt werden.

Der Begriff „**Patient**" lässt sich definieren als: „(…) Kranker in ärztlicher Behandlung, Kunde des Arztes … [zu *lat.* patiens: Gen. patientis ,(er) duldend, leidend'; zu pati ,(er) dulden, leiden']" (Wahrig 2002, S. 961) „**Orientieren/Orientierung**" bedeutet: „**orientieren**, jmdn. ~ über etwas unterrichten; in Kenntnis setzen; (…)" meist reflexiv im Sinne von „(…) jmdn. auf etwas hinlenken, ausrichten, sich über etwas unterrichten, über etwas Auskünfte einholen (…)" (Wahrig 2002, S. 946). Somit lässt sich der Begriff Patientenorientierung im Hinblick auf zwei wesentliche Aspekte erklären: Zum einen deutet er auf den Patienten, der sich – indem er sich orientiert – in bestimmter Weise auf etwas (bzw. jemanden) bezieht. Gleichzeitig bezeichnet der Begriff, dass der Patient – ebenfalls in bestimmter Weise – einem anderen Subjekt – das sich orientiert – gegenübertritt.

Der Begriff Patientenorientierung weist auf ein Kommunikations- und Interaktionsverhältnis zwischen (mindestens) zwei Subjekten: Als kranker Mensch steht der Patient mit bestimmten Ansprüchen und Bedürfnissen Mitarbeitern wie Ärzten oder Pflegefachkräften gegenüber (Bleses 2005, S. 12). Für diese stellt Patientenorientierung einen Handlungsrahmen dar, der sich an dem individuellen Bedarf des Patienten ausrichtet. Zugleich wird somit der Patient zum Leistungsempfänger, der professionelle Leistungen benötigt, während die Pflegenden/Ärzte zu Leistungsanbietern werden, die die erforderlichen Leistungen erbringen. Folglich löst ein Patient den Bedarf

an Orientierung aus und die Pflegekraft oder der Arzt handelt (Bleses 2005, S. 12).

Dies bedeutet, dass hier ein **interaktiver und kommunikativer Prozess** zwischen Mitarbeiter und Patient stattfindet. Darüber hinaus erfolgt die Orientierung am Patienten im Gesundheitswesen mit einem offiziellen Handlungsauftrag (Behandlungsvertrag mit dem Arzt oder der Pflegekraft mit Einwilligung des Patienten), wobei sich alle Leistungen des Behandlers oder der Pflegekraft am Bedarf des Patienten orientieren sollen.

> ❯ **Patientenorientierung bedeutet daher, dass Pflegende, Behandelnde und Patient eine Beziehung aufbauen, die sich auf den Pflege- und Behandlungsprozess richtet und in der jeder „Partner" seine Rolle einnimmt.**

Jeder Beteiligte/Partner im Prozess der Patientenorientierung bringt seine persönliche Kompetenz in Bezug auf sich selbst ein. Dazu zählen unter anderem Bedürfnisse, allgemeine und spezielle Kenntnisse in Bezug auf Erkrankung und Behandlung, Ängste, Erfahrungen, Erwartungen, Gefühle, Vermutungen, Wünsche und Ziele (Bleses 2005, S. 16). Sowohl der Patient als auch der Mitarbeiter bringen also Einflussfaktoren mit, die den Betreuungsprozess prägen. Sowohl Patienten als auch Pflegende erleben und verarbeiten vor ihrem persönlichen Hintergrund Maßnahmen, nehmen diese wahr und bewerten sie. Wahrnehmung beinhaltet auch das Aufnehmen und Erfassen von Gehörtem, Gesehenem, Gefühltem usw. in das Bewusstsein, wo es einen Rang einnimmt. Dieses hängt vornehmlich mit den Erfahrungen desjenigen zusammen, der wahrnimmt. Das bedeutet, eine Pflegende, die die Worte eines Patienten hört, integriert sie mit den ihr zur Verfügung stehenden Wahrnehmungsmöglichkeiten in ihr Bewusstsein und bewertet die Worte des Patienten (Bleses 2005, S. 15). Entsprechend reagiert der Patient auf das Angebot der Pflegenden, ist zufrieden oder unzufrieden mit den Leistungen, wird die betroffene Person oder die Einrichtung loben oder kritisieren (◻ Abb. 2.1).

Dieser Bewertungsprozess des Patienten ist grundsätzlich ergebnisoffen und wird entscheidend beeinflusst von der Qualität der vom Patienten wahrnehmbaren Leistungen und der Interaktion

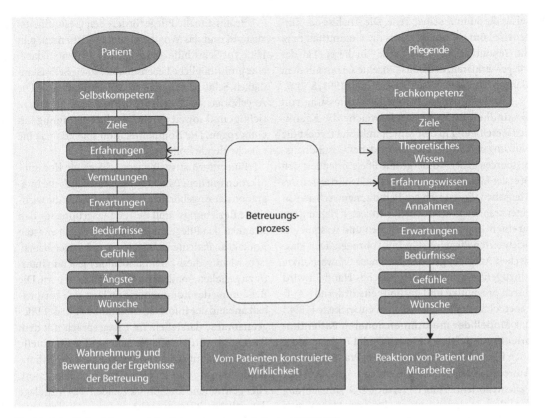

◻ Abb. 2.1   Einflussfaktoren auf den Betreuungsprozess: Patient und Pflegende

zwischen Patient und Mitarbeitern. Dabei handelt es sich um einen komplexen Prozess, in dem der Interaktion zwischen Patient und Mitarbeitern zentrale Bedeutung zukommt. Hierzu ist eine Haltung der Mitarbeiter erforderlich, die auf die notwendige Hilfe zur Erfüllung der Erfordernisse und auf die Erreichung der Ziele des Patienten eingeht.

> **Patientenorientierung** ist die geistige Einstellung von Mitarbeitern, die Ausrichtung auf das Befinden, die Bedürfnisse und die Erwartungen des Patienten durch Wahrnehmung, Einschätzung, Bewertung und Beachtung seines Zustands. Das daraus abgeleitete Verhalten und Handeln ist auf den Patienten als Individuum in seiner Situation gerichtet und als solches von ihm erkennbar. Hierfür setzen die Handelnden ihre berufliche sowie ihre soziale Kompetenz, Empathie und Erfahrung ein. Sie verbinden bei der Interaktion und Kommunikation mit dem Patienten Sachebene und Beziehungsebene. Gleichberechtigte Kommunikation und Interaktion mit dem Patienten sind Grundbedingung für Orientierung am Patienten.

2.3   Patientenorientierung in der Pflege

In der pflegewissenschaftlichen Literatur werden die Begriffe „Patientenorientierung" und „ganzheitliche Pflege/Ganzheitlichkeit" vielfach in engem Zusammenhang, teilweise sogar synonym verwandt. Es bestehen aber aus Sicht von Bleses (2005) deutliche Unterschiede zwischen beiden Begriffen, sowohl in Bezug auf die historische Entwicklung wie auch im Hinblick auf die sich ableitenden Implikationen in Bezug auf Ausbildung und berufliche Praxis (Bleses 2005, S. 18). „Ganzheitlichkeit" bezieht sich auf das Aristotelische Verständnis, wonach das Ganze mehr sei als die Summe seiner Teile. Die Analyse der Einzelteile könne damit niemals die Gesamtheit bzw. die Gesamtwirkung einer Sache – in diesem Fall der Pflege – erklären, denn das Einzelne sei nur aus dem Ganzen heraus zu verstehen (Schmidt 1991, S. 228).

Entgegen der traditionellen Auffassung von Gesundheit und Krankheit, welche die Krankheitsbeseitigung in den Mittelpunkt stellt, rückt die Nutzung und Förderung vorhandener Gesundheitsressourcen in den Vordergrund. Pflege orientiert sich in erster Linie an den individuellen Bedürfnissen des Menschen. Es hat sich ein Paradigmenwechsel von einer krankheits- und defizitorientierten Haltung hin zu einem gesundheitsförderlichen und ressourcenorientierten Pflegeverständnis vollzogen. Den klassischen Aufgabengebieten sind neue Schwerpunkte hinzugefügt worden. Pflegerisches Handeln wird durch präventive und gesundheitsfördernde Aufgabenfelder ergänzt. Wittneben entwickelte (1998) das **Modell der multidimensionalen Patientenorientierung**. Dieses Modell findet insbesondere auch in der Pflegeausbildung und Praxisanleitung Anwendung (siehe hierzu ▶ Abschn. 5.2). Ziel einer Patientenorientierung ist es, die bloße Ausrichtung der Pflege an einzelnen Verrichtungen, Symptomen und Krankheiten zu überwinden. Ablauforientierung bildet die unterste Stufe. Die jeweils folgenden Stufen in aufsteigender Richtung werden als Verrichtungs-, Symptom-, Krankheits-, Verhaltens- und Handlungsorientierung bezeichnet. Der Patient wird als Partner aktiv in die Prozessgestaltung einbezogen und zeichnet sich durch ein Höchstmaß an Autonomie und Selbstverantwortung aus (Wittneben, zit. nach Obex 1995, S. 29). Die Verständigung zwischen Pflegekraft und Patient wird an den Möglichkeiten des Patienten individuell ausgerichtet. Die Anerkennung kultureller Besonderheiten des Patienten bildet die Voraussetzungen kommunikativen Handelns. Der Grad der Patientenorientierung und die Pflegequalität stehen im unmittelbaren Zusammenhang. Neben der Versorgung der akut erkrankten Patienten leistet Pflege gerade zur Anpassung an das Leben bei chronischen Erkrankungen professionelle Unterstützung. Hilfestellung und Patientenorientierung bedeuten Informations-, Kommunikations- und Gefühlsarbeit sowie eine verbesserte Abstimmung und Vernetzung der medizinischen und sozialpflegerischen Versorgungsangebote.

Professionelle Pflege fördert den Gesundheitszustand und das Wohlbefinden der Patienten, gibt Hilfe zur Selbsthilfe und erhält den Patienten dabei eine größtmögliche Lebensqualität sowie Selbstständigkeit, Selbstbestimmung und Eigenständigkeit. Die Angehörigen und deren Bedürfnisse werden berücksichtigt und soweit möglich in die Versorgung mit einbezogen. Die Kommunikation spielt dabei eine entscheidende Rolle.

Eine informative und wertschätzende Kommunikation mit dem Patienten beinhaltet auch die Integration der Angehörigen, denn diese bilden die wichtigste Beziehungs- und Betreuungsgruppe für den Kranken. Da Pflegekräfte in der Regel den engsten Kontakt zu Patienten und deren Angehörigen haben, ist es wichtig, diese Kommunikation nicht rein intuitiv zu gestalten, sondern professionell zu steuern. Die Bedeutung der Kommunikation lässt sich beispielhaft anhand der Informationssammlung in der Pflegeanamnese darstellen. Im Erstgespräch mit dem Patienten werden pflegerische und individuelle Probleme identifiziert und damit zusammenhängende Aspekte und mögliche Ressourcen erkannt. Hier gewonnene Erkenntnisse bilden die Grundlage der weiteren Pflegeprozessgestaltung. Die kommunikativen Fähigkeiten der betreuenden Pflegekraft sind ausschlaggebend für die Qualität der Informationen. Bei der Betreuung von Patienten, die über unzureichende oder keine Sprachkompetenz verfügen (z. B. Patienten nach einem Schlaganfall oder mit demenzieller Erkrankung) werden nonverbale Kommunikationsformen über Berühren und Bewegen gezielt in die Pflege einbezogen. Konkret erfordert dies geschulte Fähigkeiten sowie die umfangreiche Methodenkompetenz im Bereich der basalen Stimulation und der Kinästhetik in der Pflege. Die Erwartungen von Patienten und ihren Angehörigen an Kommunikation und Beratung in der Gesundheitsversorgung fokussieren besonders auf die empathische Kompetenz der Mitarbeiter. Eine Pflege, die die Beziehung zum Patienten in den Mittelpunkt des Pflegehandelns rückt, erfordert vom Pflegenden, sich als persönliche Assistenz eines autonomen und entscheidungsfähigen Menschen zu verstehen. Das bedeutet, sich in die Situation des Patienten hineinzuversetzen, seine Ressourcen zu erkennen, mit ihm gemeinsame Ziele für die Pflege zu entwickeln sowie seine persönliche Integrität, Autonomie und

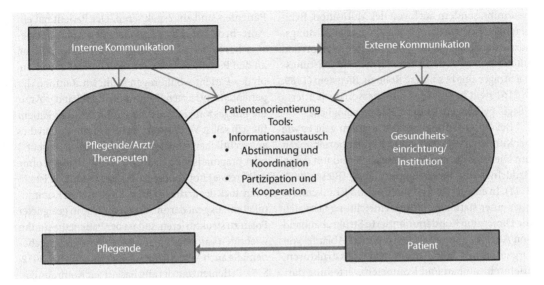

Abb. 2.2 Zusammenspiel interner und externer Kommunikation in der Patientenorientierung

Intimität zu achten. Nur so kann die optimale stellvertretende Deutung der Pflegesituation innerhalb einer patientenorientierten kooperativen Behandlungsform gelingen.

Patientenorientierung bedeutet nicht nur, dass alle Behandler die Bedürfnisse und Erwartungen der Patienten kennen und sich bemühen, diese zu erfüllen, sondern dass auch zwischen allen an der jeweiligen Versorgung beteiligten Akteuren eine Abstimmung über die Bedürfnisse und Erwartungen der Patienten im Hinblick auf die Behandlung erfolgt (◘ Abb. 2.2).

Patientenorientierung aus Sicht des Gesundheitssystems bedeutet eine Ausrichtung gesundheitlicher Versorgung neben dem medizinischen Bedarf auf die (individuellen) Interessen von Patienten, Versicherten oder anderen Nutzern des Gesundheitswesens. Die Perspektive der Patienten, Nutzer, Versicherten orientiert sich an dem subjektiven Bedarf, den Wünschen, Zielen und Erwartungen der Patienten an ihre Versorgung im Hinblick auf die Auswahl von Leistungen, Einrichtungen, Behandlern. Gleichermaßen fokussiert diese Perspektive auf die Art und Weise der Leistungserbringung, d. h. den Leistungsprozess (z. B. Kommunikation, Information, Interaktion).

Patientenorientierung ist zusätzlich eine konkrete Forderung im Qualitätsmanagement, und der Erfüllungsgrad dient als Qualitätsmerkmal in der Leistungserbringung. Indikatoren der Patientenorientierung im Kontext von Qualitätsmanagement sind nach Donabedian die Ergebnis- sowie die Prozessqualität. Qualität muss nicht nur bei der Leistungserbringung und gegenüber dem Leistungsbesteller (Krankenkassen) nachgewiesen werden, sondern auch gegenüber dem Leistungsempfänger, dem Patienten. Seine Erwartungen an Dienstleistung, soziale Betreuung und Serviceleistungen sind – bedingt durch bessere gesundheitliche Information, Beratung und Aufklärung, aber auch durch höhere Eigenbeteiligung und hohe Vorsorgeaufwendungen – gestiegen. Der Strukturwandel trifft auf das Bedürfnis von Patienten nach Sicherheit, Geborgenheit und Kontinuität (Straub 1993, S. 376) und gleichzeitig auf ein verändertes Selbstbewusstsein und Informationsbedürfnis des Patienten als Kunde in der Gesundheitsversorgung. Das bedeutet für eine Patientenorientierung, auch in der Beratung den mündigen Patienten als Gegenüber wahrzunehmen.

Vom mündigen Patienten wird erwartet, dass er sein Wissen und seine Erfahrungen in den Versorgungsprozess aktiv einbringt (Langediekhoff 1999, S. 1) und Verantwortung für den Dienstleistungsprozess übernimmt. Nach Badura et al. (1999) werden Qualität und Produktivität moderner Gesundheitssysteme nicht allein vom Handeln der Leistungserbringer und dem Umgang mit dem Patienten bestimmt, sondern auch von der Motivation, Befähigung und Mitwirkungsmöglichkeit der Leistungsadressaten. Dabei kommt der Kommunikation und Interaktion zwischen Dienstleister und Leistungsnachfrager eine besondere Rolle zu. Bienstein (1989, S. 216) stellt heraus, das nur „personalorientierte Pflege" patientenorientierte Pflege ermöglicht.

Bei der Orientierung am Patienten geht es wie bei Kundenorientierung und Kundenbeziehungen um Dienstleistungen am Menschen und um deren Bedürfnis- und Erwartungserfüllung (Bleses 2005, S. 24). In einem Unternehmen wie im Krankenhaus oder einer stationärer Pflegeeinrichtung lässt sich die Dimension **Kundenorientierte Struktur** anhand von Analysen unternehmensinterner Abläufe, von Organisations- und Kommunikationsstrukturen, Hierarchieaufbau und Kompetenzverteilung darstellen. In Gesundheitseinrichtungen gehören hierzu auch der Grad der interdisziplinären Zusammenarbeit zwischen den Berufsgruppen und Abteilungen/Bereichen, der Verwaltung sowie internen und externen Dienstleistern.

2.4   Was bedeutet Patientenzentrierung?

Zwischen „patientenzentriert" und Begriffen wie „personalisierte" oder „individualisierte Medizin" werden oftmals wenig Unterscheidungen getroffen, und oft werden diese synonym verwendet. Verschiedene Definitionen sind zu Termini wie „patientenzentrierte Medizin", „patientenzentrierte Pflege" und „patientenzentrierte Kommunikation" zu finden. Sowohl patientenzentrierte Medizin als auch patientenzentrierte Pflege basieren auf der Annahme, dass der Patient als „Stakeholder" behandelt wird, der nicht nur ausführt, was ihm Pflegende oder Ärzte empfehlen, sondern sowohl an der Entscheidung über die Maßnahmen als auch an deren Umsetzung aktiv teilnimmt.

Die patientenzentrierte Kommunikation folgt einer engeren Definition und umfasst sowohl die klinische Kompetenz des Gesprächspartners als auch den Einsatz patientenzentrierter Gesprächstechniken. Ausdrücklich sollen auch die Erwartungen, Gefühle und Krankheitsvorstellungen des Patienten Berücksichtigung finden. Die Bedürfnisse des

Patienten sind zu respektieren. Der Patient hat ein Anrecht darauf, dass Ärzte oder Pflegekräfte ihr spezifisches Fachwissen einbringen und Informationen an den Patienten weitergeben und nicht abwarten, ob der Patient wohl Fragen stellt. Im Rahmen der patientenzentrierten Kommunikation hat der Arzt/die Pflegekraft ein Anrecht darauf, dass der Patient für sich selbst Verantwortung übernimmt, wenn dies aus rechtlichen (im Sinne von „informed consent") oder pragmatischen Gründen (keine Therapie ohne Adherence) notwendig ist. Aktives Zuhören ist ein Kernstück der ärztlichen und pflegerischen Kommunikation. Es geht darum, die Gespräche in geeigneter Form zu strukturieren, sodass der Patient die für ihn wichtigen Informationen aufnehmen und gegebenenfalls auch Widerspruch äußern kann (Bas 2012, S. 5). Patientenzentrierung basiert auf Kommunikation, damit es zu einer Annäherung der unterschiedlichen subjektiven Wirklichkeiten von Patient und Arzt kommen kann (Langewitz et al. 2002). Das setzt zunächst voraus, das scheinbar Banale anzuerkennen, nämlich dass Arzt und Patient nicht dieselbe Wirklichkeit teilen. Einer Definition von Stewart (1995) zufolge ist patientenzentrierte Kommunikation gekennzeichnet durch (◘ Abb. 2.3):

- ━ Wahrnehmen und Berücksichtigen der physischen und affektiv-emotionalen Verfassung,
- ━ Berücksichtigen von Werten, Bedürfnissen und Präferenzen,
- ━ Befähigung und Unterstützung des Patienten zu Selbstbestimmung und Kontrolle.

> **»** Today, consumers are seeking a more meaningful involvement in the decisions made about their care. They want a partnership of shared responsibility with their health care professionals. (Daniels u. Ramey 2005, S. 9)

Voraussetzung für die Gestaltung dieser Beziehung ist **Kommunikation** – womit im ursprünglichen Wortsinn Aktivitäten gemeint sind, die ein „commune", etwas Gemeinsames zwischen zwei Personen entstehen lassen.

Pragmatisch lässt sich patientenzentrierte Interaktion anhand folgender Komponenten bzw. Funktionen beschreiben, die, empirisch bestätigt, auch von Patienten als bedeutsam angesehen werden (Little et al. 2001):

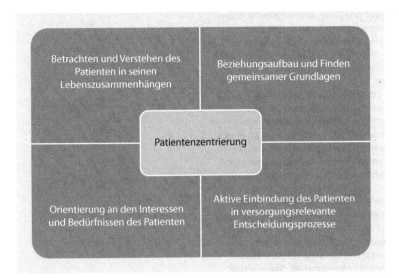

○ **Abb. 2.3**　Patientenzentrierung

○ **Tab. 2.2**　Abgrenzung von Patientenorientierung und -zentrierung

Patientenzentrierte Kommunikation	bezeichnet ein kommunikatives Verhalten, das den Patienten in seiner aktuellen körperlichen und emotionalen Verfassung wahrnimmt, seine persönlichen Werte, Bedürfnisse und Präferenzen berücksichtigt und seine Selbstkompetenz, Handlungs- und Entscheidungsfähigkeit fördert (Bensing 2000)
Patientenorientierte Kommunikation	beinhaltet den **ganzheitlichen Aspekt** und bezieht sich auch auf Wünsche, Bedürfnisse, Wertvorstellungen, Handlungsmöglichkeiten und Kognitionen des Patienten (vgl. Sander 1999, S. 28) und auf eine Ausrichtung von Prozessen und Organisationen auf den Patienten im Sinne der Kundenorientierung

▬ Die Perspektive des Patienten, seine persönlichen Erfahrungen, Erwartungen und sein Informationsbedürfnis kennen lernen
▬ Ein eingehendes Verständnis für die subjektive Wirklichkeit des Patienten entwickeln (subjektives Krankheitserleben, Lebenskontext, Werte und Bedürfnisse),
▬ Zu einer gemeinsamen Einschätzung der aktuell wichtigen Probleme und Anliegen kommen,
▬ Konsens zu einem den jeweils aktuellen Problemen und Anliegen angemessenen Vorgehen anstreben (z. B. Therapieentscheidung)

○ Tab. 2.2 zeigt mögliche Abgrenzungen der Begriffe Patientenorientierung und -zentrierung. Im Folgenden wird der Begriff der patientenorientierten Kommunikation in diesem Sinne verwandt.

Literatur

Abt-Zegelin A (2003) Patienten- und Familienedukation in der Pflege. In: Deutscher Verein für Pflegewissenschaft (Hrsg) Das Originäre der Pflege entdecken. Pflege beschreiben, erfassen, begrenzen. Sonderausgabe Pflege & Gesellschaft. Mabuse, Frankfurt, S 103–115

Badura B, Hart D, Schellschmidt H (1999) Bürgerorientierung im Gesundheitswesen. Nomos, Baden-Baden

Bas H (2012) Was bedeutet eigentlich „patientenzentrierte Medizin"? Hausarztmedizin (KHM): 4–5

Bensing J (2000) Bridging the gap. The separate worlds of evidence-based medicine and patient-centered medicine. Patient Educ Couns 39(1):17–25

Bienstein C (1989) Inhalt und Zielsetzung der patientenorientierten Pflege. Krankenpflege (DBFK) 5: 214–216

Bleses H (2005) Patientenorientierung als Qualitätsmerkmal. Verfügbar unter http://edoc.hu-berlin.de/dissertationen/bleses-helma-2005-01-24/HTML/chapter2.html [16. 05. 2016]

Daniels S, Ramey M (2005) The leader's guide to hospital case management. Jones & Bartlett, Sudbury (Mass)

GKV-Spitzenverband (Hrsg) (2008) Modellprojekt im Rahmen der trägerneutralen Pflegeberatung. Beratungsleitfaden. Verfügbar unter https://www.gkv-spitzenverband.de/media/dokumente/pflegeversicherung/forschung/projekte_unterseiten/case_und_care/Anhang_I_Beratungsleitfaden_Maerz_2008_10285.pdf [16. 05. 2016]

Koch-Straube, U (2008) Beratung in der Pflege. Huber, Bern

Langediekhoff U (1999) Patientenorientierung in der Pflege. Denkanstöße für den pflegerischen Alltag. Patientenorientierung nützt Kunden, Patienten, und dem Krankenhaus. Die Spritze 1. Verfügbar unter http://www.fachkliniken-wangen.de/bibliothek/FK_Wangen/pdf/Die_Spritze_2_05_Internet.pdf [16. 05. 2016]

Langewitz W, Conen D et al. (2002) Kommunikation ist wesentlich – Defizite der Betreuung im Krankenhaus aus der Sicht von Patienten und Patientinnen. Psychother Psych Med 52(8): 348–54

Little P, Everitt H, Williamson I et al. (2001) Preferences of patients for patient centred approach to consultation in primary care: observational study. BMJ 322: 1–7

Obex F (1995) Multidimensionale Patientenorientierung. Interview zur multidimensionalen Patientenorientierung mit Karin Wittneben. Pflege Pädagogik 3: 25–30

Sander K (1999) Personzentrierte Beratung. Ein Arbeitsbuch für Ausbildung und Praxis. Beltz: Weinheim/Basel

Schmidt H (1991) Philosophisches Wörterbuch. Neu bearb. von Georgi Schischkoff, 22. Aufl. Körner, Stuttgart

Stewart M (1995) Effective physician-patient communication and health outcomes: A review. Can Med Assoc J 152(9): 1423–1433

Straub C (1993) Qualitätssicherung im Krankenhaus: Die Rolle des Patienten. In: Badura B, Feuerstein G, Schott T (Hrsg) System Krankenhaus. Arbeit, Technik, und Patientenorientierung. Juventa, Weinheim, S 376–389

Wahrig G (2002) Deutsches Wörterbuch. 7. vollständig neu bearb. und aktual. Aufl. Wissen Media, Gütersloh

Wittneben K (1998) Pflegekonzepte in der Weiterbildung zur Lehrkraft. Über Voraussetzungen einer kritisch-konstruktiven Didaktik in der Krankenpflege, 4., überarb. Auflage. Lang: Frankfurt a. M.

Beratungsansätze

Christine von Reibnitz, Katja Sonntag, Dirk Strackbein

© Springer-Verlag Berlin Heidelberg 2017
C. von Reibnitz, K. Sonntag, D. Strackbein (Hrsg.), *Patientenorientierte Beratung in der Pflege*,
DOI 10.1007/978-3-662-53028-3_3

3

Psychosoziale Begleitung	Vermittlungs- orientiert	Verhaltens- orientiert	Handlungs- orientiert	Systemisch
• Unterstützung/ Begleitung, z.B. im Sterbeprozess • Ziel: Entlastung, Teilhabe	• Mangel an Infos/Fähigkeiten für ein adäquates Krankheits- management • Ziel: Problemlö- sung konkreter Wissens- oder Verhaltens- defizite	• Unterstützung von Menschen mit erheblichen Veränderungen der Lebens- und Alltagsgestaltung • Ziel: Förderung der Selbstmanage- mentkompetenz	• eigene Wünsche und Ziele identifizieren, Maßnahmen ableiten • Ziel: Klient soll selbstreflektiert entscheiden und handeln können	• Gesamtes Netzwerk wird betrachtet • Ziel: konkrete Problemlösung, Ressourcen nutzen

☐ **Abb. 3.1**   Beratungsansätze. (Eigene Darstellung nach Stratmeyer 2005)

Im Vordergrund der Beratungsgespräche stehen beispielsweise in einer komplexen Erkrankungssituation die Akzeptanz der Krankheit sowie die Neu- beziehungsweise Umgestaltung des Lebens. Innerhalb eines Beratungsprozesses haben sich verschiedene Beratungsansätze etabliert, die auch durchaus parallel bzw. versetzt eingesetzt werden können (☐ Abb. 3.1).

Unter Berücksichtigung der besonderen kommunikativen Situation und der übergeordneten Thematik des Beratungsprozesses stellt die lösungsorientierte Beratung ein geeignetes Beratungskonzept dar (Bamberger 2001).

3.1   Lösungsorientierte Beratung nach Bamberger

In der lösungsorientierten Beratung steht nicht die Problemanalyse im Vordergrund, sondern der Prozess einer zielstrebigen Lösungsfindung (Bamberger 2005). Dieser geht davon aus, dass der Patient bereits über lösungsrelevante Ressourcen verfügt, die durch ein Beratungsgespräch aktiviert werden. Nach dem Ansatz „Hilfe zur Selbsthilfe" gibt die Pflegekraft dem Patienten eine strukturierte Anleitung, um das Problem zu lösen. Wichtiger Grundsatz dieses konstruktivistisch geprägten Konzeptes ist die Überzeugung des zirkulären Vorgehens: dass kleine Veränderungen in problemrelevanten Handlungsmustern einschneidende Prozesse bewirken, die zu

nicht vorhersehbaren und möglicherweise einschneidenden Veränderungen im Gesamtsystem führen. Die lösungsorientierte Beratung bedient sich der in ☐ Tab. 3.1 dargestellten Prinzipien.

Für die Entstehung eines solchen lösungsorientierten Gesprächsklimas ist auch die Grundhaltung der beratenden Pflegekraft von großer Bedeutung. Echtheit, Wertschätzung, einfühlendes Verstehen und das Grundprinzip der Wertschätzung der Andersartigkeit bilden die unumgängliche Basis eines jeden Beratungsgespräches, wie auch die patientenzentrierte Gesprächsführung nach Carl R. Rogers (1972) darstellt. Dieser wird als zweiter Beratungsansatz im Anschluss vorgestellt.

3.2   Patientenzentrierte Beratung nach Rogers

Hierbei handelt es sich um einen humanistischen Ansatz, bei dem der Mensch im Mittelpunkt der Beratung steht und nicht sein Problem. Als zentrales Ziel der patientenzentrierten Gesprächsführung kann die Unterstützung des Patienten bei der Entdeckung seiner Individualität und seiner persönlichen Ressourcen angesehen werden. Insbesondere, wenn durch eine Störung/eine Erkrankung die Möglichkeit des Betroffenen zur Selbstverwirklichung eingeschränkt ist, sollen gerade dann seine Ressourcen reaktiviert werden.

◘ Tab. 3.1 Prinzipien lösungsorientierter Beratung. (Eigene Darstellung nach von Reibnitz 2011)	
Aktivierung von Ressourcen	Bei diesem Ansatz der positiven Konnotation geht es nicht darum, Probleme zu „beschönigen", sondern es sollen positive Rückkopplungseffekte erzeugt werden. Dies erfolgt dadurch, dass man den Patienten auf die positiven Dinge aufmerksam macht, die er bereits tut. Für dieses Verhalten werden zugrunde liegende Kompetenzen herausgestellt und dem Patient bewusst gemacht.
Generieren von Lösungen	Die Beratung konzentriert sich auf die Lösung und nicht auf eine Problemanalyse. Lösungen verändern Teilsysteme innerhalb eines Gesamtsystems und somit auch die Handlungsweise des Patienten.
Lösen prioritärer Probleme	In der lösungsorientierten Beratung werden nur die Probleme gelöst, die offensichtlich und prioritär sind und die der Patient auch lösen möchte. Verdeckte oder potenzielle Probleme bleiben außen vor.
Aktivierung alternativer Verhaltensmöglich-keiten	Menschen neigen dazu, aus einem zur Verfügung stehenden Repertoire nur bestimmte Verhaltensweisen zur Problemlösung zu nutzen. Die beratende Pflegekraft verfolgt das Ziel, dem Patienten alternative Verhaltensstrategien aufzuzeigen, um damit die Handlungsoptionen zu erweitern.

Der Patient soll durch Auseinandersetzung mit den eigenen Gefühlen (Selbstexploration) von einem unfreien Umgang mit den eigenen Gefühlen und Beziehungen zu einem offenen und unmittelbaren Selbsterleben (Experiencing) im Sinne einer Bewältigung des Problems/der Erkrankung gelangen. Der Ansatz zielt auf die Förderung der Selbstexploration des Patienten, auf seine Entwicklungsmöglichkeiten und auf seine Unabhängigkeit von der beratenden Fachkraft. Die Unabhängigkeit drückt sich dadurch aus, dass der Beratende nicht für fertige Lösungen zuständig ist, sondern „nur" eine Hilfestellung und Begleitung in der Lösungsfindung geben soll. Der Patient sollte im Beratungsprozess immer das Gefühl vermittelt bekommen, dass er die Zeit während der Beratung für sich nutzen kann und damit den Verlauf selbst bestimmt. Dafür müssen im Wesentlichen drei Bedingungen erfüllt sein (Schneider 2005, S. 374 ff.):

1. **Wertschätzung oder bedingungsfreies Akzeptieren:** Der Patient wird mit seinen eigenen Werten respektiert und die Beziehung zwischen Patient und beratender Pflegekraft ist nicht an Bedingungen geknüpft.
2. **Empathie (einfühlendes Verstehen):** Die beratende Fachkraft muss sich in die Erlebens- und Gefühlswelt des Patienten hineinversetzen können.
3. **Echtheit oder Kongruenz:** Nur wenn die beratende Pflegekraft in ihrem Verhalten und ihren Äußerungen kongruent ist, kann sie den

Patienten auch wirklich wertschätzen und ihm empathisch gegenübertreten.

Neben diesen drei wesentlichen Bedingungen verfügt die Pflegekraft über weitere Kompetenzen in Gesprächstechniken und -methoden, wie z. B.:

1. **Das aktive Zuhören:** Aktives Zuhören sollte nicht auf das gesprochene Wort reduziert werden. Kleine Gesten und die Körpersprache der Pflegekraft können das verständnisvolle Zuhören unterstreichen. Verständnisfragen betonen zusätzlich den dialogorientierten Prozess.
2. **Das Paraphrasieren:** Diese Methode dient dazu, zu kontrollieren, ob die Pflegekraft alle Informationen verstanden hat. Durch das „Spiegeln" bzw. Wiederholen des Gesagten können Missverständnisse vermieden werden und der Patient reflektiert durch das „Spiegeln" das von ihm Gesagte.
3. **Das Verbalisieren emotionaler Erlebnisinhalte:** Diese Methode kann sinnvoll sein, um versteckte Emotionen zuzulassen und zu verdeutlichen und somit dem Patienten das Gefühl zu geben, man versteht ihn auch auf der emotionalen Ebene.

Patientenzentrierte Gesprächsführung charakterisiert sich durch Techniken wie positive Widerspiegelungen oder Rückmeldungen, die möglicherweise inhaltlich einen kleinen Schritt weiterführen als die Aussagen des Klienten. Es werden hilfreiche Fragen

3

Tab. 3.2 Compliance und Adherence	
Compliance	**Adherence**
Der Begriff „Compliance" wird von Pflegefachkräften oft benutzt, obgleich er in Verbindung mit Pflege nicht zutrifft. Denn Compliance bedeutet Therapietreue, aber in Deutschland treffen Pflegefachkräfte keine Therapieentscheidung. Beispiel: Frau X zeigt eine mangelnde Compliance, was bedeutet: Sie macht nicht, was man ihr vorschlägt. Diese Formulierung hat einen negativen Beigeschmack. Die Aufgabe von Pflegefachkräften ist es, zu ermitteln, was der Patient wirklich möchte, wie der Pflegeprozess mit seinen Wünschen, Fähigkeiten und Abneigungen und der Therapie des Arztes in Einklang gebracht werden kann.	Der Begriff „Adherence" wird zunehmend häufiger verwendet und bezeichnet das Aushandeln und Einhalten eines gemeinsam erstellten Maßnahmenplans. Hierbei werden die individuellen Vorstellungen des Patienten sowie seine Kompetenzen, die er in den Versorgungsprozess einbringen kann, mitberücksichtigt. Die Rolle und Kompetenz der Pflegekraft wird dadurch nicht verändert oder beeinträchtigt.

gestellt, aber keine konkreten Ratschläge oder Empfehlungen gegeben (vgl. Bachmaier, Faber, Hennig, Kolb & Willig, 1989).

Die Methoden werden dem jeweiligen Beratungsverlauf angepasst.

3.3 Compliance und Adherence – Welche Rollen spielen diese für eine patientenorientierte Beratung?

Der „mündige Patient" gilt als aufgeklärt und selbstbestimmt. Er ist informiert und mitverantwortlich für die Behandlung seiner Erkrankung und ihm wird ein aktiver Part bei der Entscheidung für eine bestimmte Therapie und deren Umsetzung zugesprochen. Dieses veränderte Rollenverständnis entspricht dem Menschenbild des Selbstmanagements, das geprägt ist vom Streben nach Selbstbestimmung, Selbstverantwortung und Selbststeuerung, und versucht, Menschen bei der Übernahme von Selbstverantwortung behilflich zu sein. Übertragen auf die Beratung bedeutet dies: Ziel der Beratung muss es sein, die Betroffenen zu befähigen, in ihrem Behandlungsalltag eigenständig mit krankheitsspezifischen Anforderungen und Problemen umzugehen.

3.3.1 Adherence statt Compliance

In den letzten Jahren hat ein Wandel von einem rein medizinisch geprägten Krankheitsmodell bei Akuterkrankungen hin zu einem verhaltensmedizinischen

Modell bei chronischen Erkrankungen eingesetzt. Das klassische Konzept der Compliance – die Bereitschaft des Patienten, die therapeutischen Maßnahmen und Anweisungen des Arztes oder der Pflegekraft zu befolgen – hat sich zugunsten eines gemeinschaftlichen, einvernehmlichen Prozesses der Therapieplanung entwickelt.

In dieser Entwicklung hat sich die Rolle des Patienten zu einem aktiven Partner im Beratungs- und Entscheidungsprozess über seine Therapie bzw. Versorgung gewandelt. Die Einhaltung und Umsetzung von Therapieempfehlungen beruht auf einer selbstbestimmten Entscheidung (Adherence, Adhärenz) des Patienten und ist kein Akt des treuen Gehorsams gegenüber der Autorität des Arztes oder der Pflegekraft (Compliance) (Tab. 3.2).

Das klassische Konzept der „Compliance" beruht auf einem paternalistischem Verständnis der Arzt-Patient-Beziehung. Nach dieser Sicht ist ein Therapieerfolg in erster Linie davon abhängig, dass die vom Arzt vorgegebenen Behandlungsempfehlungen eingehalten werden. Ein Therapieversagen beruht darauf, dass der Patient die Therapie nicht ordnungsgemäß umgesetzt hat. Damit wird dem Patienten einseitig die Verantwortung zugeschrieben, ohne zu prüfen, ob der Patient überhaupt die Möglichkeiten hatte, diese Therapie umzusetzen, oder ob Behandlungsbarrieren bestanden.

Nach dem Konzept der „Adherence" dürfen die individuellen Möglichkeiten und Probleme des Patienten nicht außer Acht gelassen werden. Für eine erfolgreiche Therapie oder Versorgung müssen bei der Planung die individuellen Bedürfnisse des Patienten sowie persönliche, den Behandlungserfolg beeinflussende Faktoren berücksichtigt werden. Adhärenz beschreibt die Einhaltung der von Arzt oder Pflegekraft und Patient gemeinsam vereinbarten Behandlungsschritte. Die Kommunikation, die darauf abzielt, zu einer von Arzt oder Pflegekraft und Patient gemeinsam getroffenen Vereinbarung für eine bestimmte Therapie zu gelangen, bezeichnet man als partizipative Entscheidungsfindung (Shared Decision Making).

Die gleichberechtigte Beteiligung von Arzt bzw. Pflegekraft und Patient führt nicht zu einer Veränderung der Rollen, sondern diese werden für beide Seiten bestimmt und eigenverantwortlich getragen. Der Arzt/ die Pflegekraft ist verantwortlich für die Wahl von Therapieoptionen und der Patient ist verantwortlich für die Therapieumsetzung im Alltag und kann in diesem Prozess seine Präferenzen sowie Bedenken mit einbringen. Dabei bezieht sich der Begriff Adherence nicht nur auf die Einnahme von Medikamenten, sondern umfasst darüber hinaus alle weiteren für die Behandlung oder Stabilisierung eines chronischen Krankheitszustandes relevanten Faktoren. Dazu gehören

- die Interaktion zwischen den Beteiligten,
- die Berücksichtigung des individuellen Wissensstandes,
- die Einbeziehung des Lebenskontextes sowie subjektiver Gefühle gegenüber der Behandlung oder den Medikamenten.

Adherence beschreibt somit das Einverständnis des Patienten, die mit dem Arzt gemeinsam vereinbarte Therapieplanung nach besten Möglichkeiten mit Unterstützung und Beratung durch Pflegefachkräfte einzuhalten (◻ Tab. 3.1).

Folgende Faktoren beeinflussen die Adherence:
- Soziale und ökonomische Faktoren
- Auf das Gesundheitssystem bezogene Faktoren
- Patientenbezogene Faktoren
- Therapiebezogene Faktoren
- Krankheitsbezogene Faktoren

Noncompliance bezeichnet demgegenüber ein Verhalten von Patienten, das den medizinischen und gesundheitlichen Ratschlägen und Anordnungen in unterschiedlichem Ausmaß widerspricht bzw. sie nicht einhält (Winkler 2000, S. 247).

Adherence ist verknüpft mit dem Begriff Health Literacy oder auch Gesundheitskompetenz. Diese wird beschrieben als die Fähigkeit des Einzelnen, selbstständig grundlegende Gesundheitsinformationen zu finden, zu verarbeiten und zu verstehen und Gesundheitsdienstleistungen zu verwenden, um angemessene gesundheitsrelevante Entscheidungen treffen zu können (Healthy People 2010).

Health Literacy wurde in den vergangenen Jahren hauptsächlich im englischsprachigen Raum diskutiert und fand auch in verschiedensten Forschungsarbeiten Eingang (v. a. in den USA, in Kanada und Australien). Im deutschsprachigen Raum fand das Konzept bislang unter seiner englischen Bezeichnung Anwendung oder wird als Gesundheitskompetenz mehr oder weniger breit definiert. Auch Begriffe wie Gesundheitserziehung, Gesundheitsmündigkeit, (Selbst-)Kompetenz, Patientenkompetenz, Handlungskompetenz usw. werden im Zusammenhang mit Health Literacy verwendet.

Gesundheitskompetenz wird mit Abel und Bruhin (2003) und Kickbusch et al. (2005) als umfassendes Konzept verstanden, das dem Individuum erlaubt, sich mithilfe seines sozialen Umfeldes im und außerhalb des Gesundheitssystems gesundheitsbewusst zu verhalten bzw. die gesellschaftliche und politische Umwelt so zu beeinflussen, dass gesundheitsbewusstes Verhalten möglich ist.

Mangelnde Compliance findet sich vor allem bei chronischen Krankheiten wie Diabetes, Asthma oder chronischen Wunden und Bluthochdruck (Cushing u. Metcalf 2007). Hier ist der Beitrag des Patienten zum Therapieerfolg hoch. Ein Patient mit einem Ulcus cruris beispielsweise besucht normalerweise nicht monatlich den Arzt; er muss jedoch täglich Medikamente zu sich nehmen, auf seinen Lebensstil achten, gemeinsam mit den Angehörigen oder einem Pflegedienst den Verbandwechsel vornehmen. Der wesentliche Teil der Therapie erfolgt hier durch den Patienten selbst, ohne dass der Arzt oder die Pflegekraft zugegen ist (mit Ausnahme des Verbandwechsels). Diese Form von „Selbstmanagement" verlangt vom Patienten Kompetenzen und Fähigkeiten, man spricht in diesem Zusammenhang von „krankheits- oder therapiekompetent" sein. Die Frage der Therapietreue ist aber nur Teil eines größeren Ganzen: Es geht nicht allein um den Bereich Krankheit, sondern um den umfassenden Bereich, das bedeutet die Kompetenzen in Bezug auf Gesundheit und Gesundbleiben und Prävention sowie den Eigenbeitrag des Patienten zu seiner Gesundheit. ◻ Abb. 3.2 zeigt den Zusammenhang.

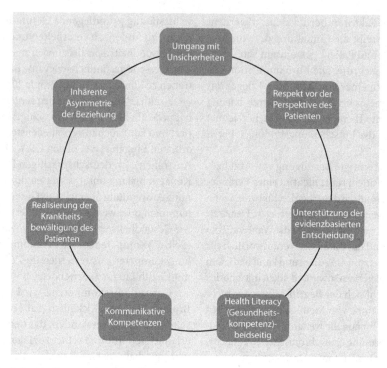

Abb. 3.2 Der Patient im Kontext seiner Erkrankung

Literatur

Abel T, Bruhin E (2003). Health Literacy/Wissensbasierte Gesundheitskompetenz. In: Bundeszentrale für gesundheitliche Aufklärung (Hrsg) Leitbegriffe der Gesundheitsförderung. Sabo, Schwabenstein a.d. Selz, S 128–131

Bachmaier S, Faber J, Hennig C, Kolb R, Willig W (1989). Beraten will gelernt sein. Beltz, Weinheim

Bamberger G (2001) Lösungsorientierte Beratung. PSU, Weinheim

Bamberger G (2005) Lösungsorientierte Beratung. Praxishandbuch, 3. Aufl. Beltz, Weinheim

Cushing A, Metcalfe R (2007) Optimizing medicines management: From compliance to concordance. Ther Clin Risk Manag 3(6): 1047–1058

Healthy People (2010) U.S. Department of Health and Human Services, Office of Disease Prevention and Health Promotion. Verfügbar unter https://www.healthypeople.gov/ [06. 06. 2016]

Kickbusch I, Maag D, Saan H (2005) Enabling healthy choises in modern health societies. European Health Forum, Badgastein

Reibnitz C von (2011) Kommunikation und Beratung von Betroffenen und Angehörigen. In: Burgheim W (Hrsg) Qualifizierte Begleitung von Sterbenden und Trauernden, Bd 1, Abschn. 323: 1–27. Verlag Forum Gesundheitsmedien, Merching

Rogers CR (1972) Die klientenbezogene Gesprächspsychotherapie. Kindler, München

Schneider K (2005) Patientenzentrierte Beratung. In: Poses M, Schneider K Leiten (Hrsg) Lehren und Beraten. Huber, Bern, S 387–424

Stratmeyer P (2005) Orientierung und Ansätze der Pflegeberatung. Pflegemagazin 6(2): 42–57

Winkler M (2000) Compliance/Non-compliance. In: Käppeli S. (Hrsg) Pflegekonzepte – Phänomene im Erleben von Krankheit und Umfeld, S 245–269. Huber, Bern

Beratung als Form der Kommunikation

Dirk Strackbein, Christine von Reibnitz, Katja Sonntag

© Springer-Verlag Berlin Heidelberg 2017
C. von Reibnitz, K. Sonntag, D. Strackbein (Hrsg.), *Patientenorientierte Beratung in der Pflege*,
DOI 10.1007/978-3-662-53028-3_4

4

Während wir im Kontakt mit anderen Menschen – bewusst oder unbewusst – ständig kommunizieren, ist die Beratung eine konkrete und zielgerichtete Form der Kommunikation. Das Ziel einer Beratung als strukturiertes Gespräch ist ganz allgemein, eine Aufgabe oder ein Problem zu lösen oder einer Lösung zuzuführen oder einen Menschen qua Beratung zu einer Verhaltensänderung oder Übernahme bestimmter Handlungsmuster zu bringen. Folglich ist das Resultat einer Beratung oft Veränderung.

Die Deutsche Gesellschaft für Beratung e. V. hat folgendes Ziel: „Der Förderung der professionellen und wissenschaftlich fundierten Beratung gehört das wesentliche Interesse der DGfB". Dieser Verein wird vornehmlich von Mitgliedsverbänden getragen, die aus dem sozialen, psychologischen oder theologischen Kontext heraus arbeiten.

Die DGfB hat in ihrer Veröffentlichung ihres Beratungsverständnisses mit dem Punkt Beratungswissen den Begriff der Beratung sehr schön definiert und thematisiert:

» Beratung setzt persönliche, soziale und fachliche Identität und Handlungskompetenz des/der Beratenden voraus. Je nach Aufgabenstellung und Kontext, Anwendungs- oder Tätigkeitsfeld, werden persönliche Erfahrungen und subjektiv geprägte Sichtweisen und Erlebenszusammenhänge der Beratenen auf der Grundlage theoretisch fundierten Beratungswissens reflektiert. Hierzu sind insbesondere auch kommunikative und problemlösungsorientierte Kompetenzen erforderlich. Ergänzend wird bei entsprechenden Fragestellungen fachlich fundiertes Wissen (Informationen) vermittelt und wissenschaftlich fundierte Erklärungen herangezogen. Auf diese Weise sollen bestimmte Aufgaben und Anforderungen, Probleme und Konflikte oder phasentypische Situationen besser beurteilt und bewertet werden können. Je nach Tätigkeitsfeld kann sich das Wissen auf Bereiche der Psychologie, der Soziologie, der Erziehungswissenschaft und Pädagogik, der Sozialarbeit, Theologie, der Pflege, des Rechts, der Ökonomie, der Betriebswirtschaft, der Medizin, der Psychiatrie etc.

beziehen. (Grundlagenpapier Beratungsverständnis der DGfB; Deutsche Gesellschaft für Beratung 2016)

Zusammenfassend kann man sagen:
- Beratung setzt soziale und fachliche Kompetenz des Beratenden voraus.
- Sichtweisen und Erlebenszusammenhänge des Beratenen werden reflektiert.
- Der Beratende besitzt kommunikative und problemlösungsorientierte Kompetenzen.
- Der Beratende nutzt eigenes fachlich fundiertes Wissen und zieht wissenschaftlich fundiertes Wissen heran.
- Dieses Wissen ist interdisziplinär und kann sich auf unterschiedliche Bereiche der Lehre und Wissenschaft beziehen.

Hiermit sind die Grundvoraussetzungen guter Beratung umfassend beschrieben. Aber bedeutet das auch, dass ein Mensch, der alle diese Voraussetzungen erfüllt, andere Menschen gut, nachhaltig und zielführend beraten kann? Nicht zwingend. Es ist alles richtig, was in dieser Definition, in dieser Beschreibung geschrieben steht. Hier wird sehr viel Wert auf die fachliche Kompetenz und den Umgang mit wissenschaftlichen Informationen gelegt. Aber nur einmal taucht das Wort „sozial" auf. Beratung rein auf der Sachebene sorgt beim Empfänger nicht für eine Änderung bzw. Veränderung, weil er emotional nicht angesprochen und involviert worden ist. Der Empfänger hat die Botschaft vielleicht gehört und sogar verstanden, aber durch fehlende emotionale Einbindung kommt er nicht auf die eigene Handlungsebene. Ähnlich ist es übrigens auch beim Lernen. Sind wir emotional nicht beteiligt oder angesprochen, fällt es uns unglaublich schwer, Dinge zu behalten, zu verinnerlichen.

> **Ziel patientenzentrierter Beratung ist es, den Patienten und/oder die Angehörigen auf eine Ebene des nachhaltigen und selbstverantwortlichen Handelns zu bringen.**

Verständnis und Lernen dürfen nicht getrennt werden. Nicht nur, weil Lernen ohne Verständnis nicht geht, sondern auch, weil Handlung und Verhaltensänderung nur nachhaltig funktionieren, wenn gelerntes Verständnis und nicht einfach ein Ratschlag, ein Vorschlag oder eine Vorgabe vorliegen. Lernen meint hier nicht nur das Lernen, das der Wissensvermehrung dient, sondern auch das Lernen, im Kontext neue Dinge oder Muster sofort umzusetzen. Hat ein Mensch etwas verstanden und damit gelernt, hat er es auch verinnerlicht. Emotionaler Zugang sorgt dann für den entscheidenden nachhaltigen Lern- und Erinnerungseffekt.

An dieser Stelle ein Beispiel für diesen Effekt:

Beispiel
Wenn Sie gefragt werden, wo Sie am 11. September 2001 waren, als die schreckliche Nachricht der Terroranschläge auf das World-Trade-Center in New York um die Welt ging, können Sie bestimmt recht detailliert beschreiben, wo exakt Sie waren, was Sie zu diesem Zeitpunkt gemacht haben und wie dann der Abend dieses geschichtsträchtigen Tages verlief. Fragen wir Sie, was Sie am Tag davor gemacht haben, werden Sie es nicht sagen können. Es sei denn, an diesem Tag ist auch etwas passiert, was Sie emotional aufgewühlt hat. Diese Langzeitabspeicherung von Informationen und Ereignissen wird sowohl von negativ ausgelösten Emotionen als auch von sehr positiven Emotionen initiiert. So wie wir uns an den Tag des 11. September 2001 erinnern können, so können wir uns auch an den ersten Kuss, den Tag der Geburt eines Kindes oder anderer emotional-positiv gebahnter Ereignisse erinnern.

> ❱❱ Erinnerung ist intensiv verbunden mit Emotion. Je emotionaler wir erreicht werden, desto intensiver können wir uns erinnern. Nachhaltige Verhaltensänderung setzt Verständnis aus der Erinnerung voraus.

Da es gerade in der (Langzeit-)Pflege von Patienten wichtig ist, eine nachhaltige Verhaltensänderung und Compliance bzw. Adherence zu erreichen, ist es folglich unerlässlich, den Patienten nicht nur sachlich-fachlich zu erreichen, sondern eben auch emotional-menschlich. Für das Erreichen eines Menschen eben auf dieser emotionalen Ebene ist das limbische System von zentraler Bedeutung, daher wird seine Rolle im Kommunikationsprozess im Anschluss genauer beschrieben.

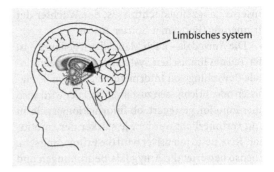

❏ **Abb. 4.1**   Das limbische System

4.1 Das limbische System und seine Rolle im Lern- und Kommunikationsprozess

Seit einigen Jahren wird so viel über das limbische System (❏ Abb. 4.1) gesprochen und geschrieben, dass man erwarten könnte, seine Existenz sei in den letzten Jahren entdeckt worden. Tatsächlich wurde es 1952 zum ersten Mal vom US-amerikanischen Gehirnforscher Paul D. MacLean beschrieben. Er prägte diesen Begriff, der bis heute Bestand hat.

Die moderne Hirnforschung leistet heute einen wichtigen Beitrag zur Wirkung von Kommunikation. Beschäftigt man sich mit der modernen Hirnforschung der letzten Jahre, stößt man immer wieder auf den Begriff der Neurokommunikation. Die Neurokommunikation beschäftigt sich intensiv mit der Wahrnehmung, Bewertung, Verarbeitung und Speicherung von Informationen im menschlichen Gehirn. Unser limbisches System bewertet Informationen immer emotional und entscheidet dadurch, welche Wirksamkeit und welchen Erfolg Kommunikation z. B. in einem Beratungsgespräch letztendlich hat. Deshalb möchten wir uns hier mit diesem emotionalen Bewertungssystem ein wenig näher beschäftigen.

Das limbische oder limbisch-emotionale System besteht aus dem Hippocampus, dem Gyrus cinguli, dem Gyrus parahippocampalis, dem Nucleus accumbens und der Amygdala.

Der Hippocampus ist unser explizites Gedächtnis, in dem Tatsachen, Ereignisse und Erlebnisse abgespeichert werden, die dann auch bewusst abgerufen und wiedergegeben werden können. Im Grunde genommen ist er somit die Schaltzentrale

4

unseres Langzeitgedächtnisses, der Wächter der Erinnerung (Bertram u. Spitzer 2013).

Die Amygdala – auch Mandelkern genannt – ist der Teil des limbischen System, der für die emotionale Bewertung von Informationen, Reizen, Ereignissen oder Erlebnissen zuständig ist. Hier wird auch über Emotion gesteuert, ob Informationen gelernt und verinnerlicht werden. Je stärker der emotionale Reiz, desto intensiver wird die Erinnerung sein. Ebenso bewertet die Amygdala Bedrohungen und Gefahren. Bevor uns die Gefahr bewusst geworden ist und wir tatsächlich Angst empfinden, löst sie Reaktionen aus, die der Flucht, dem Angriff oder der Erstarrung dienen. Weiterhin steuert sie die vegetativen Reaktionen wie beschleunigte Atmung, Adrenalinausstoß und Herzklopfen. Das ist übrigens bei Freude genauso: Bevor wir Freude spüren, uns unsere Freude bewusst wird, steuert die Amygdala die Körperreaktionen für Freude und Begeisterung an. Amygdala und Kleinhirn sind auch für unser implizites, prozedurales Gedächtnis verantwortlich, d. h. für alles an Handlungen und Bewegungen, zu denen unser Bewusstsein nicht eingeschaltet sein muss: Schwimmen, Radfahren, Gehen etc. (Bertram u. Spitzer 2013).

Der Nucleus accumbens ist der Sensor für positive, antreibende und motivierende Schlüsselreize. Er ist dafür zuständig, körpereigene Opiate, Endorphine, freizusetzen, wenn wir etwas Angenehmes, Reizvolles oder Anregendes sehen, schmecken, riechen oder anderweitig über unsere Sinne erfassen. Dieser Sensor reagiert natürlich sehr individuell. Da, wo der eine Mensch beim Betrachten eines Kunstwerks durch Endorphine angeregt ins Schwärmen gerät, kann ein anderer Mensch diesem Kunstwerk nichts, aber auch gar nichts abgewinnen. Hier wird über die Sinne auch die Sympathie oder Antipathie gesteuert (Bertram u. Spitzer 2013).

Der Gyrus cinguli ist der größte Teil des limbischen Systems und beeinflusst Konzentration, Aufmerksamkeit und Schmerzverarbeitung und dient zusätzlich der Steuerung unserer Affekte. Gemeinsam mit dem Hippocampus ist er auch für die Langzeitspeicherung von Informationen, Ereignissen und Erlebnissen verantwortlich.

Der Gyrus parahippocampalis geht nahtlos in den Hippocampus über und ist das Tor für alle Signale und Informationen, die zum Hippocampus

gelangen sollen. Darüber hinaus ist er möglicherweise auch beteiligt am optisch-topographischen Erkennen. Das heißt, er erkennt Orte, Landschaften und Räume und hilft so bei der Orientierung. Katherine P. Rankin geht sogar davon aus, dass die Funktion des Gyrus hippocampalis über die Torfunktion und das rein visuelle Erkennen hinausgeht. Sie hat Hinweise gefunden, dass dieser Bereich sowohl an der Erkennung von sozialen Zusammenhängen als auch von Sprachen beteiligt ist. So hat er nicht nur eine optische Funktion, sondern vielleicht auch eine assoziative.

Der Geruchssinn des Menschen ist im Übrigen besonders eng mit dem limbischen System verbunden. Daher reagiert das limbische System auf Geruchsreize auch besonders sensibel. Man kennt den Effekt, dass einem sprichwörtlich das Wasser im Munde zusammenläuft, wenn man sein Lieblingsgericht nur riecht, ohne es gesehen oder gar geschmeckt haben. Oder die intensive Reaktion auf Brandgeruch. Hier funktioniert das Frühwarnsystem: Alle Systeme werden durch Brandgeruch auf Alarm gestellt. Der Brandgeruch ist nicht so intensiv, dass er alle Gerüche – auch die unangenehmen – überlagert, sondern er wird von unserem limbischen System so intensiv wahrgenommen, dass alle anderen in den Hintergrund treten.

Das limbische System ist also äußerst komplex. Ein Zitat von Manfred Spitzer bringt hervorragend zum Ausdruck, welche Rolle das limbisches System in unserem Leben spielt:

» Wir wissen heute, dass das limbische System, also jene „Funktionseinheit" im Gehirn, die die Gefühlswelt steuert, die erste und letzte Entscheidung trifft, und nicht etwa die Großhirnrinde, der Sitz des Verstandes. Die hat nur beratende Funktion. Das weiß jede Frau, die schon einmal in einen Idioten verliebt war. Ihre Großhirnrinde flüstert: „Schick ihn zum Teufel!" Ihr limbisches System dagegen schreit: „Aber der ist doch so süß!" (Bertram u. Spitzer 2013, S. 423)

Aber zurück zur Beratung und zur Kommunikation. Wie bereits geschrieben, hat das limbische System eine zentrale Bedeutung in Bezug auf die Wirkung und Auswirkung von Beratung. In der Beratung von Patienten geht es darum, nicht nur Compliance, sondern Adherence zu erreichen. Das gelingt aber nur, wenn das limbische System des Patienten in diesem Kontext auf positiv gestellt ist. Trivial ausgedrückt ist das limbische System der Schalter (Funktionseinheit, Bertram u. Spitzer 2013) in unserem Gehirn, der in einem kommunikativen Prozess entweder auf „grün" steht oder auf „rot". Grün bedeutet Zuhören, Verständnis, Verinnerlichung und Zuwendung. Rot bedeutet Abwehr, Zweifel, Unverständnis und Abwendung. Diese Abwehr kann bei Patienten sogar bis zur „echten" Reaktanz führen. Jack W. Brehm beschreibt sie in seiner Theorie der Reaktanz wie folgt: „Reaktanz ist ein Erregungs- und Motivationszustand, der darauf abzielt, die bedrohte, eingeengte oder blockierte Freiheit (des Handelns und Verhaltens) wieder herzustellen" (Brehm u. Brehm 1981, S. 182).

Das besonders Kritische an dieser Abwehr oder gar Reaktanz ist, dass – ist sie erst einmal erreicht – es sehr schwierig und aufwendig ist, den Schalter, der jetzt auf „rot" steht, wieder auf „grün" zu stellen.

Eine real erlebte Situation beschreibt dieses Phänomen:

Beispiel
Auf einer Hochzeit empfindet ein Hochzeitsgast, der selbst kein Smartphone oder keinen Fotoapparat besitzt, dass es jetzt an der Zeit wäre, ein Foto zu machen. So ruft er dem Vater des Bräutigams, der im Besitz eines Fotoapparates ist, zu: „Erwin, Du musst jetzt unbedingt ein Foto machen!" Was passiert? Erwin macht kein Foto! Nach über einer Viertelstunde geht Erwin zum Hochzeitsgast und sagt: „Wann ich hier Fotos mache, musst Du mir schon selbst überlassen!"

Das heißt, mit wenigen Worten hat der Gast das limbische System von Erwin auf tiefrot, auf Abwehr gestellt – und das auch noch nachhaltig. Unsere limbischen Systeme reagieren sehr individuell. Bei dem einen Menschen ist das System sensibler, reagiert schneller, beim anderen ist es weniger sensibel und reagiert nicht so empfindlich. Oder es gibt bestimmte Situationen, in denen das System schnell anspringt. Auch bestimmte Personen, mit denen man entweder positive oder negative Erfahrungen gemacht hat, können das System sehr schnell in die eine oder andere Richtung bringen.

Da viele der Patienten in angespannter psychischer Verfassung sind, reagiert bei ihnen das limbische System noch sensibler. Es ist schlicht und ergreifend sehr schnell auf grün oder rot geschaltet. Bestimmte Wörter, Sätze oder Phrasen erzeugen bei ihnen sehr schnell die nicht gewollte Ablehnung.

Beispiel
Beispiele sind: „Sie müssen … ", „Sie sollten mal … ", „Kümmern Sie sich mal … ", „Machen Sie mal eben … ". Auch Verharmlosungen „mal eben" oder Abwertungen „das ist doch kein Problem", „das ist doch kein Aufwand" führen zur inneren Abwehr. Schauen Sie einmal bei sich selbst nach! Wann haben Sie das letzte Mal gedacht: „Wie oder wann ich das mache, muss der oder die mir schon selbst überlassen!" Dieser Gedankengang zeigt den Zustand Ihres limbischen Systems auf eine Aufforderung: rot!

Es sind aber nicht nur verbale Signale, auf die das limbische System reagiert, sondern auch die nonverbalen oder paraverbalen Signale. Ein leicht kommandiertes „Kommen Sie mal", am besten noch verbunden mit „mal eben", verbunden mit einer abfälligen Kopfbewegung oder einer fordernden Handbewegung kann das System schon auf negativ stellen. Oder ein paraverbales Signal wie „Oh je" oder „Ach je" kann im limbischen System schon Ängste und Unsicherheiten mit den jeweiligen körperlichen Reaktionen auslösen.

> ❯ **Das limbische System ist sehr sensibel. Bereits einzelne oder wenige Worte, bestimmte Gesten und Mimiken können das System in sehr kurzer Zeit auf Abwehr „stellen". Es wieder auf positiv zu „stellen", dauert vergleichsweise deutlich länger.**

Im Rahmen der Kommunikation sollte auch klar sein, dass das Bildgedächtnis des Menschen deutlich ausgeprägter ist als das Sprachgedächtnis. Das liegt daran, dass man davon ausgeht, dass in frühmenschlichen Zeiten Kommunikation fast ausschließlich non- und paraverbal, ohne Sprache, stattgefunden hat. Daher sind die Hirnareale, die diese nonverbalen Signale entschlüsseln, deutlich besser ausgebildet. Und das wiederum ist der Grund, warum bildhafte Sprache und Metaphern so gut ankoppeln und in Erinnerung bleiben.

Beratende Kommunikation ist tatsächlich sehr viel mehr als nur der Austausch von Wörtern. Macht man sich an dieser Stelle klar, welchen Anteil dabei der emotional-zwischenmenschliche Bereich hat, wird klar, warum die Wörter, der tatsächliche faktische Inhalt, bei Vermittlung einer Botschaft nur 7% ausmachen, wie zu Beginn von ▶ Kap. 1 beschrieben.

Was im Beratungsprozess erreicht werden soll, ist, den Menschen positiv anzusprechen, um eben diese 7% faktischen Inhalt zu platzieren. Hier ist das Ziel die Selbstverantwortung des Patienten, nämlich durch intrinsische Motivation etwas zu tun, etwas zu lassen oder bestimmte Verhaltensweisen zu verändern. Ein kleiner Exkurs in die Motivationstheorie soll dies verdeutlichen.

4.2   Extrinsische und intrinsische Motivation

In der Motivationstheorie wird von extrinsischer und intrinsischer Motivation gesprochen. Die extrinsische ist diejenige Motivation, die durch Anreizmodelle von außen oder Druck ausgelöst wird. Die extrinsische Motivation ist wenig nachhaltig und muss ständig neu angestoßen werden, weil das grundsätzliche Verständnis und damit die wirkliche Selbstverantwortung fehlt. Der Mensch, der Patient handelt, weil er soll, nicht weil er will – er wird von außen motiviert.

Der intrinsisch motivierte Patient handelt und ändert nicht, weil er soll, sondern weil er will! Er hat einen eigenen inneren Antrieb, eine innere Kraft und eine, soweit es geht, positive Einstellung – er ist motiviert. Provokant ausgedrückt: Es geht nicht darum, dass der Patient etwas tut, von dem der Arzt oder die Pflegekraft überzeugt sind, dass es ihm gut tut, sondern darum, dass der Patient etwas tut, von dem er selbst überzeugt ist, dass es ihm gut tut!

Wie erreicht man aber eben diesen selbstverantwortlich handelnden, intrinsisch motivierten Patienten? Man sollte den Patienten natürlich mit sachlichen und faktischen Argumenten erreichen. Entscheidend aber ist, ihn auch emotional zu erreichen. Und gerade hier spielt das limbische System wieder eine entscheidende Rolle. Haben der Arzt oder die Pflegekraft durch zu viel Druck, durch zu viel „müssen" und „sollen", durch zu viel

„Zeigefinger-Hochhalten" erst einmal Reaktanz ausgelöst, ist es sehr schwer, hier wieder in ein Kooperationsmodell zu kommen. Also geht es in der Beratung, in der Kommunikation darum, den sprichwörtlichen Schalter des limbischen Systems frühzeitig und nachhaltig auf positiv zu stellen.

Neben dem Einsatz bestimmter Gesprächstechniken, z. B. WWSZ (Warten-Wiederholen-Spiegeln-Zusammenfassen, ▶ Abschn. 7.3) und dem NURSE-Modell (Naming-Understanding-Respecting-Supporting-Exploring, ▶ Abschn. 7.2), ist für die Motivation und das emotionale Erreichen des Patienten noch etwas wichtig, was in seiner Wirksamkeit oft unterschätzt wird. Auf diese Gesprächstechniken wird in den nachfolgenden Kapiteln detailliert eingegangen.

Im Rahmen der Fallbeispiele werden die Techniken der Gesprächsführung konkretisiert. An dieser Stelle soll jedoch noch der gezielte Einsatz von Lob, Anerkennung und persönlicher Wertschätzung als Bestandteile erfolgreicher Beratung dargestellt werden. Fragt man Menschen in unterschiedlichen Kontexten, sei es im Beruf, in der Familie oder in anderen zwischenmenschlichen Strukturen, was ihnen seitens anderer Menschen fehlt, hört man oft „Lob und Anerkennung". Woran liegt das? Loben und anerkennen die Menschen wirklich zu wenig?

Manchmal kann man den Eindruck gewinnen, viele Menschen agieren nach dem schwäbischen Sprichwort „Nicht geschimpft ist Lob genug". Soll heißen, läuft alles nach Plan, werden Ziele erreicht, hält der Patient sich an therapeutische Empfehlungen und Maßnahmen und ist auch darüber hinaus sehr compliant, ist alles in Ordnung, dann ist das OK. Die Erwartungen der Ärzte und Pflegenden sind erfüllt, so sind alle zufrieden. Und eben dann wird oft vergessen, das auch anzusprechen, denn die Erwartungen sind ja nur erfüllt und wurden nicht übertroffen. Gerade Menschen in persönlichen Krisensituationen und Menschen, die durch ihre Erkrankung angstbesetzt und unsicher sind, brauchen die Bestätigung durch Lob und Anerkennung, dass ihnen (noch) etwas gelingt, dass sie etwas gut machen.

Hier sollte man trennen zwischen Lob, Anerkennung und persönlicher Wertschätzung. Kommt in unserer Gesellschaft Lob und Anerkennung oft zu kurz, dann erst recht die persönliche Wertschätzung. Lob und Anerkennung ist immer funktional, richtet sich also auf die Handlungsebene, also Dinge, die getan worden sind, oder Verhaltensmuster, die ein Patient eingehalten hat. Persönliche Wertschätzung richtet sich immer direkt an die Person, ans Individuum. Das heißt, „Das ist Ihnen aber wirklich gut gelungen" ist Lob/Anerkennung; „Ich finde es schön, dass Sie in unserer Einrichtung sind" ist Wertschätzung der Person.

Leider ist es oft so, dass man mehr aus der defizitären Sicht über Sachverhalte spricht. Das heißt, es wird mehr darüber geredet, was nicht funktioniert. Das, was funktioniert und gut läuft, wird wohlwollend zur Kenntnis genommen. Redet der Berater in der Beratung eines Patienten aus defizitärer Sicht nur über das, was nicht gut ist, wird er ihn im Prozess verlieren. Mehr dazu aber später bei der Schilderung und Bearbeitung von Fallbeispielen (▶ Sektion 3).

Gute patientenzentrierte Beratung mit emotionalem Zugang stellt den Patienten und durchaus auch die Angehörigen in den Fokus. Spürt das der Patient, wird sein limbisches System positiv angesprochen. Dadurch ist er nicht nur aufnahmefähig und verständig, sondern er speichert ihm gegebene Informationen intensiver und für das Bewusstsein leichter abrufbar ab. Folglich ist das Ergebnis der Beratung deutlich nachhaltiger.

Literatur

Bertram W, Spitzer M (2013) Hirnforschung für Neu(ro)gierige. Schattauer, Stuttgart
Brehm JW, Brehm J (1981) Psychological reactance. A theory of freedom and control. Academic Press, New York
Deutsche Gesellschaft für Beratung (2016) Beratungsverständnis. Auszug aus der Homepage. Verfügbar unter www.dachverband-beratung.de [23. 05. 2016]

Die Rolle der Beratung in der Pflege

Katja Sonntag, Christine von Reibnitz, Dirk Strackbein

© Springer-Verlag Berlin Heidelberg 2017
C. von Reibnitz, K. Sonntag, D. Strackbein (Hrsg.), *Patientenorientierte Beratung in der Pflege*,
DOI 10.1007/978-3-662-53028-3_5

5

5.1 Die Bedeutung der Beratung in den nationalen Expertenstandards für die Pflege

In den vergangenen Jahren wurden mehrere nationale Expertenstandards für die Pflege in Deutschland entwickelt, die ein Qualitätsniveau festlegen, welches wissenschaftlich begründet ist und den sog. State of the Art, den aktuellen wissenschaftlichen Stand in der Disziplin Pflege, beschreiben und nach außen hin dokumentieren (Elsbernd 2003, S. 5).

In Deutschland ist hier bislang die Hochschule Osnabrück federführend, welche schon 1992 mit dem Aufbau eines entsprechenden Netzwerks begonnen hat. Seit 1999 arbeitet sie gemeinsam mit dem Deutschen Pflegerat (DPR) an der Entwicklung und Einführung evidenzbasierter Expertenstandards, die für alle Aufgabenfelder der Pflege als richtungsweisend anzusehen sind, um die Pflegequalität zu fördern (Ballsieper et al. 2012, S. 10). Das so entstandene Deutsche Netzwerk für Qualitätsentwicklung in der Pflege (DNQP) wurde zwischen 1999 und 2009 finanziell in seiner Arbeit durch das Bundesministerium für Gesundheit (BMG) gefördert. Anlass war der Beschluss der Gesundheitsministerkonferenz 1999 über „Ziele einer einheitlichen Qualitätsstrategie im Gesundheitswesen" (DNQP 2015, S. 3).

Ein Lenkungsausschuss, dessen Mitglieder in unterschiedlichen Aufgabenbereichen der Pflege tätig sind und sich mit Fragen rund um die Qualitätsentwicklung befassen, sorgt für die inhaltliche Steuerung des DNQP. Mitglieder des Lenkungsausschusses sind Vertreter aus der Pflegewissenschaft, dem Pflegemanagement, der Pflegelehre sowie der Pflegepraxis. Wissenschaftliche Mitarbeiter der Hochschule Osnabrück unterstützen zudem Projekte und Veröffentlichungen. Das DNQP steht des Weiteren in einem fortlaufenden fachlichen Austausch mit Partnerorganisationen auf nationaler und internationaler Ebene. Neben der Entwicklung, Konsentierung sowie Implementierung evidenzbasierter Expertenstandards ist die Forschung zu Methoden und Instrumenten rund um die Qualitätsentwicklung und -messung ein zentrales Aufgabenfeld des DNQPs.

Bislang wurden elf Expertenstandards durch das DNQP entwickelt, von denen wiederum schon fünf

seit 2008 eine Aktualisierung erfahren haben. 2015 wurde außerdem die Entwicklung eines Standards zur Pflege von Menschen mit Demenz initiiert, die Konsentierung ist für das Jahr 2017 geplant (DNQP 2015, S. 4). Eine Übersicht gibt ◻ Tab. 5.1.

Alle nationalen Expertenstandards des DNQP wurden entsprechend der gleichen Vorgehensweise entwickelt und sind damit „evidenzbasierte, monodisziplinäre Instrumente, die den spezifischen Beitrag der Pflege für die gesundheitliche Versorgung von Patienten/Patientinnen bzw. Bewohnern/Bewohnerinnen sowie ihren Angehörigen zu zentralen Qualitätsrisiken aufzeigen und Grundlage für eine kontinuierliche Verbesserung der Pflegequalität in Gesundheits- und Pflegeeinrichtungen bieten" (DNQP 2015, S. 5). Die Expertenstandards stellen ein professionell abgestimmtes Leistungsniveau dar, welches an den Bedarf und die Bedürfnisse der damit angesprochenen Personengruppe angepasst ist sowie Kriterien zur Erfolgskontrolle bei der Pflege dieses Personenkreises benennt. Die Zielsetzung bei komplexen, interaktionsreichen pflegerischen Aufgaben wird ebenso aufgezeigt wie Handlungsalternativen und -spielräume in der direkten Bewohner- bzw. Patientenversorgung (DNQP 2015, S. 5).

> ❯❯ Das Deutsche Netzwerk für Qualitätsentwicklung in der Pflege (DNQP) hat seit 1999 insgesamt elf evidenzbasierte nationale Expertenstandards für die Pflege entwickelt und teilweise schon aktualisiert. Die Expertenstandards stellen ein professionell abgestimmtes Leistungsniveau dar, dessen Einhaltung anhand von definierten Erfolgskriterien überprüft werden kann.

Als erster Schritt bei der Entwicklung eines neuen Expertenstandards wird eine Literaturstudie durchgeführt, um den Stand der vorliegenden Evidenz aufzubereiten. Die Suchstrategie sowie die anhand festgelegter Kriterien ein- und ausgeschlossenen Studien werden dabei transparent dargestellt. Qualitativen Studien kommt im Rahmen der Pflegewissenschaften eine besondere Bedeutung zu, da die zu untersuchenden pflegerischen Interventionen komplexe und umfassende Interaktionen darstellen, deren Effekte in quantitativen Studien kaum zu erfassen sind (DNQP 2015, S. 8).

◼ Tab. 5.1 Expertenstandards des DNQP. (Quelle: DNQP 2015; eigene Darstellung)

Expertenstandards des DNQP	Veröffentlichung	Aktualisierung
Dekubitusprophylaxe in der Pflege	2004	2010
Entlassungsmanagement in der Pflege	2004	2009
Schmerzmanagement in der Pflege bei akuten oder tumorbedingten chronischen Schmerzen	2005	2011
Sturzprophylaxe in der Pflege	2006	2013
Förderung der Harnkontinenz in der Pflege	2007	2014
Pflege von Menschen mit chronischen Wunden	2009	2015
Ernährungsmanagement zur Sicherstellung und Förderung der oralen Ernährung in der Pflege	2010	Voraussichtlich 2016
Expertinnenstandard Hebammenwesen zur Förderung der physiologischen Geburt	2014	
Erhaltung und Förderung der Mobilität	2014	
Schmerzmanagement in der Pflege bei chronischen Schmerzen	2015	
Pflege von Menschen mit Demenz	Voraussichtlich 2017	

Bei der projektorientierten Arbeitsweise des DNQP erfolgt im Anschluss an die Literaturstudie für jeden Expertenstandard die Bildung einer Expertenarbeitsgruppe, welche jeweils durch ein wissenschaftliches Team begleitet wird.

» „Neben der spezifischen Expertise zum Thema, der Unabhängigkeit von institutionellen oder ökonomischen Interessen und dem ausgewogenen Verhältnis von Pflegewissenschaft und -praxis werden bei der Zusammensetzung der Expertenarbeitsgruppe Wert auf eine Beteiligung von Experten und Expertinnen aus den drei Settings Krankenhaus, stationäre Altenhilfe und ambulante Pflege gelegt sowie die unterschiedlichen Aufgabenfelder der Pflege wie Gesundheits- und Krankenpflege, Gesundheits- und Kinderkrankenpflege und Altenpflege berücksichtigt." (DNQP 2015, S. 9).

Die derzeitige Studienlage liefert bei weitem nicht für alle pflegerischen Fragestellungen aussagekräftige Ergebnisse, so dass der eigenständigen Bewertung der Sachlage durch die Expertenarbeitsgruppe eine große Bedeutung zukommt. Die Aussagen der Experten beziehen sich daher einerseits auf die Bewertung der wissenschaftlichen Literatur, andererseits auf ein fachliches und erfahrungsbezogenes Expertenurteil. Die als Konsens aus der Arbeitsgruppe entwickelten Kriterien und beigefügten Kommentierungen stellen somit das beste verfügbare wissenschaftliche und praktische Wissen zum Thema zum aktuellen Zeitpunkt dar (DNQP 2015, S. 12).

Das Konsertierungsverfahren beginnt, nachdem von der Expertengruppe ein Standardentwurf vorgelegt wurde. Dieser Entwurf wird nun innerhalb einer breiten fachöffentlichen Diskussion erörtert. Dazu findet entweder eine Konsensuskonferenz oder eine Konsultationsphase über das Internet statt. Dabei beteiligen sich in der Regel mehrere hundert Personen an der Auseinandersetzung und tragen zu einer Klarstellung der Empfehlungen eines Expertenstandards bei. Die Ergebnisse dieses Diskurses fließen in die endgültige Version des Expertenstandards ein, welcher im Anschluss veröffentlicht wird (DNQP 2015, S. 12 f.).

Jeder Expertenstandard wird im Anschluss an seine Konsertierung modellhaft in 25 Einrichtungen des Gesundheitswesens implementiert, um seine Praxistauglichkeit und Akzeptanz zu überprüfen. Zudem sollen Erkenntnisse gewonnen werden, welche Kriterien eine nachhaltige Implementierung des Standards ermöglichen. Zeigen die Ergebnisse

5

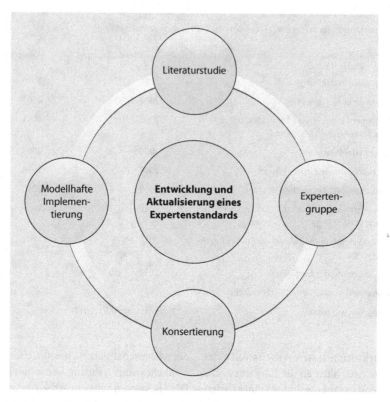

■ **Abb. 5.1**   Entwicklung und Aktualisierung Expertenstandard

der Implementierung einen Anpassungsbedarf, so wird der Expertenstandard noch einmal überarbeitet, bevor er dann mitsamt den Ergebnissen zur modellhaften Implementierung veröffentlicht wird (DNQP 2015, S. 13 ff.) Diese Veröffentlichung bleibt bis zur Aktualisierung des Standards unverändert. Gerade dieser Wissenstransfer in die Praxis, bei dem in der Implementierungsphase Anwendbarkeit und Akzeptanz getestet werden, ist im internationalen Vergleich einmalig.

Da die Expertenstandards den Anspruch erheben, stets den aktuellen Stand der Pflegewissenschaft widerzuspiegeln, ist eine regelmäßige Aktualisierung erforderlich (■ Abb. 5.1). Die reguläre Aktualisierung erfolgt dabei spätestens fünf Jahre nach der abschließenden Veröffentlichung beziehungsweise sieben Jahre nach einer erfolgten Aktualisierung. Der Ablauf und der Aufwand entsprechen dabei in etwa dem der Erarbeitung eines neuen Expertenstandards (DNQP 2015, S. 21 f.).

Da die intra- und interprofessionelle Akzeptanz von Leitlinien und Standards weitgehend vom Evidenznachweis, der Verständlichkeit, der Transparenz ihres Zustandekommens sowie der Implementierbarkeit abhängen, werden hier durch das DNQP hohe Maßstäbe gesetzt. In Verbindung mit den vorhandenen ärztlichen Leitlinien sowie weiteren Qualitätsinstrumenten anderer Berufsgruppen bieten die Expertenstandards eine gute Voraussetzung für die interprofessionelle Kooperation in der Gesundheitsversorgung. Selbst wenn zu einem Schwerpunkt sowohl ärztliche Leitlinien als auch evidenzbasierte Pflegestandards vorhanden sind, konkurrieren diese nicht miteinander, sondern ergänzen sich (DNQP 2015, S. 6).

❯ Alle nationalen Expertenstandards des DNQPs wurden entsprechend der gleichen Vorgehensweise entwickelt. Auf der Grundlage einer umfassenden Literaturstudie erfolgt ein erster Standardentwurf durch eine Expertengruppe. Dieser Entwurf wird im Rahmen der Konsentierung und modellhaften Implementierung diskutiert und auf seine Praxistauglichkeit getestet, bevor die endgültige Version des Expertenstandards veröffentlicht wird. Um den aktuellen Wissensstand abzubilden, erfolgt zudem eine regelmäßige, geplante Aktualisierung aller Expertenstandards, die so mit den Leitlinien und Instrumenten anderer Berufsgruppen eine gute Voraussetzung für die interprofessionelle Kooperation in der Gesundheitsversorgung bilden.

Schon im Jahr 1987 hat die WHO einen Pflegestandard als ein allgemein zu erreichendes Leistungsniveau definiert, welches durch ein oder mehrere Kriterien umschrieben wird. Die nationalen Expertenstandards, welche für alle Beteiligten gültig und transparent sind, machen die definierte Ergebnisqualität messbar und vergleichbar (Hüper u. Hellige 2015, S. 43 f.).

Durch das Inkrafttreten des Pflegeweiterentwicklungsgesetzes (PfWG) zum 1. Juli 2008 wurden Expertenstandards zu gesetzlich vorgesehenen Instrumenten zur Sicherung und Weiterentwicklung der Qualität in der Pflege im Rahmen der Pflegeversicherung. Zugelassene Pflegeeinrichtungen sind nunmehr verpflichtet, Expertenstandards nach § 113 SGB XI anzuwenden. In der Zukunft haben die Vertragspartner im SGB XI laut Gesetz die Entwicklung und Aktualisierung wissenschaftlich fundierter Expertenstandards sicherzustellen. Die für diesen Zweck entwickelte Verfahrensordnung ist in weiten Teilen an das Vorgehen des DNQP angelehnt und stellt damit auch zukünftig sicher, dass die Entwicklung von Expertenstandards auf einem hohen wissenschaftlichen Niveau erfolgt sowie die Transparenz gegenüber der Fachöffentlichkeit gegeben ist. Gleichzeitig wurde der Implementierung und Umsetzung ein noch höherer Stellenwert eingeräumt (DNQP 2015, S. 5). Kritisch gesehen wird im Rahmen des Pflegeweiterentwicklungsgesetzes die Trennung zwischen der Entwicklung und der modellhaften Implementierung von Expertenstandards nach § 113 SGB XI, da der Prozess der Implementierung zu einer Überprüfung und ggf. Anpassung des Expertenstandards durch die Erfahrungen aus der Praxis führen sollte. Dies ist nun nicht mehr aus einer Hand möglich, da die Begleitung zwingend

durch einen anderen Partner erfolgen muss. So hat das DNQP zwar den Expertenstandard zur Förderung der Mobilität entwickelt, die Begleitung der modellhaften Implementierung erfolgt aber durch die Universität Bremen (DNQP 2015, S. 5).

> Mit Inkrafttreten des Pflegeweiterentwicklungsgesetzes zum 1. Juli 2008 wurden Expertenstandards zu gesetzlich vorgeschriebenen Instrumenten im Rahmen der Pflegeversicherung, welche von allen Leistungserbringern erbracht und deren Einhaltung bei allen externen Überprüfungen überwacht werden.

In allen bislang entwickelten Expertenstandards nimmt das Thema Beratung eine bedeutende Rolle ein, um die Qualitätskriterien erreichen zu können (Hüper u. Hellige 2015, S. 43 ff.). Eine Übersicht zu den Auszügen aus den Expertenstandards, welche sich auf die Beratung beziehen, liefert ▢ Tab. 5.2.

Erste Auswertungen zu den Expertenstandards lassen jedoch erkennen, dass die systematische Beratung, Anleitung und Schulung von Patienten/Betroffenen und ihren Angehörigen noch wesentlich deutlicher als pflegerischer Aufgabenbereich wahrgenommen werden muss (Hüper u. Hellige 2015, S. 45 f.). Zu sehr sehen viele Pflegekräfte ihre Kernaufgabe weiterhin in den traditionellen pflegerischen Leistungen, bei denen sie stellvertretend für den Patienten Aufgaben übernehmen (Petter-Schwaiger 2011, S. 8).

Studien zeigen, dass Pflegekräfte zurzeit zwar Beratungen durchführen, dies aber häufig nicht professionell. Es fehlt ihnen dazu insbesondere an den Fähigkeiten zur Reflexion des eigenen beruflichen Handelns und der eigenen Person. So setzen sie Verdrängungsmechanismen ein, um die scheinbar unüberwindbare Lücke zwischen dem eigenen Anspruch, Beratung leisten zu können, und der gleichzeitig dadurch empfundenen Überforderung überwinden zu können. Bei Befragungen gaben Pflegekräfte an, dass sie sich durch ihre 3-jährige Erstausbildung nicht ausreichend qualifiziert fühlen, um professionelle Beratung durchführen zu können (Knelange u. Schieron 2000, S. 9 ff.).

Da eine gute Compliance aber nur durch eine professionelle und umfassende Beratung erreicht werden

▣ Tab. 5.2 Übersicht zur Beratung in den Expertenstandards

Expertenstandard	Strukturqualität	Prozessqualität	Ergebnisqualität
Dekubitusprophylaxe	**S4** – Die Pflegefachkraft verfügt über Fähigkeiten sowie über Informations- und Schulungsmaterial zur Anleitung und Beratung des Patienten/Bewohners und seiner Angehörigen zur Förderung der Bewegung des Patienten/Bewohners, zur Hautbeobachtung, zu druckentlastenden Maßnahmen und zum Umgang mit druckverteilenden Hilfsmitteln.	**P4** – Die Pflegefachkraft erläutert die Dekubitusgefährdung und die Notwendigkeit von prophylaktischen Maßnahmen und deren Evaluation und plant diese individuell mit dem Patienten/Bewohner und seinen Angehörigen.	**E4** – Der Patient/Bewohner und seine Angehörigen kennen die Ursachen der Dekubitusgefährdung sowie die geplanten Maßnahmen und wirken auf der Basis ihrer Möglichkeiten an deren Umsetzung mit.
Entlassungs-management	**S3** – Die Pflegefachkraft verfügt über die Kompetenz, den Patienten und seine Angehörigen sowohl über poststationäre Versorgungsrisiken als auch über erwartbare Versorgungs- und Pflegeerfordernisse zu informieren, zu beraten und entsprechende Schulungen anzubieten bzw. zu veranlassen sowie die Koordination der weiteren daran beteiligten Berufsgruppen vorzunehmen.	**P3** – Die Pflegefachkraft gewährleistet für den Patienten und seine Angehörigen eine bedarfsgerechte Information, Beratung und Schulung.	**E3** – Dem Patienten und seinen Angehörigen sind bedarfsgerechte Information, Beratung und Schulung angeboten worden, um Versorgungrisiken erkennen und veränderte Versorgungs- und Pflegeerfordernisse bewältigen zu können.
Schmerzmanagement bei akuten Schmerzen	**S5a** – Die Pflegefachkraft verfügt über die notwendigen Schulungskompetenzen in Bezug auf Schmerz und schmerzbedingte Probleme für Patienten/Bewohner und Angehörige. **S5b** – Die Einrichtung stellt die erforderlichen Informations-, Anleitungs- und Schulungsunterlagen zur Verfügung.	**P5** – Die Pflegefachkraft gewährleistet eine zielgruppenspezifische Information, Anleitung und Schulung für den Patienten/Bewohner und seine Angehörigen.	**E5** – Der Patient/Bewohner und ggf. seine Angehörigen sind über die Bedeutung systematischer Schmerzeinschätzung informiert, können Schmerzen mitteilen und sind befähigt, situationsgerechte Maßnahmen zu ihrer Beeinflussung anzuwenden.

◨ **Tab. 5.2** Fortsetzung

Expertenstandard	Strukturqualität	Prozessqualität	Ergebnisqualität
Schmerzmanagement bei chronischen Schmerzen	**S3a** – Die Pflegefachkraft verfügt über notwendige Informations-, Schulungs- und Beratungskompetenzen. **S3b** – Die Einrichtung stellt sicher, dass Information, Schulung und Beratung unter Wahrung personeller Kontinuität umgesetzt werden können, und stellt die notwendigen Materialien zur Verfügung.	**P3a** – Die Pflegefachkraft informiert, schult und berät den Patienten/ Bewohner und ggf. seine Angehörigen in enger Abstimmung mit den an der Versorgung beteiligten Berufsgruppen versorgungsbereichs- spezifisch und auf Basis individuell ausgehandelter Ziele zu seiner Schmerzsituation und trägt zur Stärkung seiner Selbstmanagement- kompetenzen bei. **P3b** – Die Pflegefachkraft zieht bei speziellem Beratungsbedarf einen pflegerischen Schmerzexperten hinzu.	**E3** – Der Patient/ Bewohner und ggf. seine Angehörigen sind individuell über seine Schmerzsituation informiert, geschult und beraten. Sein schmerzbezogenes Selbstmanagement ist unterstützt und gefördert.
Sturzprophylaxe	**S2** – Die Pflegefachkraft verfügt über Beratungskompetenz bezüglich des Sturzrisikos und geeigneter Interventionen.	**P2** – Die Pflegefachkraft informiert den Patienten/ Bewohner und seine Angehörigen über das festgestellte Sturzrisiko und bietet Beratung und ggf. Schulung zu den Interventionen an.	**E2** – Der Patient/ Bewohner und ggf. seine Angehörigen kennen das individuelle Sturzrisiko sowie geeignete Maßnahmen zur Sturzprophylaxe. Die Beratung und ggf. die Schulungen sind dokumentiert.
Förderung der Harnkontinenz	**S3a** – Die Einrichtung hält die erforderlichen Materialien zur Beratung bei Problemen mit der Harnkontinenz bereit. **S3b** – Die Pflegefachkraft verfügt über aktuelles Wissen und Beratungskompetenz zur Vorbeugung, Beseitigung, Verringerung oder Kompensation von Harninkontinenz.	**P3** – Die Pflegefachkraft informiert den Patienten/ Bewohner und ggf. seine Angehörigen über das Ergebnis der pflegerischen Einschätzung und bietet in Absprache mit den beteiligten Berufsgruppen eine ausführliche Beratung zur Kompetenzerhaltung oder -förderung und ggf. Kompensation einer Inkontinenz an. Darüber hinaus werden dem Patienten/ Bewohner weitere interne Ansprechpartner benannt.	**E3** – Der Patient/ Bewohner und ggf. seine Angehörigen kennen geeignete Maßnahmen zur Kontinenzförderung und zur Vermeidung von bzw. zum Umgang mit einer Inkontinenz.

5

◘ Tab. 5.2 Fortsetzung

Expertenstandard	Strukturqualität	Prozessqualität	Ergebnisqualität
Pflege von Menschen mit chronischen Wunden	**S4a** – Die Pflegefachkraft verfügt über aktuelles Wissen und Kompetenz zu Information, Beratung, Schulung und Anleitung zum gesundheitsbezogenen Selbstmanagement. **S4b** – Die Einrichtung stellt zielgruppenspezifische Materialien für Information, Beratung, Schulung und Anleitung zur Verfügung.	**P4 – Die Pflegefachkraft** schult zu Wundursachen und fördert die Fähigkeiten des Patienten/Bewohners und seiner Angehörigen zur Wundversorgung sowie zum Umgang mit wund- und therapiebedingten Einschränkungen durch Maßnahmen der Patientenedukation. Sie unterstützt die Kontaktaufnahme zu anderen Berufs-, Selbsthilfe- oder weiteren Gesundheitsgruppen.	**E4** – Der Patient/ Bewohner und seine Angehörigen kennen die Ursache der Wunde sowie die Bedeutung der vereinbarten Maßnahmen und sind über weitere Unterstützungs- möglichkeiten informiert. Ihr gesundheitsbezogenes Selbstmanagement ist entsprechend ihrer individuellen Möglichkeiten gefördert.
Ernährungs- management	**S5** – Die Pflegefachkraft verfügt über Informations-, Beratungs- und Anleitungskompetenz zur Sicherstellung einer bedürfnisorientierten und bedarfsgerechten Ernährung.	**P5** – Die Pflegefachkraft informiert und berät den Patienten/Bewohner und seine Angehörigen über Gefahren einer Mangelernährung und Möglichkeiten einer angemessenen Ernährung (z. B. Art der Unterstützung) und leitet ggf. zur Umsetzung von Maßnahmen an (z. B. im Umgang mit Hilfsmitteln).	**E5** – Der Patient/ Bewohner und seine Angehörigen sind über Risiken und Folgen einer Mangelernährung und über mögliche Interventionen informiert, beraten und ggf. angeleitet.

kann, muss dem Themenschwerpunkt der Beratung sowohl in der 3-jährigen Erstausbildung als auch in den angebotenen Fort- und Weiterbildungen ein großer Stellenwert eingeräumt werden. Wie schon im Rahmen der Ausbildung die Praxisanleitung diesen Schwerpunkt qualitativ hochwertig umsetzen kann, wird daher im Anschluss näher erläutert.

> ❯ Eine professionelle, umfassende Beratung wird in allen bislang entwickelten Experten- standards als Qualitätskriterium genannt, um die pflegerischen Ziele erreichen zu können. Pflegekräfte sind heutzutage allerdings häufig nicht ausreichend geschult, um eine solche Beratung für Betroffene und ihre Angehörigen anbieten zu können.

5.2 Gelungene Praxisanleitung als Voraussetzung für eine gute Beratung

Bei einer oberflächlichen Betrachtung könnte man der Ansicht sein, dass Pflegekräfte immer schon unterstützungsbedürftige Personen beraten haben. Schließlich bedeutet eine Unterstützung des Patienten oder älteren Menschen im Heilungs- prozess auch immer, ihm beratend zur Seite zu stehen. Beratung wird dann nicht als neue, zusätz- liche Aufgabe der Pflegenden verstanden, sondern als eine Tätigkeit, die alles Pflegehandeln durch- dringt und kontinuierlich im jeweiligen Pflege- kontext angeboten wird (Koch-Straube 2008, S. 65). Eine Beratung umfasst aber mehr als die

Weitergabe von Informationen, Anleitungen und aufmerksames Zuhören, auch wenn diese Anteile des Beratungsprozesses ausmachen. „Was fehlt, ist die explizite und geplante Einbettung des kognitiven Verstehens von Krankheit und Behinderung in ihre emotionalen und sozialen Dimensionen und Entwicklungschancen" (Koch-Straube 2008, S. 82). In einem Beratungsprozess können Verluste und Gewinne reflektiert werden und mögliche Widerstände gegen unvermeidbare oder sinnvolle Veränderungen überwunden werden. Dies ist möglich, weil hier auch ungeahnte, bisher von den Turbulenzen der Erkrankung verdeckte Perspektiven gemeinsam offengelegt werden (Koch-Straube 2008, S. 84).

Legt man diesen umfassenden Beratungsbegriff zu Grunde, der über die reine Information, Anleitung und Schulung der Patienten hinausgeht, hat die Pflege dieses Arbeitsfeld bislang kaum für sich in Anspruch genommen und anderen Berufsgruppen überlassen (Koch-Straube 2008, S. 87).

Die zunehmende Forderung nach einer Qualifizierung von Pflegekräften für Beratungsaufgaben hat zu Novellierungen im aktuellen Krankenpflegegesetz (KrPflG 2003) sowie im Altenpflegegesetz (APflG 2000) geführt. Die Beratung ist hier erstmalig als eigenständige pflegerische Aufgabe und als Ausbildungsziel benannt. Eine Vorbereitung der zukünftigen Pflegefachkräfte auf die gewachsenen Anforderungen im Bereich Beratung und Anleitung soll schon im Rahmen der 3-jährigen Erstausbildung erfolgen (Petter-Schwaiger 2011, S. 8).

» „Die in den § 3 ff formulierten Ausbildungsziele der Alten-, Kranken- und Kinderkrankenpflege legen neben der theoriegeleiteten Pflegeplanung, Pflegedurchführung und Pflegeevaluation ausdrücklich auch die Hilfestellung zum gesundheitsfördernden Umgang mit Krankheit, Behinderung und Altersgebrechlichkeit fest. Dabei bezieht sich die Beratungs- und Anleitungstätigkeit nicht nur auf die Pflegebedürftigen selbst, sondern auch auf ihre Angehörigen, Bezugspersonen oder Pflegende, die keine ausgebildeten Pflegekräfte sind." (Hüper u. Hellige 2015, S. 39).

Die dazugehörigen Ausbildungs- und Prüfungsverordnungen (APrV) legen außerdem Beratung und Anleitung als Prüfungsbestandteile (◘ Tab. 5.3) für die praktische sowie die mündliche Prüfung fest (Petter-Schwaiger 2011, S. 36).

» Eine umfassende Beratung, welche über die Information und Anleitung des unterstützungsbedürftigen Menschen hinausgeht, wurde lange Zeit nicht durch die Pflege angeboten, sondern den Aufgabengebieten anderer Berufsgruppen zugeordnet. Erst mit der Novellierung des Altenpflege- sowie des Krankenpflegegesetzes im Jahre 2003 wurde die Beratung als ausdrückliches Ausbildungsziel für die Pflegeberufe benannt.

Aktuell besteht noch ein großer Qualifizierungsbedarf bei allen Pflegekräften, in deren Ausbildung Beratung noch nicht als pflegerische Kernaufgabe und als Ausbildungsziel vorgegeben war, welche aber dennoch eine qualifizierte Beratung z. B. im Rahmen der nationalen Expertenstandards erbringen sollen. Hier müssen gute Qualifizierungsangebote in Form von Fort- und Weiterbildungen angeboten werden, um diesen Personenkreis in die aktuellen Entwicklungen einzubinden. Ziel dieser Weiterbildung für Pflegefachkräfte sollte sein, die Beratung als neuen Aufgabenschwerpunkt in das berufliche Handeln zu integrieren, professionelle Beratung umsetzen zu können und Sicherheit bei diesem Prozess zu erlangen. Unter der Berücksichtigung der vorhandenen Kompetenzen bei den Pflegefachkräften sowie in Anlehnung an curriculare Vorgaben in der Pflegeausbildung wird zum Erwerb von Basiskompetenzen im Bereich der Beratung ein Schulungsumfang von ca. 40 Stunden empfohlen, auf dem dann weitere Qualifizierungen aufbauen können. Zu beachten ist hier insbesondere, dass der Schwerpunkt nicht allein auf der Beratung von Pflegebedürftigen und ihren Angehörigen liegt. Vielmehr haben nun auch Praxisanleiter die Aufgabe, an der Ausbildung zu Beratungsaufgaben mitzuwirken, damit die Schüler dieses neue Ausbildungsziel erreichen können (Petter-Schwaiger 2011, S. 32 f.).

☐ Tab. 5.3 Auszüge aus den Gesetzen zur Beratung als pflegerische Aufgabe. (Quelle: Bundesministerium der Justiz und für Verbraucherschutz; eigene Darstellung)

Gesetz	Auszug aus dem Gesetzestext
Altenpflegegesetz (APflG, 2003)	**§ 3** (1) Die Ausbildung in der Altenpflege soll die Kenntnisse, Fähigkeiten und Fertigkeiten vermitteln, die zur selbständigen und eigenverantwortlichen Pflege einschließlich der Beratung, Begleitung und Betreuung alter Menschen erforderlich sind. Dies umfasst insbesondere: 1. die sach- und fachkundige, den allgemein anerkannten pflegewissenschaftlichen, insbesondere den medizinisch-pflegerischen Erkenntnissen entsprechende, umfassende und geplante Pflege, 2. die Mitwirkung bei der Behandlung kranker alter Menschen einschließlich der Ausführung ärztlicher Verordnungen, 3. die Erhaltung und Wiederherstellung individueller Fähigkeiten im Rahmen geriatrischer und gerontopsychiatrischer Rehabilitationskonzepte, 4. die Mitwirkung an qualitätssichernden Maßnahmen in der Pflege, der Betreuung und der Behandlung, 5. die Gesundheitsvorsorge einschließlich der Ernährungsberatung, 6. die umfassende Begleitung Sterbender, 7. die Anleitung, Beratung und Unterstützung von Pflegekräften, die nicht Pflegefachkräfte sind, 8. die Betreuung und Beratung alter Menschen in ihren persönlichen und sozialen Angelegenheiten, 9. die Hilfe zur Erhaltung und Aktivierung der eigenständigen Lebensführung einschließlich der Förderung sozialer Kontakte und 10. die Anregung und Begleitung von Familien- und Nachbarschaftshilfe und die Beratung pflegender Angehöriger.
Krankenpflegegesetz (KrPflG 2003)	**§ 3** (2) Die Ausbildung für die Pflege nach Absatz 1 soll insbesondere dazu befähigen, 1. die folgenden Aufgaben eigenverantwortlich auszuführen: a) Erhebung und Feststellung des Pflegebedarfs, Planung, Organisation, Durchführung und Dokumentation der Pflege, b) Evaluation der Pflege, Sicherung und Entwicklung der Qualität der Pflege, c) Beratung, Anleitung und Unterstützung von zu pflegenden Menschen und ihrer Bezugspersonen in der individuellen Auseinandersetzung mit Gesundheit und Krankheit, d) Einleitung lebenserhaltender Sofortmaßnahmen bis zum Eintreffen der Ärztin oder des Arztes.

❯ **Derzeit besteht für viele Pflegefachkräfte ein Qualifizierungsbedarf im Bereich der Beratung, da diese ihre Ausbildung abgeschlossen haben, bevor dieses Aufgabenfeld für die Pflegeberufe an Gewicht gewonnen hat. Insbesondere die Praxisanleiter müssen hier geschult werden, um Schüler bei der Erreichung dieses Lernziels unterstützen zu können.**

Die Novellierung des Altenpflege- sowie des Krankenpflegegesetzes im Jahr 2003 hat nicht nur die Beratung als neuen Aufgabenschwerpunkt für die Pflege definiert, sondern auch die Rahmenbedingungen für die praktische Pflegeausbildung neu festgelegt. Eine kompetenzorientierte praktische Pflegeausbildung soll durch zwei zentrale Instrumente initiiert und sichergestellt werden: zum einen die Praxisanleitung durch die Pflegenden der Pflegeeinrichtung, zum anderen die Praxisbegleitung durch die Lehrenden der Schulen (Arens 2013, S. 127). Welche Anforderungen dabei an die Praxisanleiter gestellt werden, ist in den Gesetzen unterschiedlich geregelt. Während in der Praxisausbildung der

Gesundheits- und Krankenpflege sowie der Gesundheits- und Kinderkrankenpflege erstmals eine berufspädagogische Weiterbildung für Praxisanleiter mit einem Umfang von 200 Stunden vorgeschrieben ist, existiert eine ähnliche Regelung für die Altenpflege bislang noch nicht. Weiterbildungen in einem ähnlichen Umfang werden aber durchaus auch angeboten (Mamerow 2013, S. 9).

> ❯ Während in der Gesundheits- und Krankenpflege sowie in der Gesundheits- und Kinderkrankenpflege eine berufspädagogische Weiterbildung für Praxisanleiter vorgeschrieben ist, existiert eine entsprechende Verpflichtung in der Altenpflege bislang noch nicht.

Eine gelungene Ausbildung im Bereich der Gesundheits- und Krankenpflege sowie der Altenpflege muss die theoretischen und praktischen Lerninhalte gut inhaltlich aufeinander abstimmen, um den größtmöglichen Lernerfolg zu ermöglichen. Genau hier scheint es aber Mängel zu geben, wie Umfragen der Gewerkschaft Verdi im Jahr 2011 ergeben haben. Etwa ein Drittel der befragten Lernenden kritisierte die fehlende Abstimmung der Lernziele zwischen Fachseminar und Pflegeeinrichtung, was zu einem mangelnden Theorie-Praxis-Transfer führt. Fast jeder fünfte Auszubildende wusste zudem nicht, ob es Absprachen zwischen den Lehrkräften und den Praxisanleitern gibt, was auf eine für die Lernenden intransparente Kooperation und nicht ausreichende Einbindung in die Strukturen und Abläufe der Ausbildung schließen lässt (Arens 2013, S. 131).

Häufig wird die Forderung formuliert, dass jeder Arbeitstag für Schüler in der Pflege auch ein Ausbildungstag sein soll, doch die praktische Realisierung ist zurzeit kaum möglich, da sowohl Praxisanleiter als auch Schüler im Dienstplan als wichtige Arbeitskräfte eingeteilt sind und Ausbildungssituationen in der Praxis häufig eher als störend empfunden werden.

Die Praxisanleitung stößt in der Altenpflege außerdem immer wieder an Grenzen, da die individuellen Pflegesituationen der unterstützungsbedürftigen Menschen sich verändern sowie die Praxisausbildung innerhalb des normalen Arbeitsprozesses, nicht davon abgekoppelt erfolgt. Pflegerisches Handeln ist

zudem in erster Linie Beziehungspflege und lässt sich nicht über Routinehandlungen vermitteln, außerdem beeinflussen immer wieder unvorhergesehene Situationen den Arbeits- und damit auch den Anleitungsablauf (Mamerow 2013, S. 54 f.).

> ❯ Umfragen bei Auszubildenden der Gesundheitsberufe zeigen Mängel in der Verknüpfung zwischen der theoretischen und praktischen Ausbildung auf. Zusätzlich erschwert wird die praktische Anleitung durch schwierige Rahmenbedingungen sowie die zwangsläufige Integration der Praxisanleitung in den normalen Pflegealltag.

Trotz der teilweise schwierigen Rahmenbedingungen bei der praktischen Ausbildung in den Pflegeberufen darf der Anspruch der Patientenorientierung nicht in den Hintergrund treten. Die Pflegewissenschaftlerin Karin Wittneben hat in ihrem Modell der multidimensionalen Patientenorientierung (◻ Abb. 5.2) beschrieben, wie über mehrere Stufen Patientenorientierung in der Pflege erreicht werden kann. Auf der untersten Stufe bestimmen noch festgelegte Abläufe und Verrichtungen den Alltag, während der Patient ignoriert wird. Über die Stufen hinweg steigt die Wahrnehmung des Patienten als Subjekt, wobei die Patientenorientierung in der Pflege und somit auch die Pflegeberatung die Selbstbefähigung des Patienten zum Ziel haben. Auf der Basis einer symmetrischen Beziehung wird der Patient für selbstbestimmte Entscheidungen bei der Reflexion unterstützt, so dass die Handlungsabsichten der Pflegenden den Zielen und Motiven der Pflegebedürftigen entsprechen (Petter-Schwaiger 2011, S. 70).

Die Beziehungspflege steht also im Vordergrund jeder Pflegeausbildung, nicht das Erlernen von bestimmten Techniken, Abläufen oder Fachwissen. Diese Erkenntnis sollte in erster Linie die Praxisausbildung prägen (Mamerow 2013, S. 63).

Dennoch darf es nicht zu einer Überforderung der Auszubildenden kommen. Die Ausbildungsinhalte sollten den Schülern gestaffelt nach Ausbildungsjahr sowie den individuellen Voraussetzungen der Schüler vermittelt werden. Zunächst bedarf es hier des Erlernens grundlegender Abläufe und

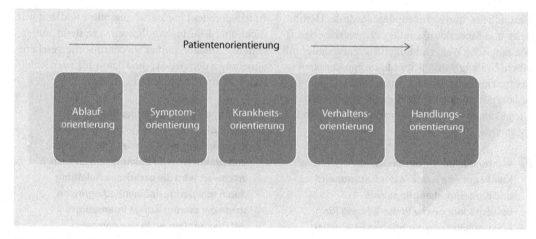

◘ **Abb. 5.2**   Modell der multidimensionalen Patientenorientierung nach Karin Wittneben

◘ **Tab. 5.4** Modell der stufigen Pflegeausbildung, angelehnt an Mamerow (2013, S. 92)

Ausbildungsstufe	Stufe	Inhalte
Orientierungsphase	Erste Stufe	Überblickswissen und -können erlangen
Qualifikationsphase	Zweite Stufe	Zusammenhangswissen und -können erlangen (z. B. grundlegende Techniken und Standards erlernen und üben)
	Dritte Stufe	Detailwissen und -können erlangen (z. B. Lösung problemhafter, spezieller Aufgaben, Nutzung erfahrungsbezogenen Wissens)
	Vierte Stufe	Vertiefungswissen und -können erlangen (Bewältigung unvorhergesehener Probleme und Aufgaben)

Techniken, bevor ein individuell angepasstes und reflektiertes Vorgehen möglich wird. Im Rahmen der Praxiseinsätze der Schüler empfiehlt sich demnach ein stufiges Vorgehen bei der Wissensvermittlung, wie dies in ◘ Tab. 5.4 dargestellt ist:

Da die Praxiseinsätze in verschiedenen Settings stattfinden, unter anderem auf verschiedenen Stationen im Krankenhaus, einer vollstationären Pflegeeinrichtung, einem ambulanten Pflegedienst oder einer gerontopsychiatrischen Einrichtung, muss jeder Anleitungsprozess in den einzelnen Praxisphasen grundsätzlich in fünf Phasen eingeteilt werden. Dies gilt auch dann, wenn ein Auszubildender im gleichen Setting schon einen Praxiseinsatz absolviert hat, da sich die Klientel der Bewohner bzw. Patienten oder ihre Bedürfnisse und Wünsche häufig in der Zwischenzeit geändert haben.

1. In der Vorbereitungsphase klären der Praxisanleiter und der Auszubildende die Rahmenbedingungen des Einsatzes ab. Es werden Lernziele miteinander besprochen und ausgehandelt, der Einsatz wird geplant. Dies sollte möglichst schon vor Beginn des praktischen Einsatzes oder ansonsten direkt zu Beginn erfolgen.

2. In der Eingewöhnungsphase werden die Auszubildenden in die jeweilige Einsatzstelle eingeführt. Sie lernen die Bewohner oder Patienten und andere Bezugspersonen kennen, werden mit dem Tagesablauf sowie dem Arbeitsalltag vertraut gemacht. Sie sollen zudem erste Beziehungen zu den hilfebedürftigen Menschen aufbauen.

3. In der Erprobungs- und Trainingsphase steht das Ausprobieren und Trainieren von

☐ Tab. 5.5 Kompetenzen eines Praxisanleiters, angelehnt an Mamerow (2013, S. 6)

Pflegerische und pädagogische Fachkompetenz	Personale Kompetenz	Soziale Kompetenz
– Fähigkeit zur umfassenden, prozessorientierten Pflege – Organisationsfähigkeit – Fähigkeit zur Gestaltung von Lernprozessen und Förderung der Lernenden – Fähigkeit zur Planung und Durchführung von Lerneinheiten – Fähigkeit zur Anwendung didaktischer Erkenntnisse	– Fähigkeit zur Selbsteinschätzung und Selbstkritik – Reflexionsvermögen – Selbstbewusstsein – (Rollen-)Flexibilität – Entscheidungsfähigkeit – Zielstrebigkeit – Sorgfalt – Verantwortungsgefühl – Zuverlässigkeit – Motivation – Belastbarkeit	– Ethische Kompetenz – Empathie – Ausgewogenes Nähe-Distanz-Verhältnis – Toleranz – Teamfähigkeit – Konflikt- und Kritikfähigkeit – Kommunikations- und Kooperationsfähigkeit

theoretisch Gelerntem, von Fähig- und Fertigkeiten im Mittelpunkt. Wichtig ist hier der Bezug zu den vereinbarten Lernzielen sowie zum theoretischen Teil der Ausbildung.

4. In der Etablierungsphase arbeiten Auszubildende unter größtmöglicher Selbstständigkeit im Pflegeteam mit. Sie werden dabei intensiv durch die Praxisanleitung begleitet, die im Hintergrund stets zur Verfügung stehen sollte und bei Bedarf einschreitet.

5. In der Auswertungs- und Beurteilungsphase wird Rückschau gehalten auf das Erlebte und Erlernte. Die Reflexion des Praxiseinsatzes erfolgt gemeinsam, ein Ausblick für den weiteren Lernweg wird gegeben (Lummer 2014, S. 70).

Kritisch zu beachten ist bei allen Fortschritten der Schüler immer, dass ein überprüfbarer und nachhaltiger Lernzuwachs erst dann besteht, wenn der Transfer des Gelernten in verschiedenste Situationen gelingt. Auszubildende können dann das Erlernte in anderen Situationen sowie bei anderen Bewohnern/Patienten zielgerichtet und korrekt anwenden (Mamerow 2013, S. 77).

> ❯ Bei der praktischen Ausbildung in der Pflege darf nie außer Acht gelassen werden, dass die Patientenorientierung und die Beziehungspflege die oberste Zielsetzung allen pflegerischen Handelns sind. Dennoch muss bewusst sein, dass diese Stufe erst am Ende der Ausbildung erreicht werden kann, nachdem zunächst Grundlagenwissen und Standards erlernt wurden. Jede Praxisanleitung muss also an den Ausbildungsstand sowie an die individuellen Fähigkeiten des Schülers angepasst werden.

Die Praxisanleiter in den Ausbildungsbetrieben tragen daher nicht nur eine hohe Verantwortung innerhalb des Ausbildungsprozesses, sie genießen meist auch das Vertrauen vieler Pflegender, die sich bei Praxisfragen Rat bei ihnen einholen. Die Erwartungshaltung aller am Ausbildungsprozess Beteiligten ist dementsprechend hoch. Damit Praxisanleiter ihre Tätigkeit gut ausführen können, müssen sie verschiedene Rollen einnehmen. Zum einen sollen sie Pflegespezialisten sein, die ihr Fachwissen stets auf dem neuesten Stand halten. Des Weiteren müssen sie Pädagogen sein, die Lernprozesse planen und gestalten können. Außerdem sind sie häufig Vertrauenspersonen, die als Ansprechpartner für alle Belange der praktischen Ausbildung gelten. Ein guter Praxisanleiter kann also auch als Coach bezeichnet werden, der Ziele nicht selbst vorgibt, sondern Auszubildende darin unterstützt, selbst gesteckte Ziele zu erreichen (Mamerow 2013, S. 3 ff.).

Eine Übersicht über die benötigten pflegerischen, pädagogischen, personalen und sozialen Kompetenzen eines Praxisanleiters gibt ☐ Tab. 5.5.

Es lässt sich also durchaus als „Kunst" bezeichnen, wenn Praxisanleiter erfolgreich Lernsituationen im täglichen Ablauf des Ausbildungsbereiches planen und gestalten und es ihnen gleichzeitig gelingt, den Ausbildungs- vom Arbeitsprozess zu trennen.

Um in den konkreten Lern- und Anleitungssituationen angemessene, lernfördernde Bedingungen zu ermöglichen, muss der Zeitrahmen zunächst möglichst genau festgelegt werden. Er sollte nicht länger als 60 Minuten betragen. Zudem müssen die individuelle physische und psychische Belastbarkeit des Schülers ebenso beachtet werden wie der Inhalt der Anleitung, welcher eher kleinschrittig strukturiert und nicht zu umfangreich sein sollte. Die nicht zu weit gefassten Lernziele müssen zur theoretischen Ausbildung passen und gut erreichbar sein, um die Motivation des Auszubildenden zu stärken (Mamerow 2013, S. 59 ff.).

> **Ein guter Praxisanleiter muss viele Rollen einnehmen können und coacht seine Auszubildenden, indem er sie unterstützt, selbst gesteckte Ziele zu erreichen. Erfolgreiche Lernsituationen müssen individuell an den Schüler angepasst und genau geplant sein.**

Praxisanleiter werden im Rahmen ihrer Tätigkeit immer wieder Situationen erleben, in denen sie Auszubildende nicht nur anleiten und einarbeiten, sondern auch beraten müssen. Dies kann z. B. durch eine Überforderung oder die Konfrontation mit herausfordernden Verhaltensweisen geschehen. Wichtig ist hier aber, ebenso wie bei der Beratung der unterstützungsbedürftigen Bewohner oder Patienten, nicht vorschnell in die Expertenrolle zu schlüpfen und dem anderen damit vorzugeben, was er zu tun oder zu lassen hat. Vielmehr soll der Auszubildende nur die Unterstützung erhalten, die er benötigt, um eigenständig einen Lösungsweg zu finden (Lummer 2014, S. 97 ff.).

Ein guter Praxisanleiter äußert des weiteren regelmäßig ein Feedback gegenüber den Schülern, welches auf ein konkretes Verhalten bezogen und klar formuliert sein muss. Zudem sollte das Feedback beschreibend und nicht bewertend geäußert werden sowie konstruktiv und zeitnah erfolgen, um eine realistischere Selbstwahrnehmung des Auszubildenden und damit auch einen Lernzuwachs zu ermöglichen (Rogall-Adam 2012, S. 32 f.).

Im Rahmen der Praxisanleitung kann es dennoch immer wieder zu schwierigen Situationen kommen.

Treten bei der Kommunikation Probleme auf, sei es zwischen Praxisanleiter und Schüler oder zwischen Schüler und unterstützungsbedürftiger Person, liegt dies häufig nicht allein an den geäußerten Sachverhalten. Vielmehr beruhen die Konflikte häufig auf den inneren Antrieben oder Ängsten der Kommunikationspartner, welche unausgesprochen im Raum stehen. Deshalb erscheint es sinnvoll, diese bislang nicht geäußerten Hintergründe anzusprechen, ohne moralisierend einzugreifen (Matolycz 2009, S. 126 ff.). Hier spielt die Beratungskompetenz des Praxisanleiters eine bedeutende Rolle, nicht nur bei auftretenden Problemen. Die Übungseinheiten zur Beratung, wie sie in Pflegeschulen durchgeführt werden, haben gewöhnlich wenig mit dem wirklichen Leben zu tun. Es steht reichlich Zeit für Literatursuche und Vorbereitung, für die eigentliche Beratung sowie für Evaluation und Dokumentation zur Verfügung (London 2010, S. 67). Die Aufgabe in der praktischen Ausbildung besteht dann darin, Beratungskompetenz unter realistischen, praxisnahen Bedingungen zu vermitteln sowie die Rahmenbedingungen entsprechend zu gestalten, dass professionelle Beratung möglich ist. Hierfür ist es angebracht, nicht nur in die Diskussion mit den Schülern zu treten, sondern folgende Fragen gemeinsam mit dem gesamten Pflegeteam des Ausbildungsbereiches zu beantworten (London 2010, S. 68):

- Wann führen wir Patienten- und Angehörigenberatungen durch?
- Wie können wir am besten herausfinden, ob der Adressat unseren Ausführungen folgen kann, sie versteht?
- Wie können wir Patienten/Bewohnern und ihren Bezugspersonen helfen, sachgerechte und wohlüberlegte Entscheidungen zu treffen?
- Wie können wir Patienten/Bewohnern und ihren Bezugspersonen helfen, sich die lebensnotwendigen Selbstpflegekompetenzen anzueignen?
- Wie können wir Patienten Bewohner und ihre Familien in die Lage versetzen, Probleme zu erkennen und entsprechend darauf zu reagieren?
- Wie können wir Patienten/Bewohnern und ihren Angehörigen beibringen, Antworten auf ihre Fragen sowie Informationsquellen und Ansprechpartner zu finden?

- Woher können wir Materialien beschaffen, die wir unseren Adressaten mitgeben, um den Erfolg unserer Beratungen, Schulungen und Anleitungen zu unterstützen?
- Was sehen wir als unsere ganz persönlichen Herausforderungen bei der Beratung von Patienten/Bewohnern und Angehörigen?.

❯ Im Rahmen der praktischen Ausbildung müssen Praxisanleiter nicht nur vermitteln, wie unterstützungsbedürftige Menschen und ihre Angehörigen beraten werden. Sie beraten vielmehr häufig auch die Auszubildenden selbst, insbesondere bei auftretenden Problemen oder Konflikten. Sinnvoll erscheint es, mit dem gesamten Pflegeteam das Thema Beratung zu diskutieren und einen gemeinsamen Handlungsweg zu erarbeiten.

5.3 Rechtliche Grundlagen zur Beratung

❯❯ Beratung, die im Kontext „Pflege" steht, ist immer eingebunden in das aktuelle Pflegeverständnis und wird deshalb bestimmt von
– der Sichtweise vom Menschen, die sich hinter der Pflege verbirgt (Menschenbild),
– dem Verständnis von Gesundheit und Krankheit,
– dem Verständnis und Professionalisierungsgrad von Pflege sowie von
– den gesellschaftlichen Anforderungen und dem Umfeld von Pflege." (Petter-Schwaiger 2011, S. 67)

Patienten der gesetzlichen und privaten Pflegeversicherung haben einen legitimen Anspruch auf Beratung.

5.3.1 Rechtsanspruch auf Pflegeberatung nach § 7 a, SGB XI

Seit 2009 besteht für Versicherte, die Leistungen aus der Pflegeversicherung beziehen, ein gesetzlicher Anspruch auf eine umfassende Pflegeberatung.

Patienten, die bei einer Pflegekasse einen Antrag auf Leistungen stellen oder bereits Leistungen erhalten, haben Anspruch auf eine kostenfreie individuelle Pflegeberatung durch einen Pflegeberater. Die Pflegekasse ist verpflichtet, vor der erstmaligen Beratung unverzüglich einen Pflegeberater zu benennen, mit persönlicher Zuständigkeit für alle Anliegen. Weiterhin muss die Pflegekasse, bei Anträgen auf Leistungen (außer bei wiederkehrenden Anträgen auf Kostenerstattung) von sich aus spätestens innerhalb von zwei Wochen nach Antragseingang einen Termin für eine individuelle Pflegeberatung anbieten. Sie kann auch einen Gutschein für eine Pflegeberatung durch eine unabhängige Beratungsstelle ausstellen. Die Pflegeberatung kann auf Wunsch auch im häuslichen Umfeld erfolgen. Pflegende Angehörige oder weitere Personen haben ebenfalls einen Anspruch auf eine Pflegeberatung, wenn der Patient einverstanden ist. In der privaten Pflegepflichtversicherung gelten diese Vorschriften ebenfalls.

Der Beratungsbedarf in allen Settings der Gesundheitsversorgung steigt, z. B. bei chronisch Kranken, in der Geriatrie und insbesondere im Überleitungs- und Entlassungsprozess von Patienten in die ambulante Versorgung. Aufgrund der demographischen Entwicklung ist von einem weiter steigenden Beratungsbedarf auszugehen. Das macht auch die zunehmende Anzahl an Pflegestützpunkten und Seniorenberatungsstellen deutlich. Insbesondere besteht ihre Aufgabe in der systematischen Erfassung und Analyse der Bedürfnisse und Bedarfslagen hilfe- und pflegebedürftiger Menschen und der daraus abzuleitenden Erstellung, Umsetzung und systematischen Evaluation eines Hilfs- und Versorgungsplans. Die Pflegeberatung nach § 7 SGB XI ist eine individuelle Beratung und Hilfestellung bei Auswahl und Inanspruchnahme von bundes- oder landesrechtlich vorgesehenen Sozialleistungen sowie sonstigen Hilfsangeboten, die auf die Unterstützung von Menschen mit Pflege-, Versorgungs- oder Betreuungsbedarf ausgerichtet sind. Die Beratung strukturiert sich wie folgt (Mückschel 2010, S. 183):

- Sondierung der nötigen Hilfeleistung, telefonisch oder persönlich
- Einzelinformationen (z. B. Adressen)
- Art der Basisberatung (zu verschieden Themengebieten)
- Spezialberatung (z. B. zum Thema Demenz)

5

- Fallklärung und -steuerung (zur optimalen Versorgungssicherung des Ratsuchenden)

Die Pflegekassen werden verpflichtet, für ihre pflegebedürftigen Versicherten eine neutrale, trägerunabhängige Pflegeberatung im Sinne eines Fallmanagements (Case Management) anzubieten. Die Pflegeberatung ist an den Pflegestützpunkten anzusiedeln. Sie kann auch in der häuslichen Umgebung oder in einer Einrichtung erfolgen. Zu den Aufgaben der hierfür vorgesehenen Pflegeberater gehören maßgeblich (Sonntag u. von Reibnitz 2013)

- die systematische Erfassung und Analyse des Hilfebedarfs unter Berücksichtigung der Feststellungen des Medizinischer Dienstes der Krankenkassen (MDK),
- die Erstellung eines individuellen Versorgungsplans mit den im Einzelfall erforderlichen Sozialleistungen und Hilfen im Einvernehmen mit dem Betroffenen und mit allen an der Pflege Beteiligten,
- das Hinwirken auf die für die Durchführung des Versorgungsplans erforderlichen Maßnahmen einschließlich deren Genehmigung durch den jeweiligen Leistungsträger,
- die Überwachung der Durchführung des Versorgungsplans und dessen bedarfsgerechte Anpassung,
- die Auswertung und Dokumentation des Hilfeprozesses bei besonders komplexen Fallgestaltungen,
- die Hilfestellung bei Antragstellungen und Durchsetzung der Ansprüche nach SGB XI und SBG V.

Die Pflegeberatung nach § 7 a SGB XI führen Pflegeberaterinnen und Pflegeberater durch. Sie benötigen dafür eine besondere Zusatzqualifikation.

Excurse

Patientenrechtegesetz und Beratung

Die Rolle der Patienten in der gesundheitlichen Versorgung hat sich gewandelt. Sie sind nicht mehr nur vertrauende Kranke, sondern auch selbstbewusste und kritische Verbraucher. Mit einem Patientenrechtegesetz wird die Position der Patienten gegenüber Leistungserbringern und Krankenkassen weiter gestärkt werden. Ein informierter und mit ausreichenden Rechten ausgestatteter Patient kann Arzt, Pflegekräften und anderen Leistungserbringern auf Augenhöhe gegenübertreten. Er kann Leistungsangebote hinterfragen, Leistungen einfordern und individuelle Rechtsansprüche durchsetzen.
Die Rechte der Patienten sind schon heute im deutschen Gesundheitsrecht verankert, aber in unterschiedliche Gesetze verteilt und wurden nun durch Gerichtsurteile immer weiter ausdifferenziert.

- Der Arzt oder Behandler muss den Patienten nach den Vorgaben des Patientenrechtegesetzes umfassend über die Behandlung und alternative Behandlungsoptionen informieren.
- Gibt es für eine Erkrankung mehrere Möglichkeiten einer Behandlung (z. B. medikamentös, chirurgisch oder radiologisch), so muss über alle diese Behandlungsformen aufgeklärt werden, da sie mit unterschiedlichen Heilungschancen und Risiken verbunden sind.
- Auch über die Risiken und eventuelle Kosten der Behandlung muss aufgeklärt und die Einwilligung des Patienten dafür eingeholt werden. Dazu zählt die volle Aufklärung über mögliche Risiken vor jedem Eingriff in einer schriftlichen

Aufklärung. Dem Patienten sind die Unterlagen, die er im Rahmen der Aufklärung und Einwilligung unterzeichnet hat, auszuhändigen.
- Grundsätzlich muss der Arzt nachweisen, dass er den Patienten nach den Bestimmungen des Patientenrechtegesetzes aufgeklärt hat. Auf Nachfrage oder zur Abwendung gesundheitlicher Gefahren muss der Arzt den Patienten informieren, wenn er einen Behandlungsfehler vermutet, selbst dann, wenn ihm der Fehler selbst unterlaufen sein sollte.

Die Aufklärung muss in einem persönlichen Gespräch erfolgen, damit der Patient unmittelbar nachfragen kann. Schriftlichen Unterlagen zur Information des Patienten können hierbei mit eingesetzt werden; diese müssen für den Patienten verständlich verfasst sein. Eine schriftliche Information ersetzt jedoch keinesfalls das Gespräch. So reicht es nicht, wenn der Arzt z. B. vor der Operation am Knie dem Patienten lediglich ein Informationsblatt oder einen Aufklärungsbogen überreicht, ohne dies zusätzlich persönlich mit dem Patienten zu besprechen. Schriftstücke, die der Patient im Zusammenhang mit der Aufklärung oder Einwilligung unterzeichnet, müssen als Kopie oder Durchschrift ausgehändigt werden. Das Gesetz schreibt ausdrücklich vor, dass die Aufklärung für Patienten verständlich sein muss (§ 630e Absatz 2 Satz 1 Nummer 3 BGB). Der Arzt muss sich daher so ausdrücken, dass der Patient seinen Erläuterungen auch folgen kann. Dies gilt es durch geeignete Rückfragen durch den Arzt zu überprüfen. Das Aufklärungsgespräch erfolgt verpflichtend durch den Behandelnden oder eine Person, die dazu ausgebildet ist, die jeweilige Behandlung durchzuführen. So darf eine Pflegekraft beispielsweise die Aufklärung zu einer Operation oder einer Untersuchung nicht stellvertretend für einen Arzt durchführen.

Literatur

Arens F (2013) Praxisbegleitung in der Pflegeausbildung – ein blinder Fleck in der Berufsbildungsforschung? In: Faßhauer U, Fürstenau B, Wuttke E (Hrsg) Jahrbuch der berufs- und wirtschaftspädagogischen Forschung. Budrich, Opladen, S. 127–137

Ballsieper K, Lemm U, Reibnitz C von (2012) Überleitungsmanagement. Praxisleitfaden für stationäre Gesundheitseinrichtungen. Springer, Heidelberg

Deutsches Netzwerk für Qualitätsentwicklung in der Pflege (DNQP) (Hrsg) (2015) Methodisches Vorgehen zur Entwicklung, Einführung und Aktualisierung von Expertenstandards in der Pflege und zur Entwicklung von Indikatoren zur Pflegequalität auf Basis der Expertenstandards. Hochschule Osnabrück, Osnabrück

Elsbernd A (2003) Entlassungsmanagement in der Pflege. Pflegekompetenz, Ethik, Persönlichkeit (PEP) 31: 4–8

Hüper C, Hellige B (2015) Professionelle Pflegeberatung und Gesundheitsförderung für chronisch Kranke. Mabuse, Frankfurt

Knelange C, Schieron M (2000) Beratung in der Pflege – als Aufgabe erkannt und professionell ausgeübt? Darstellung zweier qualitativer Studien aus stationären Bereichen der psychiatrischen und somatischen Krankenpflege. Pflege und Gesellschaft 5(1): 4–11

Koch-Straube U (2008) Beratung in der Pflege. Huber, Bern

London F (2010) Informieren, Schulen, Beraten. Praxishandbuch zur pflegebezogenen Patientenedukation. Huber, Bern

Lummer C (2014) Praxisanleitung und Einarbeitung in der Altenpflege. Schlütersche Verlagsgesellschaft, Hannover

Mamerow R (2013) Praxisanleitung in der Pflege. Springer, Heidelberg

Matolycz E (2009) Kommunikation in der Pflege. Springer, Heidelberg

Petter-Schwaiger B (2011) Pflegiothek: Beratung in der Pflege für die Aus-, Fort- und Weiterbildung. Cornelsen, Berlin

Rogall-Adam R (2012) 50 Tipps für die effektive Praxisanleitung in der Pflege. Schlütersche Verlagsgesellschaft, Hannover

Sonntag K, Reibnitz C von (2013) Versorgungskonzepte für Menschen mit Demenz. Praxishandbuch und Entscheidungshilfe. Springer, Heidelberg

Beratung – ein interaktiver Prozess

Der Beratungsprozess

Christine von Reibnitz, Katja Sonntag, Dirk Strackbein

© Springer-Verlag Berlin Heidelberg 2017
C. von Reibnitz, K. Sonntag, D. Strackbein (Hrsg.), *Patientenorientierte Beratung in der Pflege*,
DOI 10.1007/978-3-662-53028-3_6

Der Begriff Beratung wird vielfältig verwendet und kontextabhängig unterschiedlich beschrieben. In der Pflege kann Beratung nach Juchli „ als helfendes Gespräch" bezeichnet werden. Daneben lässt sich Beratung als Entscheidungshilfe, Entscheidungshilfe in einfacher Art (z. B. als Frage), einfacher Problemlösungsprozess oder als Problemlösungsprozess in systematischer oder prozessualer Form in Verbindung mit Vereinbarungen auffassen.

> „When the patient enters our gates, all our encounters must begin with a single question: How can I help you? And all the investments of our time, our energies, and our dollars must move ever in the direction of the answers to that question". (Berwick 1997, S. 45)

Die kommunikativen Fähigkeiten des Beraters spielen eine wesentliche Rolle, d. h. die Beratung setzt entsprechende kommunikative Kompetenzen voraus und erfordert dementsprechend eine große Professionalität, um Beratungssituationen zu erkennen und auszugestalten (von Reibnitz et al. 2001, S. 51). In einer Interaktion zwischen Pflegekraft und Patient, wie sie eine Beratung darstellt, geht es nicht mehr um die Entscheidungsübernahme durch Pflegekräfte, sondern um Aushandlung und Transparenz des Versorgungsprozesses. Pflege heißt dann, den Patienten „als Subjekt wahrzunehmen, die Autonomie seiner Lebenspraxis zu respektieren und ihm eine tragende (…) Rolle im Behandlungsprozess zuzuweisen" (von Reibnitz et al. 2001, S. 52). Mehrheitlich sind die Entscheidungskompetenz der Patienten, die Handlungsfähigkeit und Persönlichkeit selbst nicht oder nur gering beeinträchtigt. Aufgrund einer oftmals komplexen Diagnose, einer oft nicht mehr überschaubaren Anzahl von Untersuchungs- und Behandlungsmöglichkeiten und einer Intransparenz der Versorgungssituation gilt es, den Patienten dazu zu befähigen, die noch vorhandenen Ressourcen zu aktivieren und diese gezielt einzusetzen.

Damit der Patient überhaupt als Akteur auftreten kann und es zu einer kontinuierlichen kommunikativen Rückkopplung kommt, gilt es bei der Beratung, „professionelles Handeln in seinen Zielen, Problemdefinitionen, Entscheidungen über Interventionen, den Interventionen selbst mit erreichten bzw. nicht errichten Ergebnissen transparent zu machen" (von Reibnitz et al. 2001, S. 52). Man spricht in diesem Kontext auch von Patientenpartizipation. Patientenpartizipation geht von Menschen aus, die hinsichtlich ihrer Persönlichkeit, der Handlungs- und Entscheidungsfähigkeit nicht oder nur gering beeinträchtigt sind. Im Vordergrund steht dabei der rational handelnde Mensch, z. B. Patient oder Angehörige, „der kompetenter Akteur seiner Situation ist, in seiner Autonomie nicht beschädigt und der willens und in der Lage ist, selbstbestimmt Entscheidungen zu treffen, über das dazu notwendige Wissen verfügt oder es sich durch Aufklärung anzueignen vermag (…)" (von Reibnitz et al. 2001, S. 58 f.).

In Belastungssituationen haben es Pflegende aber entgegen den Annahmen der Patientenpartizipation vielfach mit kognitiv und körperlich eingeschränkten Patienten und deren Angehörigen zu tun, die darüber hinaus oft in ihrer Autonomie und Souveränität eingeschränkt sind. Grundlage einer professionellen Beratung ist es daher, den Patienten und seine Bedürfnisse in dieser Situation zu erfassen. In einer Beratungssituation müssen alle Aspekte der Patientenrealitäten berücksichtigt werden, damit der individuelle Mensch in seiner momentanen Situation erfasst wird und dann auch im Mittelpunkt steht.

Pflegekräfte sind als Schlüsselprofession in vielen Bereichen der Patientenversorgung beteiligt. Von der Aufnahme eines Patienten in eine Einrichtung bis zur Entlassung sind sie Ansprechpartner von Patient und Angehörigen und direkt in alle Unterstützungs-, Betreuungs- und Beratungsbelange integriert (von Reibnitz et al. 2001, S. 49). Als Mittler zwischen z. B. der Organisation Krankenhaus oder Pflegeheim und den Patienten nehmen Pflegekräfte eine bedeutende Rolle ein. Durch ausreichende und gut verständliche Informationen im Rahmen einer Beratung können Patienten dabei unterstützt werden, ihre Entscheidungs- und Handlungskompetenz auf dem Weg zum mündigen Patienten auszubauen (von Reibnitz et al. 2001, S. 49).

„Die Ausrichtung von Strukturen, Prozessen und Ergebnissen des Systems der gesundheitlichen

Versorgung auf die Interessen, Bedürfnisse und Wünsche des individuellen Patienten" (Klemperer, 2000, S. 15) sollte daher das Ziel jedes Beratungsprozesses sein.

> **Aspekte patientenorientierter Beratung**
> Patientenorientierte Beratung sollte folgende Aspekte beinhalten:
> 1. Respekt für die Patienten und die Entscheidungen, die sie treffen (partnerschaftliche Beziehung)
> 2. Patienten tragen die letzte Verantwortung für therapeutische und pflegerische Entscheidungen (Autonomie des Individuums)
> 3. Fokus auf Informationsweitergabe und Kommunikation (maximale Transparenz der Therapie)
> 4. Patientenpartizipation in allen Aspekten der Dienstleistungserbringung
> 5. Flexibles therapeutisches Angebot, das individuell-spezifisch ist

Der Beratungsprozess verläuft in seiner Grundstruktur, unabhängig vom gewählten Beratungsansatz und gewählter Beratungsart, in aufeinander folgenden Phasen, die in ◘ Tab. 6.1 dargestellt werden (vgl. Schneider 2005, S. 395 f.).

Die einzelnen Phasen des Beratungsprozesses geben der Beratung einen gewissen Rahmen, der sowohl dem Berater als auch dem Beratenen Sicherheit verleiht, da zu jedem Zeitpunkt des Prozesses klar ist, in welcher Phase sich die Beratung gerade befindet. Um dies zu erreichen, sollten die Phasen mit dem Patienten vor dem Beratungsgespräch durchgesprochen werden.

Das Anliegen dieses Buches ist, „klassische" Beratungsansätze wie z. B. nach Bamberger oder Rogers (▶ Abschn. 3.1 und ▶ Abschn. 3.2) mit den Erkenntnissen der Neurokommunikation und der modernen Hirnforschung (▶ Abschn. 4.1) zu verbinden. In einer patientenorientierten Beratung geht es primär darum, Patienten nicht nur auf der sachlich-rationalen Ebene anzusprechen, sondern ebenso auf

der emotional-neuronalen Ebene, um so selbstverantwortliches nachhaltiges Verständnis und Handeln zu erreichen.

6.1 Ablauf der Beratung

Die Beratung ist immer ein dialogischer und zielgerichteter Prozess, der in einzelnen Phasen verläuft, wie ◘ Abb. 6.1 verdeutlicht (vgl. Hausmann 2005, S. 191).

Informationsweitergabe spielt im Beratungsprozess eine wichtige Rolle und kann auf verschiedene Arten erfolgen.

> **Arten der Informationsgabe im Beratungsprozess**
> - Reaktive Informationsgabe: Pflegekraft reagiert auf Patientenfrage
> - Initiative Informationsgabe: Pflegekraft gibt Information, ohne gefragt zu sein
> - Implizite Informationsgabe: Äußerungen zwischen Pflegekraft und Patient enthalten ohne gezielte Absprache Krankheitsinformationen

Der Beratungsprozess orientiert sich in der Regel an den in ◘ Abb. 6.2 dargestellten Aufgaben und Zielsetzungen.

Folgende Aufgaben erfüllen patientenorientierte Beratungsgespräche:
- Reduktion von Furcht und Angst durch die Entwicklung von Zuversicht und Vertrauen (Pflegekraft/Arzt-Patient-Beziehung)
- Hilfe bei der Einordnung komplexer Informationen
- Stärkung des Gefühls der Kontrolle, wenn Behandlungsoptionen und Alternativen diskutiert werden
- Dem Patienten wird ermöglicht, Sorgen und Belange anzusprechen, die eine Barriere für die Behandlung darstellen könnten
- Förderung der psychischen Anpassung (Adaptation)

◻ Tab. 6.1 Phasen des Beratungsprozesses

Phasen	Inhalte
(I) Erstgespräch	In einem Erstgespräch werden die Vorstellungen und Erwartungen der Patienten und der Pflegekraft geklärt. Festlegung des Themas und des Ziels der Beratung. Klärung, welche Funktion die Pflegekraft im Beratungsverlauf einnimmt. Festlegung der Rahmenbedingungen der Beratung (Ort, Zeitaufwand usw.).
(II) Orientierung	Ziel dieses Beratungsabschnittes ist es, dass sich beide Seiten aufeinander einstellen. Die Pflegekraft nimmt mit dem Patienten Kontakt auf und führt durch ihr Auftreten eine der Beratung förderliche Atmosphäre herbei, um einen inhaltlichen Einstieg in die Beratung zu ermöglichen. Definition des zu bearbeitenden Themas sowie des angestrebten realistischen Ziels der Beratung.
(III) Klärung	Hier wird dem Patienten Raum gegeben, sein Problem frei zu äußern, mit dem Ziel, die Problemsituation möglichst konkret herauszustellen. Die Pflegekraft nimmt zunächst eine passive Zuhörerrolle ein und lässt den Patienten die Problematik ausführen (vgl. Schneider 2005, S. 397). Wenn notwendig, hilft die Pflegekraft dem Patienten bei der Deutung der Problemsituation. Folgende Methoden stehen den Pflegenden zur Verfügung: – Aktiv die Problemsituation zu explizieren – Fokussieren (konkrete „W-Fragen") – Paraphrasieren/Strukturieren – Spiegeln von Gefühlen – Äußern von Gefühlen
(IV) Entwicklung von Lösungsmöglich-keiten	Nachdem in den vorangegangenen Gesprächsphasen die Problemsituation gänzlich erfasst wurde, liegt der Schwerpunkt nun darin, Lösungsmöglichkeiten zu entwickeln. Die Veränderungsphase lässt sich in zwei Abschnitte unterteilen. Zuerst erfolgt die Sammlung von Lösungsmöglichkeiten. Im Sinne der Selbstverantwortung finden die Patienten selbst die Lösungsalternativen. Die beratende Pflegekraft unterstützt diesen Prozess ggf. durch Hypothesen und Ideen für den Patienten (Expertenberatung). Daran schließt sich die Bewertung der verschiedenen Lösungsmöglichkeiten an (König u. Volmer 2000, S. 83 f.). Dieser Schritt muss aus der Perspektive des Patienten heraus erfolgen. Je nach Bedarfslage der Patienten gestaltet sich die Unterstützung durch die Pflegenden mehr als Prozess- oder Expertenberatung.
(V) Abschluss	Der Beratungsprozess endet in der Abschlussphase. Das Ergebnis stellt eine angemessene Lösung für das jeweilige Problem der Patienten dar. Unabhängig von der zeitlichen Umsetzung des erarbeiteten Ergebnisses müssen dem Patienten bei Beendigung des Beratungsprozesses der Konkretisierungsgrad sowie die Vorgehensweise bei der Lösung der Problemlage klar sein. Sollte dies nicht der Fall sein, können weitere Beratungstermine folgen.

6.2 Der informierte Patient — Was heißt das für das Beratungsgespräch?

Ziel der Informationsvermittlung ist der informierte Patient, der in der Lage ist, eine korrekte Einschätzung abzugeben zu Diagnose, Art, Durchführung, Ziel, Nutzen und Risiken einer Intervention. Zudem muss der Patient informiert sein über Art, Risiken und Nutzen von Alternativen sowie über die Option, nichts zu tun, jeweils auf seine eigene Erkrankung bezogen. Pflegekräfte und Ärzte in Beratungssituationen unterschätzen meist die Schwierigkeit, Informationen an eine Person zu übermitteln, die nur über vage medizinische Kenntnisse verfügt. Selbst Grundkenntnisse über die Funktion des Herzens (pumpt das Blut im Kreislauf herum) sind z. B. nicht immer vorhanden (Schweizerische Akademie der Medizinischen Wissenschaften 2013, S. 12). Daher ist es sinnvoll, während der Vermittlung immer wieder zu überprüfen, wie ein Patient mit Informationen umgeht, ob er sie in vorbestehende Konzepte einbetten kann oder

57 **6**

6.2 · Der informierte Patient — Was heißt das für das Beratungsgespräch?

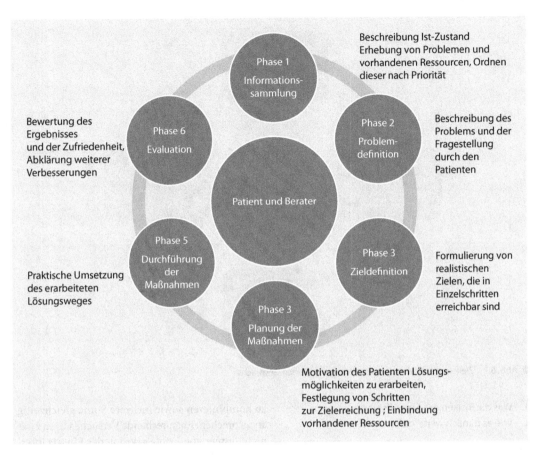

Phase 1
Informations-
sammlung

Beschreibung Ist-Zustand
Erhebung von Problemen und
vorhandenen Ressourcen, Ordnen
dieser nach Priorität

Bewertung des
Ergebnisses
und der Zufriedenheit,
Abklärung weiterer
Verbesserungen

Phase 6
Evaluation

Phase 2
Problem-
definition

Beschreibung des
Problems und der
Fragestellung
durch den
Patienten

Patient und Berater

Phase 5
Durchführung
der
Maßnahmen

Phase 3
Zieldefinition

Formulierung von
realistischen
Zielen, die in
Einzelschritten
erreichbar sind

Praktische Umsetzung
des erarbeiteten
Lösungsweges

Phase 3
Planung der
Maßnahmen

Motivation des Patienten Lösungs-
möglichkeiten zu erarbeiten,
Festlegung von Schritten
zur Zielerreichung ; Einbindung
vorhandener Ressourcen

☐ **Abb. 6.1**   Der Beratungsprozess

nicht. Je besser es gelingt, neues Wissen in vorhandenes Wissen zu implantieren, desto größer ist die Wahrscheinlichkeit, dass Neues verstanden und behalten wird. Zudem müssen die neuen Informationen an schon Bekanntes anknüpfen können, um einen Lernprozess zu ermöglichen. Auch bei Patienten mit einem gewissen Vorwissen (z. B. Patienten mit chronischem Ulcus cruris) empfiehlt es sich, zunächst herauszufinden, was sie bereits über ihre Erkrankung wissen, um die neue Information passgenau in die Matrix des bereits Bekannten einzufügen.

Informationen führen beim Empfänger häufig zu Fragen, z. B. zur Konsequenz für die eigene Situation, zu den Folgen im Langzeitverlauf oder zu den Risiken und zum Nutzen einer Intervention. Diese Fragen zeigen im Idealfall, wie viele Informationen in welcher Detailgenauigkeit ein Patient in der individuellen Versorgungssituation benötigt. Um

herauszufinden, welche Fragen ein Patient konkret hat, muss er die Möglichkeit erhalten, Informationen erst einmal zu bedenken und zu verarbeiten. Sinnvoll ist es in diesem Kontext, nach zwei bis drei Informationen Pausen einzufügen und abzuwarten, ob sich Fragen ergeben oder nicht.

Der Prozess der Informationsvermittlung ist gut zu strukturieren: Analog zu einem Vortrag sollte Information auch bei mündlicher Übermittlung in verschiedene Abschnitte gegliedert werden.

Beispiel

„Ich möchte gerne mit Ihnen über den Eingriff morgen sprechen, der Ersatz Ihres Hüftgelenks links." –Pause. – „Dabei gilt es folgende Punkte zu besprechen:

1. Warum die Ärzte diesen Eingriff machen wollen.
2. Wie genau er ablaufen wird.

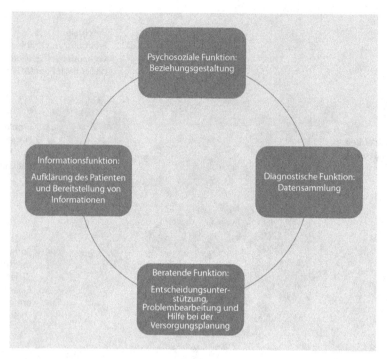

6

◘ Abb. 6.2   Ziele und Aufgaben eines patientenorientierten Gesprächs

3. Was die Risiken des Eingriffs sind.
4. Wie es danach weitergehen wird."

– Pause.
Wenn der Patient mit diesem Vorgehen einverstanden ist, geht es zurück zum ersten Abschnitt:
„Also, zum ersten Punkt: Warum wir diesen Eingriff machen wollen."
Dann folgt der eigentliche Text.

Selbst mit einer klaren Gliederung ist die Menge an neuen Informationen, die ein Mensch grundsätzlich aufnehmen kann, begrenzt. Die „Cognitive Load Theory" geht davon aus, dass das Arbeitsgedächtnis sieben (+/-2) Informationen gleichzeitig verarbeiten kann. Weiter kann ein Mensch bestenfalls zwei bis vier Elemente gleichzeitig bearbeiten. Neue Informationen gehen nach etwa 20 Sekunden wieder verloren, wenn sie nicht in irgendeiner Form wieder aktiviert werden. Die „Cognitive Load Theory" geht davon aus, dass die einzelnen Prozessoren des Arbeitsspeichers jeder für sich überlastet werden können. Dies führt zu der Empfehlung, Informationen nicht nur auf einem Kanal zu vermitteln, sondern mündliche und schriftliche Informationen

zu kombinieren sowie mehrere Sinne gleichzeitig anzusprechen. Entsprechende Versuche waren zwar nicht immer von Erfolg gekrönt, der Einsatz interaktiver multimedialer Informationsmodule scheint aber das Behalten und Verstehen von Information zu verbessern.

Wenn es um die Verarbeitung von Informationen geht, die bereits im Langzeitspeicher abgelegt sind, unterliegt dagegen das Arbeitsgedächtnis praktisch keiner Mengenbeschränkung. Für die medizinische Praxis bedeutet dies, dass Patienten, die zum ersten Mal über eine Erkrankung oder einen Eingriff informiert werden, weitaus weniger aufnehmen können, als ihnen in der Regel zugemutet wird (Schweizerische Akademie der Medizinischen Wissenschaften 2013, S. 29).

Studien zeigen, dass Ärzte sehr selten überprüfen, was ihre Patienten verstanden haben. Nur 15 von 124 neuen, einzelnen Informationen von Ärzten wurden daraufhin überprüft, ob sie von Patienten auch wirklich verstanden wurden. Acht von 15 Informationen waren korrekt verstanden worden, bei sieben hatten Patienten nicht das verstanden, was die Ärzte ihnen übermitteln wollten (vgl. Schillinger et al. 2003).

Eine Möglichkeit, das korrekte Verständnis von Informationen zu überprüfen, besteht im „sich selbst hinterfragen", wie folgendes Beispiel beschreibt:

Beispiel

Pflegekraft: „Ich finde es ganz schön schwierig, diesen Eingriff gut zu erklären. Ich weiß nicht, ob ich das gut hinkriegen werde. Deshalb wäre ich froh, wenn Sie ab und zu mal sagen könnten, was Sie verstanden haben von meinen Erklärungen. Wenn das dann nicht so ganz stimmt, muss ich versuchen, es besser zu erklären."

In der Beratung ist es äußerst wichtig, sich dieser Kommunikationsgrundsätze bewusst zu werden, um auch spezielle Gesprächstechniken in den Beratungsprozess integrieren zu können. In ▶ Kap. 7 werden konkrete Gesprächstechniken beschrieben.

Literatur

Berwick D (1997) The total customer relationship in health care: broadening the bandwidth. Journal on Quality Improvement 5(23): 245–250

Hausmann C (2005) Psychologie und Kommunikation für Pflegeberufe. Ein Handbuch für Ausbildung und Praxis. Facultas, Wien

Klemperer D (2000) Patientenorientierung im Gesundheitssystem. Newsletter der GQMG, Themenschwerpunkt Qualität in der Gesundheitsversorgung 1(7): 15–16

König E, Volmer G (2000) Systemische Organisationsberatung (System und Organisation, 6. Aufl.). Beltz, Weinheim

Reibnitz C von, Schnabel PE, Hurrelmann K (Hrsg) (2001) Der mündige Patient, Konzepte zur Patientenberatung und Konsumentensouveränität im Gesundheitswesen. Juventa, Weinheim

Schillinger D. Piette J, Grumbach K, Wang F, Wilson C, Daher C, Leong-Grotz K, Castro C, Bindman AB (2003) Closing the loop – physician communication with diabetic patients who have low health literacy. Arch Intern Med 163(1): 83–90

Schneider K (2005) Patientenzentrierte Beratung. In: Poses M, Schneider K (Hrsg) Leiten, Lehren und Beraten. Huber, Bern, S 387–424

Schweizerische Akademie der Medizinischen Wissenschaften (Hrsg) (2013) Kommunikation im medizinischen Alltag. Ein Leitfaden für die Praxis. Basel

Gesprächstechniken in der Beratung

Christine von Reibnitz, Katja Sonntag, Dirk Strackbein

© Springer-Verlag Berlin Heidelberg 2017
C. von Reibnitz, K. Sonntag, D. Strackbein (Hrsg.), *Patientenorientierte Beratung in der Pflege*,
DOI 10.1007/978-3-662-53028-3_7

7.1   Konkrete Gesprächstechniken

Im Beratungsprozess lassen sich kontextabhängig verschiedene Gesprächstechniken anwenden. Zur Beratung in Problemsituationen lassen sich verschiedene Techniken kombinieren. Grundsätzlich unterscheidet man direkte und indirekte Gesprächstechniken. Bei den direkten Gesprächstechniken leitet der Berater (Pflegekraft) das Gespräch, der Patient reagiert. Diese Gesprächstechnik wird in Gesprächssituationen angewendet, wenn ein Ziel schnell erreicht werden soll. Dazu zählen Fragen stellen, Informationen vermitteln und konkretisieren (Engel 2011, S. 88 f.). Fragestellungen dienen der Informationssammlung und Strukturierung der Gesprächsinhalte, damit der Patient/Angehörige sich mit der jeweiligen Problemsituation auseinander setzt (Langewitz 2011, S. 342). Der Berater kontrolliert den Gesprächsinhalt.

Bei einem Erstgespräch ist es vornehmlich wichtig, in Erfahrung zu bringen, wer der Patient ist, der Beratung sucht, und mit welchen Problemen der Patient professionelle Hilfe sucht. Hierfür sollte mehr Zeit zur Verfügung stehen als für einen Folgetermin. Wichtig ist, dem Patienten zu erklären, mit wem er es zu tun hat und in welcher Funktion. Bei einem bereits bekannten Patienten oder bei der Visite geht es schwerpunktmäßig darum zu klären, was jetzt besprochen werden soll (Langewitz 2011, S. 46). Am Anfang eines Beratungsgespräches steht daher eine Klärung der Agenda und des zur Verfügung stehenden Zeitrahmens: „Wir haben heute zehn Minuten Zeit für unser Gespräch. Welche Punkte möchten Sie heute ansprechen?" „Ich würde gerne reden über xyz … " Hinweise zum Gesprächsverhalten gibt ◧ Tab. 7.1.

Die in ▶ Kap. 8 (Beratungssetting) beschriebene Bühnenmetapher zeigt, dass es für den Patienten hilfreich ist, wenn er schon zu Beginn über den Ablauf des Gesprächs orientiert ist, wenn z. B. der Berater dem Patienten sagt: „Ich bitte Sie, erstmal von sich aus zu erzählen, wie Sie das Problem sehen. Ich werde dann später noch Fragen stellen, aber Ihnen erstmal gerne zuhören."

Eine weitere Möglichkeit besteht in der Anwendung des NURSE-Modells für emotional getragene Beratungssituationen.

7.2   Das NURSE-Modell – Umgang mit Emotionen im Beratungsgespräch

Hinter diesem Akronym verbergen sich fünf Techniken (◧ Tab. 7.2), die im Umgang mit emotionalen Äußerungen eines Patienten hilfreich sind (vgl. Schweizerische Akademie der Medizinischen Wissenschaften 2013, S. 32 f.):

- Naming: Emotionen benennen
- Understanding: Wenn möglich, Verständnis für die Emotionen ausdrücken
- Respecting: Respekt oder Anerkennung für den Patienten artikulieren
- Supporting: Dem Patienten Unterstützung anbieten
- Exploring: Weitere Aspekte zur Emotion herausfinden

Das Benennen der Emotion **(Naming)** entspricht dem Spiegeln: Die wahrgenommene Stimmung eines Patienten wird benannt. Dieser Schritt ist nur dann sinnvoll, wenn der Patient nicht selbst schon gesagt hat, wie ihm zumute ist. Wenn er zum Beispiel mit dem Satz „Ich habe unglaublich Angst, dass etwas Schlimmes dabei rauskommt" bereits sein Gefühl benennt, ist ein erneutes Benennen durch den Arzt oder die Pflegekraft überflüssig. Wenn die Emotion benannt ist, muss der Berater entscheiden, ob er sie tatsächlich auch verstehen kann. Wenn ja, ist **Understanding** eine ausgesprochen wohltuende Intervention, in der sich die Wertschätzung für einen Patienten und sein Erleben prototypisch äußert. Gerade wenn Patienten von schwierigen Lebenssituationen berichten, ergibt sich immer wieder die Möglichkeit, ihre Bemühungen, um mit einer Belastung fertig zu werden, positiv zu konnotieren. Eine typische Sequenz für das Zeigen von Respekt gegenüber einem Patienten **(Respecting)** ist in ◧ Tab. 7.3 wiedergegeben.

Das **Supporting**, d. h. das Anbieten von Unterstützung, stellt keine unmittelbare Kommunikationstechnik dar. Es handelt sich um eine Hilfestellung in Form eines Angebotes und wird nicht direkt in die Tat umgesetzt. **Exploring** beschreibt die Situation, wenn für den Berater die emotionale Verfassung des Patienten im Moment nicht

◻ Tab. 7.1 Aktives und passives Gesprächsverhalten von Patienten in der Beratung

Aktiv	Passiv
Sich vor dem Gespräch überlegen, was man genau wissen möchte	Abwarten, was der Berater (Pflegekraft) von einem möchte
Rückfragen stellen, wenn ein unverständlicher Begriff verwendet wird	Hoffen, dass der Berater den Begriff doch noch erklärt
Klar sagen, dass man z. B. den Sinn der Therapie nicht versteht	Die Therapie nicht mitmachen
Davon berichten, dass man Ängste bzgl. der Erkrankung hat	Versuchen, ganz gelassen zu wirken (auch wenn man es nicht ist)
Nachfragen, wenn man wegen der Medikamentennebenwirkungen Bedenken hat	Das Medikament wegwerfen
Sagen, wenn man mit der Versorgung unzufrieden ist	Versuchen, den Pflegedienst zu wechseln oder die Maßnahme abzubrechen

◻ Tab. 7.2 Das NURSE-Modell

Naming: die Emotionen benennen	Ist es so, dass Sie doch sehr verzweifelt sind? Haben Sie jetzt Angst? Ich merke, dass Sie sehr aufgewühlt sind.
Understanding: Verständnis für die Emotionen ausdrücken	Ich kann verstehen, dass Sie Angst haben. Ich verstehe, dass Sie diese Nachricht erst einmal verarbeiten müssen. Ich weiß, das wird eine schwere Zeit für Sie.
Respecting: Respekt gegenüber dem Patienten artikulieren	Ich finde, Sie gehen sehr gefasst damit um.
Supporting: dem Patienten Unterstützung anbieten	Ich kann Ihnen anbieten, dass Sie jederzeit mit mir sprechen können. Was würde Ihnen helfen, mit dieser Situation besser fertig zu werden?
Exploring: Herausfinden weiterer Aspekte zu den Emotionen	Was beschäftigt Sie noch? Gibt es noch etwas, was Sie sehr belastet?
Weiteres Vorgehen planen	Wenn Sie möchten, kann ich Ihnen erklären, wie wir weiter vorgehen werden.
Gesprächsinhalte zusammenfassen, einen Folgetermin vereinbaren	Wir haben heute ausführlich über Ihre Erkrankung gesprochen. Ich schlage vor, dass wir morgen um 13 Uhr noch einmal miteinander sprechen. Da haben Sie genügend Zeit, über unser heutiges Gespräch nachzudenken.

offensichtlich ist. Er nimmt wahr, dass Unausgesprochenes im Raum steht, kann aber aufgrund zu weniger Informationen nicht mit dem Naming (Spiegeln) fortfahren.

Praxisbeispiele zu Gesprächen nach dem NURSE-Modell sind in ◻ Tab. 7.3 aufgeführt.

7.3 WWSZ-Techniken

Mit den Buchstaben „WWSZ" werden vier Techniken für ein patientenorientiertes Gespräch beschrieben: Warten, Wiederholen, Spiegeln und Zusammenfassen ermöglichen es, dem Patienten und dem

▣ Tab. 7.3 Gesprächsbeispiel für das NURSE-Modell	
Naming – Benennen	Während eines Gesprächs lassen sich Gefühle verbal und auch nonverbal erkennen. **Beispiel:** „Frau Müller, ich habe das Gefühl, dass Sie die Diagnose „Inkontinenz" bei Ihrem Kind sehr wütend macht – ist das so?"
Understanding – Verstehen	Verständnis zeigen für die Situation und Gefühle des Patienten. Es sollte klar sein, was man versteht! **Beispiel:** „Ich kann gut nachvollziehen, dass Sie sich in diesem Moment hilflos fühlen."
Respecting – Respektieren	Jeder Mensch hat seine eigenen Entscheidungen für sein Leben getroffen. Respektieren und anerkennen, was der Patient bisher geschafft hat. **Beispiel:** „Frau Müller, in letzter Zeit hatten Sie mit vielen unangenehmen Situationen zu kämpfen – dennoch haben Sie das Kontinenztraining mit Ihrem Kind bisher sehr erfolgreich durchgehalten!"
Supporting – Unterstützen	Hilfe anbieten, dem Patienten die Freiheit lassen, diese auch anzunehmen. **Beispiel:** „Frau Müller, wenn Sie es möchten, kann ich Sie in dieser Situation gerne unterstützen. Ich kann mir vorstellen, dass eine weitere Schulung zum Umgang mit den Inkontinenzeinlagen die gewünschten Ergebnisse bringen wird."
Exploring – Erweitern	Viele Patienten erzählen nur von den momentan wichtigsten Beschwerden. Wenn man das Gefühl hat, es wurde noch nicht alles gesagt – nachfragen! **Beispiel:** „Frau Müller, ich bin mir nicht sicher, ob XY das einzige ist, was Sie zur Zeit im Umgang mit Ihrem Kind belastet. Gibt es sonst noch etwas, worüber Sie reden möchten und wobei wir Ihnen helfen können?"

Berater einen Gesprächsraum zu öffnen beziehungsweise offenzuhalten. Das **Zusammenfassen** hat die Aufgabe der Qualitätskontrolle des Beraters und es strukturiert den Gesprächsablauf. Das **Warten** stellt eine hohe Anforderung an die Kompetenz und

Erfahrung des Beraters, der herausfinden muss, wie lange eine Pause dauern darf, ohne dass eine bedrückende Stille entsteht (Langewitz 2011, S. 343). Erfahrungen zeigen, dass Pausen bis zu drei Sekunden Länge nicht als unangenehm erlebt werden. Damit der Patient diese Pause und das Warten als Einladung versteht, sollte der Berater seine Aufmerksamkeit auf den Patienten richten und Augenkontakt halten.

Gesprächspausen haben weitere rhetorische Funktionen, die sich auch in der Berater-Patienten-Kommunikation nutzen lassen. Die erste Funktion des Wartens stellt die Einladung dar, in der es dem Patienten ermöglicht wird, in Ruhe nachzudenken, ob er noch mehr sagen kann oder wie er sein Problem formulieren möchte. Das kann gleichermaßen vom Berater getan werden, wenn dieser nach einer Patientenäußerung eine Pause entstehen lässt, in der er das Gehörte verarbeiten möchte.

Beim Formulieren muss darauf geachtet werden, die eigene Betroffenheit nicht in den Vordergrund zu stellen, um den Patienten nicht in seinem Erzählduktus

zu behindern. Weitere rhetorische Techniken sind Pausen und Wiederholen (Langewitz 2013, S. 462). **Pausen** stufen Äußerungen hoch, indem sie entweder vorangegangene oder nachfolgende Äußerungen bedeutsamer erscheinen lassen. So führt das Fehlen einer hochstufenden Pause im Anschluss an eine Äußerung, mit der ein Berater sein Mitgefühl gezeigt hat – z. B. mit einem Satz wie „Ich kann gut verstehen, dass Sie das sehr beeinträchtigt" –, zu einer Abwertung. Wenn auf diese Äußerung ohne Pause die Überleitung zum nächsten Thema folgt („Jetzt wüsste ich gerne noch, wie Ihnen die neue Bewegungstherapie bekommt"), wird die erste Äußerung entwertet und damit tiefer gestuft.

Beim **Wiederholen** werden Worte vom Berater wiederholt, die der Patient eben gesagt hat. Diese Technik ist nur sinnvoll in stockenden Gesprächssituationen, die wieder in Gang kommen sollen:

Beispiel

Patient: „Na ja, und dann meinte meine Frau, ich solle doch mal mit Ihnen darüber reden, ob das vielleicht von der Lunge her kommen könnte." [Patient schaut die Pflegekraft an und schweigt; offenkundig erwartet er jetzt eine Reaktion des Gesprächspartners.]

Pflegekraft: „Von der Lunge?"

Patient: „Na ja, weil es bei meiner Nachbarin mit der Lunge ähnlich angefangen hat. Die hatte auch immer so einen Druck in der Brust und konnte nicht richtig Luft holen und hinterher war's dann ein richtiger, großer Herzinfarkt."

Beim **Spiegeln** greift der Berater auf, was er vom Patienten gehört hat:

Pflegekraft: „Und jetzt machen Sie sich auch Sorgen, dass es bei Ihnen etwas Schlimmes sein könnte … ?" [Spiegeln der Emotion; Benennen der Emotion]

Patient: „Ja, es kommt noch dazu, dass meine Schwester in einem ähnlichen Alter wie ich, so ungefähr Mitte 50, im Urlaub auf Mallorca plötzlich über Kurzatmigkeit klagte und dann eine Herzattacke hatte; da ist sie umgehend mit einem Flugtransport wieder nach Hause gekommen, und die Ärzte haben gesagt, dass sie nochmal richtig Glück hatte."

Pflegekraft: „Da kann ich gut nachvollziehen, dass Sie sich Sorgen machen." [Verständnis zeigen für Emotionen]

Ein Rollenwechsel im Rederecht erfolgt mit dem Zusammenfassen dessen, was der Patient gesagt hat. Während das Warten die Rolle des Redens beim Patienten belässt, das Wiederholen ermutigt, das Empfundene weiterhin wahrzunehmen und gelungenes Spiegeln sich in den Redefluss des Patienten einfügt, fordert der Berater den Patienten beim Zusammenfassen zum Zuhören auf. Sinnvoll ist, dass der Berater das Zusammenfassen ankündigt und dann mit eigenen Worten wiedergibt, was er bisher verstanden hat (Langewitz 2011, 348).

Die Technik des Zusammenfassens entspricht nicht einer abschließenden, bewertenden Stellungnahme, sondern ermöglicht dem Berater die Überprüfung, ob er die Mitteilung des Patienten korrekt verstanden hat. Man kann dies mit dem Schließen einer Schleife vergleichen, nur in entgegengesetzter Richtung. Der Patient liefert Informationen und, indem der Berater von sich aus dem Patienten mitteilt, was er verstanden hat, der Berater schließt die Schleife.

7.4 EWE-Prinzip

Die personenzentrierte Gesprächsführung hat ihren Ursprung in der personenzentrierten Psychotherapie (auch personenzentrierte Gesprächstherapie), die von Carl R. Rogers und seinen Kollegen in den 1940er Jahren entwickelt wurde. Rogers ging davon aus, dass Menschen bereits von sich aus die Fähigkeit haben, ihre Probleme zu lösen und in ihrer Persönlichkeit zu wachsen, dass sie dafür aber ein verständnisvolles, wertschätzendes Gegenüber brauchen. Kernmerkmale der personenzentrierten Gesprächsführung sind **Empathie, Wertschätzung und Echtheit** – Eigenschaften, die eng zusammenhängen (EWE-Prinzip).

Empathie bedeutet, die Empfindungen anderer wahrzunehmen und zu respektieren. Es ist die Fähigkeit, sich in den anderen hineinzuversetzen und die Welt mit seinen Augen zu betrachten. Grundlage für Empathie sind Selbstwahrnehmung und Selbstakzeptanz, ist die Offenheit den eigenen Gefühlen gegenüber. Je offener der Berater seinen eigenen Gefühlen gegenüber ist, umso mehr Respekt bringt er den Gefühlen des Patienten entgegen.

Folgendes Beispiel zeigt, wie sich empathische **Wahrnehmung und Respekt** auf eine Situation auswirken können:

Beispiel
Pflegekraft A denkt über den Patienten, der die notwendige Mobilisation im Bett nicht ausführt: „Wie kann man nur seine Gesundheit so vernachlässigen?" Pflegekraft B denkt: „Der Patient vernachlässigt seine Gesundheit. Was mögen die Gründe dafür sein, dass er die Mobilisationsübungen nicht macht?"

Es ist daher anzunehmen, dass sich der Patient bei Pflegekraft A weniger angenommen fühlen wird als bei Pflegekraft B.

Empathie bedeutet, den anderen in den Mittelpunkt zu stellen. Das zeigt sich neben der zugewandten Körperhaltung des Beraters auch in der verbalen Zugewandtheit, die sich darin zeigt, wie der Berater auf die Empfindungen eingeht und den Patienten ermutigt, seine Gefühle selbst zu reflektieren. Das kann durch vorsichtige Formulierungen und Fragen unterstützt werden.

Beispiel

Patientin: „ … Ich bin es so leid, Schmerzen zu haben. Ich dachte, das gehört nun endlich nach meiner Hüft-OP der Vergangenheit an, aber jetzt sind sie wieder da." [Die Patientin hat Tränen in den Augen.]
Pflegekraft: „Das macht Sie jetzt sehr traurig, nicht wahr?"

Unempathisches Verhalten zeigt sich in verbalen Äußerungen wie Belehren („Sie müssen … "), Bewerten oder Moralisieren („Machen Sie sich denn keine Gedanken über Ihre Gesundheit?"), Kritisieren („Sie haben mir nicht zugehört"), Bagatellisieren („Es wird schon nicht so schlimm sein"), Rationalisieren oder Fachsimpeln (nur sachlich über die Krankheit und Behandlung reden).

Wenn der Berater sich diese Verhaltensweisen bewusst macht, kann sich die Gesprächsbeziehung zwischen Berater und dem Patienten angstfrei entwickeln und der Patient kann sich in den Beratungsprozess einbringen. Das folgende Beispiel fasst zusammen, worauf es in einer **empathischen Beratungssituation** ankommt (Gespräch nach EWE-Prinzip):

Beispiel

Patient: „Schwester A., ich habe letzte Woche schon wieder nicht die Mobilisationsübungen gemacht, ich habe es nicht geschafft, dafür Zeit aufzubringen."
Schwester A.: „Das klingt, als wären Sie wütend auf sich."
Patient: „Ja, stimmt, ich bin richtig wütend auf mich, wo ich doch sonst so diszipliniert bin."
Schwester A.: „Den meisten fällt es schwer, Disziplin für Mobilisationsübungen aufzubringen. Ich habe den Eindruck, Sie sind da sehr streng mit sich."
Patient: „Hm, Sie haben Recht, ich neige dazu, streng zu sein. Bei allem. Meine Schwäche."
Schwester A.: „Wahrscheinlich bauen Sie sich mit der eigenen Strenge so viel Druck auf, dass es Ihnen umso mehr schwerfällt, die Übungen auszuführen."
Patient: „Den Druck spüre ich deutlich."
Schwester A.: „Könnten Sie sich vorstellen, einmal anders an die Umsetzung der Mobilisation heranzugehen? Die Übungen nicht als Pflichterfüllung zu sehen, sondern als eine Aktivität, die Ihnen gut tut und für die Sie sich deshalb gern die Zeit nehmen?"

■ **Echtheit – sich selbst wahrnehmen und ehrlich zeigen**

Die personenzentrierte Sichtweise beinhaltet neben Empathie und Wertschätzung auch Echtheit in der Beratungssituation mit dem Patienten. Das erfordert zunächst, dass man sich selbst gut wahrnehmen kann, den eigenen Gefühlen gegenüber offen ist und ihnen wertschätzend begegnet.

Echtheit bedeutet auch die Fähigkeit, die eigenen Empfindungen dem anderen ehrlich zu zeigen und dem Gegenüber nichts vorzumachen. Für die Beratung gilt die Einschränkung, dass dies aber der Situation angemessen sein sollte, wenn der Patient den Berater direkt danach fragt:

Beispiel

Patientin [ihre Tränen fließen, als die Schwester im Zuge des Verbandwechsels das Bein berührt]: „Oh, Sie schauen mich so an, als könnten Sie das nicht aushalten, wenn ich weine?"
Pflegekraft: „Habe ich Ihnen das Gefühl gegeben, dass ich Ihre Tränen nicht aushalte? Nein, nein, das ist nicht der Fall. Ich habe nur keine Tränen erwartet bei Ihnen und deshalb kurz innegehalten. Sie wirken sonst immer so fröhlich. Es macht mich vielmehr betroffen, dass Sie etwas zum Weinen bringt. Ich frage mich, was es ist, dass Sie heute an Ihrem Bein so empfindlich sind?"

Echtheit bedeutet nicht, dass die Pflegekraft grundlos über ihre Gefühle oder gar über ihr Leben spricht. In der Beratung steht immer der Patient im Vordergrund. Bei der Echtheit geht es vielmehr darum, dass auch die Gefühle des Beraters eine Rolle spielen. Unangemessene Selbstoffenbarungen gehören dagegen nicht in ein Beratungsgespräch. So zwingt sich z. B. die Pflegekraft nicht zu einem betont freundlichen Verhalten, wenn sie sich in Wirklichkeit über den Patienten ärgert. Es soll keine Widersprüche geben zwischen dem Erleben und dem Verhalten. Der Patient würde dies spüren und sich nicht mehr wohlfühlen, weil er dem Berater nicht trauen kann. Die Berater-Patienten-Beziehung wäre gestört. Vielmehr kann es weiterhelfen, wenn die Pflegekraft sachlich äußert, dass sie sich fragt, warum der Patient etwas nicht gemacht hat.

1. Setzen Sie sich mit Ihren eigenen Gefühlen auseinander: Gibt es Emotionen, die Sie kaum kennen, und solche, die Sie ablehnen? Fragen Sie sich kritisch, ob Sie Gefühle Ihrer Patienten deshalb auch ablehnen könnten.
2. Wie gut können Sie andere Menschen wahrnehmen und sich in sie hineinversetzen?
3. Erleben Sie Empfindungen bei Ihren Patienten, denen gegenüber Sie teilnahmslos sind oder gar ablehnend?
4. Bringen Sie Ihren Patienten gegenüber zum Ausdruck, welche Gefühle Sie bei Ihnen wahrnehmen.
5. Zeigen Sie Empathie auch in Ihrer Körperhaltung: Seien Sie zugewandt und schauen Sie den Patienten an.
6. Verzichten Sie auf Belehrungen, Moralisierungen, unangemessenes Kritisieren, Bagatellisieren und Rationalisieren.
7. Machen Sie sich bewusst, dass Ihr Patient eine Würde und einen Wert als Person hat. Er kann Fehler machen, aber er ist deshalb kein schlechter Mensch.
8. Uneingeschränktes Akzeptieren hilft dem Gegenüber, auch sich selbst anzunehmen, seine Versorgungssituation zu akzeptieren und angstfrei über alles zu reden.
9. Seien Sie echt in der Berater-Patienten-Beziehung. Spielen Sie Ihren Patienten nichts vor. Echtheit bedeutet nicht, dass Sie alle Ihre Gefühle preisgeben.
10. Echtheit des Beraters ist Voraussetzung dafür, dass Patienten Vertrauen gewinnen.
11. Vertrauen ist die Basis für eine gelungene Beratungsbeziehung.

Fazit

Mit der personenzentrierten Gesprächsführung in der Beratung wird dem Patienten geholfen, selbst auf die Lösung für sein Problem zu kommen. Dazu ist es notwendig, dass der Berater dem Patienten empathisch, wertschätzend und echt begegnet. Das setzt voraus, dass sich der Berater seiner eigenen Gefühle bewusst ist.

7.5 Kooperativ-vernetzte Beratung

Die kooperative Beratung ist eine Methode zur Gesprächsführung und Gestaltung von Beratung (vgl. Mutzeck 2008, S. 7). Sie ist menschenbild- und handlungsorientiert und beinhaltet ein problemverstehendes, zielgerichtetes, ressourcennutzendes sowie lösungs- und transferbezogenes Vorgehen, welches sich auch im pflegerischen Kontext anwenden lässt. Die klare, systematische Struktur der kooperativen Beratung ermöglicht und unterstützt ein logisches und flexibles Arbeiten, auch in schwierigen Situationen der patientenorientierten Beratung.

Kooperative Beratung ist eine besondere pädagogisch-psychologische Form von Beratung. Sie basiert auf einem humanistischen, wissenschaftstheoretischen Ansatz, der die zugrunde gelegten Menschenbildannahmen, ein konkretes, alltagsorientiertes Handlungsmodell und die kooperative, symmetrische Beratungskonzeption beinhaltet (vgl. Mutzeck, 2002, S. 53f.). Die kooperative, auf Gleichwertigkeit und Symmetrie achtende Vorgehensweise der beratenden Pflegekraft führt zu einer vertrauensvollen, wertschätzenden und Potenziale nutzenden Beziehung zum Patienten. Kooperative Beratung verläuft in folgenden Phasen:

1. Das Problem (Anlass der Beratungssituation) des Patienten verstehen und klären
2. Ressourcen und Potenziale ermitteln, aktivieren und auf die Versorgungssituation übertragen
3. Grundlegende, übergeordnete Ziele der Versorgung (z. B. Therapie) bewusst machen und konkrete, kleinschrittige alltags- und situationsorientierte Teilziele erarbeiten (Zielklarheit)
4. Problemlösungen gemeinsam mit Patient und Angehörigen erarbeiten und sie ziel- und handlungsbezogen für die individuelle Versorgungssituation vorbereiten
5. Entscheidungsalternativen aufzeigen, deren Chancen und Risiken antizipieren und gemeinsam eine Entscheidung herbeiführen
6. Den Transferprozess von Lösungen, Entscheidungen, Veränderungen begleiten

Bei diesem **gemeinsamen** Beratungsprozess vermittelt die Pflegekraft durch ihr Handeln dem Patienten, dass sie trotz des strukturierten und kompetenten Vorgehens die Beziehung zum Patienten als **gleichwertig** sieht. Dieser selbst ist Experte seiner Gesundheit. Die Pflegekraft versucht, die Sichtweisen zu verstehen und die Erfahrungen, Ressourcen, Potenziale und die Autonomie des Patient wertzuschätzen und bezieht dessen jeweiliges Wissen um sich und seine gesundheitliche Situation in ihr Vorgehen ein. Dabei orientiert sie sich an der Lebenswelt und dem sozialen Kontext des Patient und fördert durch die kooperative Arbeitsweise die Adherence des Patienten. Die Pflegekraft bemüht sich um eine weitestgehende Wiedererlangung von Kompetenzen und unter Umständen der Selbstpflegefähigkeit (Empowerment) ihres Patienten. Die klare Struktur der kooperativen Beratung und die offene Arbeitsweise machen den Beratungsprozess transparent. Die Kompetenz sowie die Einschätzung und die gemeinsame Reflexion des Beratungsprozesses stärken die aktiv handelnde Rolle des Patienten.

Die so gestaltete kooperative Beratung fördert die Adherence des Patient bezüglich seiner Krankheits- und Versorgungssituation. Die kooperative Beratung unterstützt hierbei die Patienten und ihre Bezugspersonen in der Bewältigung der Pflege- und Versorgungsbedürftigkeit. Inhalte der Pflegeberatung leiten sich aus dem Beratungsbedarf ab, der auf der Basis der Pflege- und Krankheitsverlaufskurve erhoben wird (vgl. Hüper u. Hellige 2007, S. 25).

Diese partizipative Entscheidungsfindung scheint besonders bei Patienten mit chronischen Krankheiten sinnvoll zu sein. Die Patienten haben über längere Zeit Kontakt mit Ärzten, Therapeuten und der Pflege und entwickeln sich mehr und mehr zu Experten: Sie wissen über ihre Krankheit und ihren Körper oft bestens Bescheid. Dadurch entwickeln sie häufig ein starkes Bedürfnis, die Therapieentscheidung zu beeinflussen. Genau dies ist Bestandteil der kooperativen Beratung (vgl. Geuter 2009, S. 15).

7.6   Der Realitäten- oder Ideenkellner

Dieses Beratungskonzept geht zurück auf Gunther Schmidt, der als Psychotherapeut und Arzt in der von ihm gegründeten SysTelios-Klinik wirkt und

arbeitet. Er sieht das Modell des Realitätenkellners als „hypnosystemisches Konzept in Beratung, Coaching und Supervision". Im Kern dieses Konzeptes geht es darum, dem Klienten (Wording G. Schmidt) eigene Ideen (keine Ratschläge) anzubieten, aus denen der Klient dann diejenigen aussucht, die zu ihm passen. Ziel dieser Beratungsstrategie ist, die Selbstverantwortung zu wecken und damit nachhaltiges, reflektiertes, selbstverantwortliches Handeln zu erreichen. Dieser Ansatz kann sich sowohl an Patienten, aber auch an deren Angehörige richten. Diese Ideen, Anregungen und Empfehlungen des Beratenden sollten als Ich-Botschaften formuliert sein und als Hypothesen kenntlich gemacht werden (z. B. „Ich könnte mir vorstellen … "). Weiterhin sollte bei allen Ideen und Hypothesen auch die Auswirkung des Handelns oder Nichthandelns mit dem Klienten besprochen werden (z. B. „Welche Auswirkung hat es, wenn Sie es tun bzw. nicht tun?"). Ziel ist hier sehr klar die Selbstreflexion und nicht das Vorgeben und Drohen mit Folgen. Für Schmidt sind in diesem Beratungsansatz zwei Dinge wichtig:

» Besonders sollte danach gefragt werden:
   a) danach, wie sich die Angebote anfühlen (stimmig/unstimmig) … und b) nach Auswirkung auf die in der Beratung angestrebten Ziele. Dadurch, dass der Klient oder Patient aktiv in diesem Entscheidungsprozess agiert, hat er kompetente Autorität im Beratungsprozess. Im Grunde berät er sich selbst und wird dabei nur durch Ideen und Anregungen begleitet (Leeb et al. 2011, S. 18 ff.).

Wichtig für die Entscheidungsfindung ist, dass immer mehrere Angebote (Multiple-Choice-Angebote) im Raume stehen. Aus diesen wählt der Patient dann seine Favoriten aus. Natürlich kann es sein, dass der Klient auf keine der vorgeschlagenen Ideen, Anregungen, Empfehlungen positiv anspricht. Dazu schreibt Schmidt: „Zentral dafür ist, dass ein Berater diese Multiple-Choice-Angebote tätigt mit der Haltung, den Klienten völlig kongruent die freie Wahl zu überlassen, wie sie mit den Angeboten umgehen wollen (auch wenn sie alle ablehnen wollten), und diese Wahl zu respektieren" (Schmidt 2011, S. 12).

Durch ein solches Vorgehen in der Beratung von mündigen Patienten erreicht man ein selbstverantwortliches Handeln auf der einen und intrinsische

Motivation, ein eigenständiges Handeln, auf der anderen Seite. Was nachhaltig verhindert wird, ist mangelnde Identifikation mit der Therapieumsetzung, die durch Sätze wie „Sie haben ja gesagt, ich solle das so machen – es hat aber nicht funktioniert!" offenbart werden.

Allgemeiner gesprochen: Ist ein Mensch auf seinem Weg zum Ziel, ist er bereit, bei Problemen aktiv selber tätig zu werden und das Problem zu lösen. Ist ein Mensch auf einem Weg zu einem Ziel, das ihm vorgegeben worden ist, wird er bei Problemen nicht selber aktiv, sondern geht zum Berater und bittet ihn, sein Problem zu lösen.

> **Ratschläge sind nicht motivierend, sie sind verantwortungsverschiebend. Der selbstverantwortlich handelnde Patient ist bereit, seine Probleme, soweit es eben geht, selbst zu lösen oder bei Schwierigkeiten erst einmal selbst zu handeln.**

Wichtig ist in diesem Kontext noch, dass die Ziele, die es zu erreichen gilt, die man dann auch gemeinsam mit dem Patienten vereinbart hat, tatsächlich realistisch sind. Denn nur realistische Ziele führen zum Erfolg und sind somit motivierend. Läuft man nur hinter unrealistischen, zu hoch gesteckten Zielen hinterher, führt das unweigerlich zu Frustration und Enttäuschung. Ein solches Ziel ist aber auch niemals „in Stein gemeißelt", sondern jedes Ziel kann während der Zielerreichung korrigiert werden – und das nach oben und nach unten! Vielleicht hier noch eine spezifische Anmerkung: Wenn mit einem Patienten z. B. ein Therapieziel vereinbart wird, ist es die Aufgabe des Professionellen zu überprüfen, ob dieses Ziel wirklich realistisch ist. Der Patient alleine kann dies nicht einschätzen. Folglich sind die Pflegenden hier ein ganz wesentliches Regulativ!

Schön an der Gesprächsstrategie des Ideenkellners ist, dass sie im Prinzip immer und überall einsetzbar ist. Natürlich ist es mitunter schwierig, wenn in einem Beratungskontext der Patient und/oder die Angehörigen keine eigenen Ideen und Lösungsansätze entwickeln können, weil ihnen vielleicht auf der einen Seite die Kompetenzen fehlen oder sie auf der anderen Seite psychisch so belastet sind, dass die Entwicklung eigener Gedanken einfach nicht möglich ist. Aber selbst in solch schwierigen Situationen bietet der Realitätenkellner, wie er auch genannt wird,

Möglichkeiten, um den Patienten und die Angehörigen auf die Ebene des selbstverantwortlichen Handelns zu bringen.

Beispiel

Stellen Sie sich eine solche Situation einmal bildhaft vor. Sie als Berater möchten bei einem Patienten eine nachhaltige Änderung seines Ernährungsverhaltens erreichen. Da wir wissen, dass Verbote Widerstand und Reaktanz auslösen, versuchen wir es mit Ideen. Sie sind der Kellner, der auf dem Tablett, das er dem Patienten reicht, Ideen und Ansätze einer neuen, guten und physiologisch richtigen Ernährung aufbaut. Nicht Sie geben dem Patienten die Ideen und Ansätze, sondern der Patient nimmt sie im übertragenen Sinne selbst vom Tablett. Mit diesem aktiven Schritt übernimmt er die Verantwortung für sein Handeln.

Wer selbst mit dem Modell des Realitäten- oder Ideenkellners gearbeitet hat, wird feststellen, dass dieses Modell auch die innere Haltung des Beraters verändert. In der Kommunikation mit den Patienten wird man achtsamer, man reagiert deutlich sensibler und empathischer auf Gedanken und Ideen der Patienten. Grund hierfür ist, dass man sich selbst stärker zurücknimmt, weil man eben nicht nur aktiv beraten möchte, sondern eigentlich erreichen will, dass der Patient im optimalen Fall sich selbst berät.

Praxistipp

An dieser Stelle soll noch kurz auf die technische Anwendung offener Fragen eingegangen werden. Möchten Sie als Berater, dass Ihr Patient eigene Ideen und Lösungsansätze entwickelt, gelingt das am besten natürlich mit offenen Fragen. Ein „Was möchten Sie an Ihrer Ernährung ändern?" ist ergebnisoffener als „Was halten Sie davon, abends auf Kohlehydrate zu verzichten?". Da wir oft unter Zeitdruck stehen und das natürlich Kommunikationsabläufe beeinflusst, passiert Folgendes: Wir beginnen mit einer schönen, offenen Frage wie „Wie geht es Ihnen?" und machen sie selbst sofort wieder zu einer geschlossenen Frage, indem wir ein „Gut?"

sofort anschließen. Auf die Frage „Wie geht es Ihnen, gut?" werden wir möglicherweise sogar eine gebahnte, falschpositive Antwort bekommen, nämlich „Ja".

Fragende Kommunikation braucht Zeit! Durch „die Macht der Stille" kann kommunikative Beratung entschleunigt werden. Es passiert sehr schnell, wenn eine schöne, offene Frage gestellt wurde und der Gesprächspartner nicht sofort antwortet, dass dann die Frage zugemacht wird und sie in die Richtung vorgefasster, erwarteter Gedanken gelenkt wird: „Was möchten Sie an Ihrer Ernährung ändern? Haben Sie schon mal daran gedacht, abends auf Kohlehydrate zu verzichten?" Um das zu verhindern, sollte der Berater nach dem Stellen einer offenen Frage einfach ein paar Sekunden (drei bis vier Sekunden genügen hier) nichts sagen (▶ Abschn. 7.3). Der Gesprächspartner hält dieses Schweigen genauso wenig aus wie der Berater und oft entwickeln sich durch die Stille dann doch eine Antwort, eine Idee, ein Gedanken oder eine Frage.

Einschränkend muss natürlich zugestanden werden, dass das Konzept des Realitäten- bzw. Ideenkellners nur dann funktioniert, wenn auf dem Tablett mehrere Lösungsansätze, aus denen der Patient wählen kann, aufgebaut sind. Kann ein Problem nur durch die eine Lösung angegangen werden, ist diese Strategie nicht die richtige, weil sie nicht eindimensional anwendbar ist. Allerdings genügen zwei Alternativen!

7.7   Beratungsleitfaden

„Ein Leitfaden ist eine kurzgefasste Einführung in ein Wissensgebiet" (Strauch u. Rehm 2007, S. 277). Der Begriff wurde aus der griechischen Mythologie abgeleitet und bezieht sich auf den Ariadnefaden, der Theseus in Knossos den Weg aus dem Labyrinth wies (vgl. Strauch u. Rehm 2007, S. 277). Synonym verwendet werden häufig Begriffe wie Abriss, Führer, Grundriss, Handweiser, Ratgeber, Übersicht, Zusammenfassung, (bildungssprachlich) Exzerpt, Kompendium, Vademekum (vgl. www.duden.de).

Der Leitfaden soll Pflegekräften in Beratungssituationen unterstützen, einen „roten Faden" für inhaltliche Beratungsschwerpunkte im Gesprächsverlauf zu finden. Ein Leitfaden kann niemals ein Kochbuch für eine Beratung darstellen, denn diese ist stets individuell auf den Bedarf von Patienten und deren Angehörigen abzustimmen. Ein Leitfaden sollte immer modular aufgebaut sein, da je nach Krankheitsbild und Versorgungssituation das Beratungssetting unterschiedlich sein kann und in verschiedenen Situationen einzusetzen ist.

Kriterien für die Erstellung eines Beratungsleitfadens konnten in der Literatur nicht identifiziert werden. Abt-Zegelin (2003) definierte jedoch Kriterien für die Patientenedukation, die auch für die Beratung und Erstellung des Leitfadens adaptiert werden können (vgl. Bienstein u. Bartholomeyczik 2006, S. 62). Die Übersicht zeigt die relevanten Kriterien für einen Beratungsleitfaden:

Kriterien für einen Beratungsleitfaden
- Alle drei Anteile (Informieren, Schulen, Beraten) sollen aufgrund der komplexen Situation Anwendung finden
- Die Angehörigen sollen einbezogen werden
- Beratung soll in Form eines Prozesses geschehen
- Gesamtmenge von Wissen und Fertigkeiten muss definiert und evidenzbasiert sein
- Alltagsrelevanz steht im Vordergrund statt Vermittlung eines kleinen Expertenwissens
- Gemeinsame Zielsetzung soll angestrebt werden, standardisierte Vorgehensweisen müssen individuell angepasst werden
- Bezug zur Lebenswelt des Patienten, zum Alltag sowie zum optimalen Handeln herstellen
- Fachlich-inhaltliche und beratungsspezifische Kompetenzen der Pflegeperson sind Voraussetzung
- Ziel ist niederschwelliger Zugang
- Qualitätssicherung und Evaluation der gesetzten Maßnahme sind notwendig

Literatur

Abt-Zegelin A (2003) Patienten- und Familienedukation in der Pflege. In: Deutscher Verein für Pflegewissenschaft (Hrsg) Das Originäre der Pflege entdecken. Pflege beschreiben, erfassen, begrenzen. Sonderausgabe Pflege & Gesellschaft: 103–115

Bienstein C, Bartholomeyczik S, Stiftung Deutsche Schlaganfall-Hilfe (Hrsg) (2006) Schlaganfallpatienten und pflegende Angehörige in der postakuten Phase. Eine Literaturanalyse. Bertelsmann, Gütersloh

Engel R (2011) Gesundheitsberatung in der professionellen Gesundheits- und Krankenpflege. Einführende Elemente, Methoden und Beispiele, Facultas, Wien

Geuter G (2009) Partizipative Entscheidungsfindung. Informationen teilen, gemeinsam entscheiden. In: Abt-Zegelin A (Hrsg) Patientenorientierung und -autonomie fördern. Der Informierte Patient. Lerneinheit 11. Certified Nursing Education (CNE). Thieme, Stuttgart, S 14–15

Hüper C, Hellige B (2007) Professionelle Pflegeberatung für chronisch Kranke. Mabuse, Frankfurt

Langewitz W (2011) Patientenzentrierte Kommunikation. In: Adler RH, Herzog W, Joraschky P, Köhle K, Langewitz W, Söllner W, Wesiack W (Hrsg) Uexküll. Psychosomatische Medizin. Theoretische Modelle und klinische Praxis. Urban & Fischer, München, S 338–347

Langewitz W (2013) Kommunikation in der Chirurgie. Allgemein- und Viszeralchirurgie up2date 7: 451–463

Leeb W, Trenkle B, Weckenmann M (Hrsg) (2011) Der Realitätenkellner. Hypnosystemische Konzepte in Beratung, Coaching und Supervision. Auer, Heidelberg

Mutzeck W (2002) Kooperative Beratung, Grundlagen und Methoden der Beratung und Supervision im Berufsalltag, 4. überarb. u. erweit. Aufl. Beltz, Weinheim

Mutzeck W (2008) Methodenbuch Kooperative Beratung. Beltz, Weinheim

Schmidt G (2011) Berater als Realitätenkellner und Berater als koevolutionäres Konstruktionsritual für zieldienliche Netzwerkaktivierungen. In: Leeb WA, Trenkle B, Weckenmann MF (Hrsg) Der Realitätenkellner. Hypnosystemische Konzepte in Beratung, Coaching und Supervision, S 28–30. Auer, Heidelberg

Schweizerische Akademie der Medizinischen Wissenschaften (Hrsg) (2013) Kommunikation im medizinischen Alltag. Ein Leitfaden für die Praxis. Basel

Strauch D, Rehm M (2007) Lexikon Buch Bibliothek Neue Medien. De Gruyter, München

Beratungssettings

Christine von Reibnitz, Dirk Strackbein, Katja Sonntag

© Springer-Verlag Berlin Heidelberg 2017
C. von Reibnitz, K. Sonntag, D. Strackbein (Hrsg.), *Patientenorientierte Beratung in der Pflege*,
DOI 10.1007/978-3-662-53028-3_8

8

Mit Setting sind allgemein die äußere Umgebung, Räumlichkeiten und die Atmosphäre gemeint, in der eine Beratung stattfindet. Ein positiv gestaltetes Setting hat einen entscheidenden Einfluss auf den Verlauf der Beratung. Zum Beratungssetting gehört das aufmerksame, wertschätzende und aktive Zuhören des Beraters, aber auch der ungestörte Gesprächsverlauf in einer möglichst angenehmen Umgebung. Ein gutes Beratungssetting kann den Prozess der Vertrauensbildung zum Berater positiv beeinflussen.

Natürlich sollte man sich vor jedem Beratungsgespräch überlegen, wo optimalerweise dieses Gespräch stattfinden soll. Im Pflegealltag ist die Auswahl des richtigen Ortes in realitas allerdings eingeschränkt. Je weniger mobil der Patient ist, desto mehr bestimmt seine Immobilität den Raum des Gesprächs. Wo auch immer ein solches Gespräch stattfindet – Ziel ist ein Gespräch auf gleicher Augenhöhe!

Wünschenswert wäre, dass das Beratungsgespräch in einem psychologisch neutralen Raum stattfindet. Psychologisch neutral bedeutet hier, der Raum an sich lässt durch z. B. die Bestuhlung keine psychologische Über- oder Unterordnung zu. Dies bedeutet, dass, sofern es der Zustand des Patienten zulässt, alle beteiligten Gesprächspartner auf den gleichen Sitzgelegenheiten sitzen. Ist der Patient rollstuhlmobil, wird er in den Kreis integriert. Da es sich barrierefrei deutlich besser und offener kommunizieren lässt, sollten zwischen den am Gespräch Beteiligten keine Tische stehen. Findet das Gespräch auf bilateraler Ebene, also unter vier Augen statt, ist ein Sitzwinkel von 90–120 Grad, also niemals konfrontativ gegenüber, der richtige. Sind mehr Menschen beteiligt, ist ein kleiner Stuhlkreis die richtige Wahl. Beistelltische können hier zur Ablage von Unterlagen oder zum Abstellen von Getränken genutzt werden. Apropos: Auch der Versorgungsstatus sollte der gleiche sein. Hat der Berater ein Getränk zur Hand, dann sollte das für den Patienten und ggf. den Angehörigen ebenso gelten.

Im Gespräch zwischen einer Pflegekraft oder einem Arzt und einem Patienten spielen biologische, psychologische und soziale Bedingungen eine Rolle. Biologische, psychische Faktoren und die sozialen Bedingungen, in denen der Patient lebt, tragen zu subjektivem Leiden und subjektivem Wohlbefinden bei. Eng verknüpft damit ist die individuelle Bewertung von Gesundheit und Krankheit durch den Patienten auf der einen und die professionelle Bewertung durch die Pflegefachkraft auf der anderen Seite. Dies gilt es zu berücksichtigen, aber auch zu respektieren.

Wichtig ist auch, dass alle Gesprächspartner im Raum die gleichen Bedingungen vorfinden. Natürliches oder künstliches Licht sollte nicht blenden. Temperatur und Belüftung sollten für alle angenehm sein und natürlich darf dieses Gespräch in sehr vertrauter Atmosphäre niemals gestört werden. Insofern ist es auch wichtig, das gewählte Zeitfenster so zu wählen, dass das Gespräch nicht aus Zeitmangel abgebrochen werden muss. Gleichzeitig dürfen Telefon oder Handy nicht klingeln oder andere Personen zur Tür hereinkommen.

Zum Setting gehört auch die zeitliche Rahmung. Wichtig ist es daher, vor dem eigentlichen Gespräch den Zeitrahmen zu benennen, den die Pflegekraft für dieses Gespräch eingeräumt hat. Das verhindert, dass der Patient bzw. die Angehörigen meinen, alles möglichst schnell hinter sich bringen zu müssen, weil die Pflegekraft nur wenig Zeit hat. Hektik behindert Kommunikation! Aber auch ein „Ausufern" des Gesprächs kann verhindert werden, indem vorweg klar der zur Verfügung stehende Zeitraum benannt wird. Um nonverbale Signale des empfundenen Zeitdrucks, den Blick auf die Armbanduhr, zu verhindern, kann es geschickt sein, den Platz im Raum so zu wählen, dass die Pflegekraft unauffällig auf die Wanduhr schauen kann, ohne dass andere dies bemerken.

Ist der Patient bettlägerig und das Gespräch findet im Zimmer des Patienten oder bei ihm zuhause statt, gelten im Prinzip die gleichen Regeln. Hier bekommt die Augenhöhe eine ganz besondere Bedeutung. Gerade hier ist das sitzende Setting am Krankenbett förderlich für eine patientenzentrierte Beratung. Der Blick im Stehen von oben herab verdeutlicht dem Patienten noch einmal zusätzlich seine Lage. Deshalb wären hier eine sitzliegende Position des Patienten und sitzende Positionen der am Gespräch Beteiligten die richtige Wahl.

Bestandteil des Setting ist ebenso die richtige innere Haltung des Beratenden, mit der er dem Patienten nicht gegenüber tritt, sondern ihm begegnet. Wertschätzung können wir nicht nur durch Worte ausdrücken, sondern eben auch durch die

◻ **Tab. 8.1** Ziele und Ergebnisse verschiedener Settings

Setting	Ziel/Ergebnis
Gleiche Augenhöhe	Keine psychologische Über-/Unterordnung
Innere Haltung	Wertschätzend offen
Zeitlicher Rahmen	Zeitrahmen abstimmen, ausreichend Zeit einplanen
Raumbedingungen	Neutraler Raum, nicht konfrontativ, barrierefrei, gleiche Sitzgelegenheiten, Patient wird in Kreis integriert
Biologische, physische und soziale Bedingungen	Licht, Temperatur, Belüftung auf die Bedürfnisse aller abstimmen, Situation des Patienten und der Angehörigen wird nicht nur berücksichtigt, sondern respektiert
Gesprächsatmosphäre	Offen konstruktiv durch aktives Zuhören

Auswahl des richtigen Zeitpunkts, des richtigen Raums und des richtigen Arrangements im Raum, in dem das Beratungsgespräch stattfindet (◻ Tab. 8.1).

Beispiel

Ein schönes Beispiel für ein bewusstes Setting ist die Bühnenmetapher. Die Bühnenmetapher eines Berater-Patient-Gesprächs beschreibt, wie ein Beratungsraum geschaffen werden kann, in dem die Bühne für einen offenen Raum steht, den der Patient nach eigenem Wunsch für die Darstellung seines Problems oder seines Beratungsanliegens nutzen kann. In der Bühnenmetapher ist auch eine Regieanweisung für den Berater enthalten: Wenn dem Patienten die ganze Bühne zur Verfügung gestellt wird, sollte der Berater nicht gleichzeitig selber auf der Bühne stehen, sondern sich vom Patienten distanziert positionieren. So wird dieser in seinen Entfaltungs- und Darstellungsmöglichkeiten nicht behindert.

Dieses Verständnis der eher passiven Zuhörerrolle des Beraters steht einer anderen typischen, oft genutzten Gesprächssituation gegenüber, in der der Berater die Gesprächsführung früh übernimmt. Häufig findet sich diese Form der Beratung in Arzt-Patienten-Gesprächen (Marvel et al. 1999, S. 286).

Das Beratungssetting beschreibt nicht nur die räumlich atmosphärische Situation, sondern auch die Konstellation der beteiligten Personen in eben dieser Beratungssituation. Bevor das Beratungsgespräch beginnt, sollte das geeignete Setting gewählt und die teilnehmenden Personen zu einem Gesprächstermin koordiniert werden. Drei Arrangements des Settings können hier gewählt werden:

- Pflegekraft–Patient: Die Pflegekraft fungiert als Berater und lenkt den Prozess in Richtung einer gemeinsam vereinbarten Problemlösung. Der Patient beteiligt sich durch eigene Mitarbeit und eigene Vorschläge aktiv an der Problemlösung.
- Pflegekraft–Patient–Angehöriger: Auch hier ist die Pflegekraft in der Rolle des Beraters. Patient und Angehöriger sind gemeinsam aktiv durch Ideen, Vorschläge und Mitarbeit in die Problemlösung eingebunden.
- Pflegekraft–Angehöriger: In dieser Beratungssituation übernimmt der Angehörige soweit es geht die Rolle des Patienten. Er ist bestrebt, gemeinsam mit dem Berater (Pflegekraft) eine Problemlösung im Sinne des Patienten zu erreichen. Auch hier arbeiten beide aktiv an der Lösung (vgl. Engel 2006, S. 35 f.).

Entscheidend für die Wahl des richtigen räumlichen, aber auch personellen Settings sind natürlich der Zustand des Patienten und seine Fähigkeit zur Partizipation am Gespräch.

8.1 Innere und äußere Einflussfaktoren im Beratungsprozess

Verschiedene innere und äußere Faktoren beeinflussen jede Kommunikation und damit auch den Beratungsprozess. So bestimmt der Kontext eine Kommunikation maßgeblich, z. B. ob es sich um ein geplantes Gespräch oder eines „zwischen Tür und

▢ **Tab. 8.2** Einflussfaktoren auf die Kommunikation (Eigene Darstellung, angelehnt an Tewes 2010, S. 15)

Äußere Faktoren	Innere Faktoren
– Kontext (Ort, Zeit, Gesamtsituation) – Anwesenheit weiterer Personen – Horizontale (gleiche Ebene) oder vertikale (verschiedene Hierarchiestufen) Kommunikation	– Persönliche Erfahrungen (Biographie, Vorerfahrung zum Thema oder Gesprächspartner) – Gesprächsziel – Selbstwertgefühl – Rollenklarheit – Unbewusste Abwehrmechanismen

Angel" handelt. Auch der Gesprächsanlass sowie die mögliche Anwesenheit weiterer Personen haben großen Einfluss auf den Gesprächsverlauf, ebenso mögliche vorhandene Hierarchien der Gesprächspartner. Auf der individuellen Ebene beeinflussen unter anderem die persönlichen Erfahrungen sowie die Beziehung der Gesprächspartner zueinander die Kommunikation, ebenso wie das Gesprächsziel sowie das Selbstwertgefühl. Aber auch weitere personale Bedingungen wie das individuelle Temperament, das vorhandene Interesse, die Motivation sowie die aktuelle Befindlichkeit beeinflussen die Beratung. Ein geringes Selbstwertgefühl führt zu geringen Erwartungshaltungen gegenüber dem Gespräch und geht eher mit Angst und Misstrauen einher. Weitere Einflussfaktoren sind eventuell vorhandene unbewusste Abwehrmechanismen sowie das Bewusstsein über die soziale Rolle im Kommunikationsprozess. Kontextbedingungen wie die Unterstützung und Anregung durch das soziale Umfeld sowie Werte und Normen der Gesellschaft haben ebenfalls Auswirkungen auf die Kommunikation (Tewes 2010, S. 14 ff., Schweizerische Akademie der Medizinischen Wissenschaften 2013, S. 8). Eine Übersicht über die verschiedenen Faktoren gibt ▢ Tab. 8.2.

Diese unterschiedlichen Einflussfaktoren verdeutlichen, dass es im Beratungsprozess weit mehr bedarf, als dem Klienten lediglich die nötigen Informationen zu geben, um ein Wissensdefizit auszugleichen. Dies würde ja z. B. bedeuten, dass auf Grund der Warnhinweise auf den Zigarettenpackungen niemand mehr raucht. Patienten- und Angehörigenberatung umfasst also weit mehr als das bloße Anbieten von Informationen. Der Berater übernimmt die Rolle eines Lehrers oder Trainers, welcher dem Klienten hilft, seine Krankheit zu interpretieren

sowie die Krankheitserfahrung mit all ihren Implikationen in sein Leben zu integrieren (London 2010, S. 28).

> ⟩ Da viele innere und äußere Faktoren den Beratungsprozess beeinflussen, müssen diese Berücksichtigung finden. Der Berater übernimmt die Rolle eines Coaches, welcher dem Klienten hilft, die Krankheit oder Behinderung zu interpretieren und in sein Leben zu integrieren.

Literatur

Engel R (2006) Gesundheitsberatung in der Pflege: einführende Konzepte und integriertes Ausbildungscurriculum. Facultas, Wien

Engel R (2011) Gesundheitsberatung in der professionellen Gesundheits- und Krankenpflege. Einführende Elemente, Methoden und Beispiele. Facultas, Wien

London F (2010) Informieren, Schulen, Beraten. Praxishandbuch zur pflegebezogenen Patientenedukation. Huber, Bern

Marvel, MK, Epstein RM, Flowers K, Beckman HB (1999) Soliciting the patient's agenda: have we improved? JAMA 281(3): 283–287

Schweizerische Akademie der Medizinischen Wissenschaften (Hrsg) (2013) Kommunikation im medizinischen Alltag. Ein Leitfaden für die Praxis. Basel

Tewes R (2010) „Wie bitte?" Kommunikation in Gesundheitsberufen. Springer, Heidelberg

Haltung und Rollen in der Beratung

Katja Sonntag, Christine von Reibnitz, Dirk Strackbein

© Springer-Verlag Berlin Heidelberg 2017
C. von Reibnitz, K. Sonntag, D. Strackbein (Hrsg.), *Patientenorientierte Beratung in der Pflege*,
DOI 10.1007/978-3-662-53028-3_9

9.1 Paradigmenwechsel hin zu Selbstbestimmung und Autonomie

In den vergangenen Jahren fand im Gesundheitswesen ein Paradigmenwechsel im Bereich der Behandlung und Beratung statt. Bislang war es so, dass die medizinische, therapeutische und pflegerische Versorgung nicht nur hier in Deutschland, sondern allgemein allzu oft über die Köpfe der Betroffenen hinweg erfolgte. Die im Gesundheitswesen Tätigen trafen Entscheidungen, ohne den Patienten Alternativen aufzuzeigen oder individuelle Ressourcen, Werte und Bedürfnisse oder das Erfahrungswissen des Betroffenen zu berücksichtigen. Als Folge daraus entstanden Missverständnisse und die Interaktion zwischen Ärzten, Therapeuten und Pflegenden misslang. In letzter Konsequenz führte dies immer wieder zu folgenschweren therapeutischen Fehlentscheidungen und mündete in eine Unter-, Über- oder Fehlversorgung (Geuter 2009, S. 14).

Der eingeläutete Paradigmenwechsel weg von der paternalistischen hin zur partnerschaftlichen Beziehungsgestaltung der Akteure im Gesundheitswesen folgt dem ethischen Grundgedanken der Autonomie und Verantwortung. Behandlung, Rehabilitation und Pflege haben die Würde und Integrität des Patienten zu achten sowie sein Recht auf Selbstbestimmung und Privatheit zu respektieren, immer mit dem gemeinsamen Ziel, Krankheiten vorzubeugen, zu heilen oder zu lindern. Eine solche angestrebte Selbstbestimmung der Klienten bedarf allerdings ausreichender Kenntnisse und Kompetenzen, so dass hier eine gelungene Information und Aufklärung die Voraussetzung für die Ausübung der Patientenrechte sein muss (Hüper u. Hellige 2015, S. 26).

Ziel der Informationsvermittlung und Beratung ist daher der informierte Patient, der in der Lage ist, eine korrekte Einschätzung abzugeben zu Diagnose, Art, Durchführung, Ziel, Nutzen und Risiken einer Intervention. Zudem muss der Patient informiert sein über Art, Risiken und Nutzen von Alternativen sowie über die Option, nichts zu tun (Schweizerische Akademie der Medizinischen Wissenschaften 2013, S. 26). Der Patient hat das Recht, Art und Umfang der medizinischen Behandlung selbst zu bestimmen. Er kann eine medizinische Versorgung also grundsätzlich auch dann ablehnen, wenn sie ärztlich, therapeutisch oder pflegerisch geboten erscheint. Kommen mehrere gleichwertige medizinische Behandlungen oder Behandlungsmethoden in Betracht, muss der Arzt über Chancen und Risiken umfassend aufklären. Der Patient kann die anzuwendende Behandlung wählen, denn alle medizinischen Maßnahmen setzen eine wirksame Einwilligung des Patienten voraus. Eine solche Einwilligung bedarf der rechtzeitigen Aufklärung vor Behandlungsbeginn sowie der notwendigen Einsichtsfähigkeit. Dies bedeutet, dass die Beratung an die persönlichen Fähigkeiten des Patienten angepasst sein muss, damit dieser in die Lage versetzt wird, Art, Umfang und Tragweite der Maßnahme und der damit verbundenen gesundheitlichen Risiken zu erfassen und ohne psychischen Druck eine Entscheidung zu treffen. Die individuelle Bedeutung des geplanten Eingriffes für das eigene Leben und den Gesundheitszustand müssen erfasst werden können, wobei die im Gesundheitswesen Tätigen wahrheitsgemäß, vollständig und verständlich auf Fragen des Betroffenen zu antworten haben. Die Aufklärung des Patienten über Art und Umfang der geplanten Maßnahmen sowie der damit verbundenen gesundheitlichen Risiken muss in einem persönlichen Gespräch erfolgen und kann nicht durch Formulare oder Aufklärungsbögen ersetzt werden (Bundesministerium für Gesundheit 2007, S. 8 ff.).

Alle hier geschilderten Faktoren treffen auch oder gerade bei der Behandlung Sterbender zu. Ärzte haben das Selbstbestimmungsrecht und die Würde Sterbender zu berücksichtigen. Sterbende können über das Ausmaß diagnostischer und therapeutischer Maßnahmen selbst entscheiden sowie auch einen Behandlungsabbruch oder das Unterlassen lebensverlängernder Maßnahmen verlangen. Eine schriftlich verfasste Patientenverfügung als Willensausdruck des Sterbenden ist dabei zwingend zu beachten, falls der Patient in der Situation selbst nicht mehr in der Lage ist, sich zu äußern (Bundesministerium für Gesundheit 2007, S. 9).

> In den vergangenen Jahren hat das Selbstbestimmungsrecht des Patienten im Gesundheitswesen einen deutlich größeren Stellenwert eingenommen. Der gut informierte Betroffene soll individuell über Art und Umfang der von ihm gewünschten Behandlungen entscheiden, diese werden

nicht mehr von Ärzten, Therapeuten oder Pflegenden vorgegeben. Voraussetzung für die Ausübung des Selbstbestimmungsrechtes ist eine umfassende Beratung und Aufklärung über mögliche Behandlungen, Risiken, Alternativen sowie deren Auswirkungen auf das eigene Leben, wobei die individuellen Fähigkeiten des Betroffenen zu berücksichtigen sind.

9.2 Merkmale einer professionellen Beratungsbeziehung

Ein informierter Klient, der sein Selbstbestimmungsrecht in Bezug auf seine Gesundheit sicher und gut ausüben kann, muss vorab professionell und individuell beraten werden. Die zentrale Aufgabe von Pflegenden in einer professionellen Beratungsbeziehung ist es daher, den Betroffenen und ihrem sozialen Umfeld dabei zu helfen, die Krankheit in das Leben zu integrieren und somit den Alltag neu zu definieren und zu gestalten. Dabei fördern sie die individuellen Stärken, unterstützen den selbstbestimmten Umgang mit der Erkrankung und den im Gesundheitswesen Tätigen und verhelfen ihnen auf diese Weise dazu, Experten ihrer Krankheit zu werden. Handlungsgrundlage für dieses kooperative Vorgehen ist ein ausgewogenes Nähe-Distanz-Verhältnis. Diese Balance ermöglicht den Pflegenden, ihr berufliches Experten- und Erfahrungswissen ins Verhältnis zum Alltags- und Erfahrungswissen der Betroffenen und ihrer Angehörigen zu setzen. Der Beratungsprozess wird also individuell und personenorientiert gestaltet (Hüper u. Hellige 2015, S. 137).

Professionelle Beratung
Professionelles Handeln im Beratungsprozess zeigt sich durch folgende Kennzeichen:
- Zusammenhänge von Regelwissen und Fallverstehen werden erkannt und gedeutet
- Autonomie der Lebenspraxis des Klienten wird respektiert
- Analytische Distanz der professionell Tätigen
- Keine vollständigen Handlungsstandards, welche vorgegeben werden

» „Das echte Gespräch bedeutet, aus dem Ich herauszutreten und an die Tür des Du zu klopfen." (Albert Camus)

Professionelles Handeln respektiert die Autonomie des Patienten und hilft gegebenenfalls bei ihrer Wiederherstellung, während eine bevormundende Anwendung des vorhandenen Fachwissens nicht zum Tragen kommt. Natürlich müssen Pflegende in ihrer Beraterfunktion ihr Handeln durch ihr theoretisches Wissen lenken lassen, aber dennoch die konkrete Lebenspraxis des Klienten mit den vorhandenen Stärken und Schwächen verstehen und berücksichtigen. Die Beratung kann nur dann vom Betroffenen als hilfreich erlebt werden, wenn das individuelle Körpererleben, das Krankheits- und Selbstkonzept sowie die vorhandenen Bewältigungsstrategien einbezogen werden (Hüper u. Hellige 2015, S. 138 f.).

Eine individualisierte Beratung beinhaltet demnach auch, den Blickwinkel des Betroffenen einzunehmen und die Beratung entsprechend anzupassen, um eine größtmögliche Effektivität zu erreichen. Die Patienten sehen die Dinge häufig ganz anders oder mit anderen Schwerpunkten als die behandelnden Ärzte, Therapeuten oder Pflegekräfte. Selbst wenn die gleichen Worte verwendet werden, kann der Klient darunter etwas völlig anderes verstehen als die professionell Tätigen (London 2010, S. 219).

> Eine Beratung kann nur dann als hilfreich empfunden werden, wenn sie die individuelle Situation, das Krankheits- und Selbstkonzept sowie die vorhandenen Bewältigungsstrategien des Betroffenen und seines sozialen Umfeldes mit einbezieht. Berater müssen daher den Blickwinkel des Klienten einnehmen und die Beratung entsprechend anpassen.

9.3 Ganzheitliche Beratung

» „Gib einem Mann einen Fisch, und er wird einen Tag lang satt sein. Lehre einen Mann das Fischen, und er wird sein Leben lang satt." (Konfuzius)

Die Zielgruppe für Beratung in der Pflege sind Menschen mit gesundheitlichen Problemen und deren Bezugspersonen. Beratung wird dabei im professionellen Zusammenhang als Hilfeangebot im Sinne der „Hilfe zur Selbsthilfe" verstanden und hat die Zielsetzung, kranke oder altersgebrechliche Menschen durch Kompetenzförderung beim Selbstmanagement und der Alltagsbewältigung zu unterstützen, um ein möglichst hohes Maß an Lebensqualität (wieder) zu erlangen (Petter-Schwaiger 2011, S. 66).

Für die Beratung in der Pflege heißt das vor allem, den zu Beratenden respektvoll zu begegnen, die Patientenperspektive und die Selbstbestimmung in den Mittelpunkt zu stellen und den Betroffenen Kompetenzen sowie die Fähigkeit zur Selbstsorge zuzugestehen (Petter-Schwaiger 2011, S. 97).

Die pflegerische Beratung bezieht sich dabei in der Regel auf komplexe Situationen oder Problemlagen, weshalb sie sich nicht auf ein einzelnes Erklärungs- oder Handlungsschema reduzieren lässt, sondern stets fallbezogen, lösungsorientiert und nachhaltig sein muss (Petter-Schwaiger 2011, S. 121). Pflegekräfte in ihrer Funktion als Berater dürfen weder gleichgültig auftreten noch Manipulationen versuchen. Beratung ist vielmehr ein Aushandlungsprozess und die Entdeckung der vielfältigen Möglichkeiten, wie das Leben individuell auch mit Krankheiten und Behinderungen gestaltet werden kann, also ein Lernprozess für alle Beteiligten (Koch-Straube 2008, S. 80). Es soll keine Konzentration auf die Behandlung von Krankheiten oder Behinderungen oder deren unmittelbare körperbezogene Auswirkungen erfolgen, sondern die Begegnung mit Menschen im Mittelpunkt stehen. Diese Menschen, die mit einem für ihr Leben bedeutenden Ereignis konfrontiert sind, z. B. einer unerwarteten oder chronischen Krankheit, Behinderung oder Altersgebrechen, können durch eine gute Beratung im Prozess der Auseinandersetzung und Integration in das eigene Leben unterstützt werden (Koch-Straube 2008, S. 116).

Die Beratung soll dem Adressaten ermöglichen, sachgerechte und wohlüberlegte Entscheidungen zu treffen und die lebensnotwendigen Selbstpflegekompetenzen zu entwickeln. Gleichzeitig soll er in die Lage versetzt werden, Probleme zu erkennen und angemessen darauf zu reagieren sowie Antworten auf seine Fragen zu bekommen und die richtigen

Ansprechpartner zu finden. Die im Beratungsprozess festgelegten Ziele sollen gemeinsam mit dem Betroffenen entwickelt werden, damit er aktiv in den Entscheidungsprozess eingebunden ist und ein gemeinsamer Behandlungsplan weiterverfolgt werden kann (London 2010 30 ff.).

> **Beratung in der Pflege**
> Beratung in der Pflege bezieht sich in der Regel auf komplexe Situationen, welche einen individuellen Aushandlungsprozess erforderlich machen. Sie soll den Betroffenen in die Lage versetzen,
> 1. sachgerechte und wohlüberlegte Entscheidungen treffen zu können,
> 2. lebensnotwendige Selbstpflegekompetenzen zu entwickeln,
> 3. Probleme zu erkennen und angemessen darauf zu reagieren,
> 4. die Krankheit oder Behinderung in das eigene Leben zu integrieren,
> 5. größtmögliche Lebensqualität (wieder) zu erlangen,
> 6. die gemeinsam ausgehandelten Ziele für den weiteren Behandlungsplan einzuhalten.

9.4 Symmetrische versus asymmetrische Beziehung

Obgleich die Beratungsbeziehung symmetrisch sein sollte, beinhaltet diese immer auch noch asymmetrische Aspekte. Dies geschieht unter anderem daher, weil die Betroffenen und ihre Angehörigen die Beratung häufig einfordern und somit der Pflegekraft quasi einen Expertenauftrag erteilen. Zudem unterscheiden sich die kommunikativen Möglichkeiten, da die Pflegekräfte über einen Informationsvorsprung verfügen. Außerdem wird die Pflegekraft in der Regel für eine bestimmte Zeit für eine begrenzte Leistung bezahlt, auch in ihrer Funktion als Berater. Sie beginnt oder beendet daher meist die Gespräche und kann unter Bezug auf institutionelle Zwänge bestimmte Zuwendungen gewähren oder auch entziehen. Die Asymmetrie dieser Interaktion zeigt sich auch darin, dass Pflegende oft körperlich und geistig handlungsfähiger sind als ihre Klienten, sowie in Körperhaltung, -position und Bekleidung (Hüper u. Hellige 2015, S. 140 f; Matolycz 2009, S. 173).

Diese Asymmetrie der Möglichkeiten muss im kommunikativen Handeln berücksichtigt werden. Bei der Interaktion sollen der Arzt, der Therapeut oder die Pflegekraft evidenzbasierte fachliche Informationen einfließen lassen, der Patient dafür seine Werte, Einstellungen, Wünsche und Ressourcen. Die subjektive Meinung des Klienten sollte unbedingt Teil der Entscheidungsfindung sein, um zu einer Lösung zu gelangen, die individuell an ihn angepasst ist und von ihm akzeptiert wird (Geuter 2009, S. 14).

Diese Gegenseitigkeit hilft, die Machtverteilung auszubalancieren, schafft gegenseitigen Respekt und ermöglicht eine produktive Kommunikation zwischen Anbieter und Klient. Ein partnerschaftlicher Interaktionsstil, der auf Symmetrie abzielt, bewirkt außerdem anhaltende gesundheitliche Verbesserungen beim Klienten (London 2010, S. 57).

> Im Rahmen der Beratung sollte eine symmetrische Interaktion angestrebt werden, was durch die vorgegebenen asymmetrischen Rahmenbedingungen erschwert wird. Umso bedeutsamer ist es, die Sichtweise des Klienten aktiv in den Prozess der Entscheidungsfindung einzubeziehen, um gemeinschaftliche Lösungsansätze zu erzielen.

9.5 Haltung des Beraters

> „Eine erfolgreiche Beratung gelingt nur auf der Basis von Vertrauen und hierfür sind das Gefühl von Sicherheit sowie ein gewisses Maß an Nähe und Wertschätzung nötig. Nimmt der Berater eine positive und akzeptierende Haltung dem Patienten gegenüber ein, kann dieser sich sicher fühlen, ohne Bedenken zu haben, auf Ablehnung oder Zweifel von Seiten des Beraters zu stoßen." (Petter-Schwaiger 2011, S. 97)

Die zu Beratenden sollen erfahren, dass sie so respektiert werden, wie sie sind. Nur so können Offenheit

und Mut aufkommen, um neue Perspektiven zu erproben und auch Veränderungen zuzulassen. Dies erfordert vom Berater die Fähigkeit, fremde Werte und das zunächst fremde Verhalten zu akzeptieren und zu respektieren, auch wenn dies mit den eigenen Erwartungen und der eigenen Einstellung nicht übereinstimmt.

Ein Schlagwort für die benötigte Haltung des Beraters ist die Empathie. Empathie wird dabei verstanden als bewusster und willentlicher Akt des Wahrnehmens und Verstehens aller Patienten, unabhängig von eventuell vorhandener Abneigung oder Zuneigung. Der innere Gesamtzustand des Betroffenen soll erfasst werden, was sowohl die Gedanken und Motive als auch seine Gefühle zur Problemlage umfassen kann. Sensibilität für die Wahrnehmung eines anderen Menschen und eine große Aufmerksamkeit aller Sinne sind dabei die Voraussetzung für das empathische Verstehen (Petter-Schwaiger 2011, S. 98 f.).

Die Haltung des Beraters sollte sich des Weiteren durch Echtheit oder Kongruenz auszeichnen. Echtheit oder Kongruenz in einer Beratung meint dabei das authentische, unverfälschte Verhalten des Beraters gegenüber seinem Klienten. Die Gefühle und das Erleben des Beraters sollen mit dem übereinstimmen, was er äußerlich redet oder tut. Denken, Fühlen und Handeln müssen zusammenpassen. Dies bedeutet, sich nicht hinter einer Fassade zu verstecken und im Beratungsprozess achtsam gegenüber den eigenen Gefühlen zu bleiben (Petter-Schwaiger 2011, S. 99). Die Prinzipien der Empathie, Wertschätzung und Echtheit werden zusammengefasst EWE-Prinzip genannt und wurden schon ausführlicher in ▶ Abschn. 7.4 beschrieben.

Im Beratungsprozess sollte man sich zudem auf die vorhandenen Fähigkeiten und Ressourcen konzentrieren und den Blick auf das richten, was den Klienten oder sein soziales Umfeld stärkt. Von Interesse sind weniger die Defizite und Einschränkungen, sondern Kompetenzen und Entwicklungspotenziale. Dies kann unter dem Stichwort Empowerment zusammengefasst werden (Petter-Schwaiger 2011, S. 101). Diese Beratungshaltung wird auch kooperativ-vernetzte Beratungshaltung genannt und wurde detailliert in ▶ Abschn. 7.5 dargestellt.

Zu guter Letzt muss darauf geachtet werden, dass es Unterschiede zwischen dem von den Pflegenden vermuteten oder festgestellten Beratungsbedarf und dem subjektiven Beratungsbedürfnis von Seiten des Patienten oder seiner Bezugspersonen geben kann. Dies gilt es zu erkennen und in Übereinstimmung zu bringen, damit eine Beratung überhaupt stattfinden kann (Petter-Schwaiger 2011, S. 104).

> **Praxistipp**
>
> Die Haltung des Beraters sollte gekennzeichnet sein durch:
> — Wertschätzung, Offenheit
> — Empathie
> — Echtheit
> — Kongruenz
> — Empowerment

Literatur

Bundesministerium für Gesundheit und Bundesministerium für Justiz (Hrsg) (2007) Patientenrechte in Deutschland. Leitfaden für Patientinnen/Patienten und Ärztinnen/Ärzte. Berlin

Geuter G (2009) Partizipative Entscheidungsfindung. Informationen teilen, gemeinsam entscheiden. In: Abt-Zegelin A (Hrsg) Patientenorientierung und -autonomie fördern. Der Informierte Patient. Lerneinheit 11. Certified Nursing Education (CNE). Stuttgart, Thieme, S 14–15

Hüper C, Hellige B (2015) Professionelle Pflegeberatung und Gesundheitsförderung für chronisch Kranke. Mabuse, Frankfurt

Koch-Straube U (2008) Beratung in der Pflege. Huber, Bern

London F (2010) Informieren, Schulen, Beraten. Praxishandbuch zur pflegebezogenen Patientenedukation. Huber, Bern

Petter-Schwaiger B (2011) Pflegiothek: Beratung in der Pflege für die Aus-, Fort- und Weiterbildung. Cornelsen, Berlin

Schweizerische Akademie der Medizinischen Wissenschaften (Hrsg) (2013) Kommunikation im medizinischen Alltag. Ein Leitfaden für die Praxis. Basel

Der „schwierige" Patient in der Beratung – welche Motive oder Handlungsmuster stecken dahinter?

Katja Sonntag, Christine von Reibnitz, Dirk Strackbein

© Springer-Verlag Berlin Heidelberg 2017
C. von Reibnitz, K. Sonntag, D. Strackbein (Hrsg.), *Patientenorientierte Beratung in der Pflege*,
DOI 10.1007/978-3-662-53028-3_10

Alle bislang durchgeführten Studien zum Erfolg von Beratung kamen zu dem Ergebnis, dass Beratung weniger kostet als sie an anderer Stelle einspart. Im Durchschnitt brachte jeder in die Patientenberatung investierte Dollar eine Ersparnis von drei bis vier Dollar (London 2010, S. 30). Obschon also nicht nur der individuelle, sondern auch der wirtschaftliche Nutzen einer professionellen Beratung zweifelsfrei nachgewiesen ist, stößt die Beratung in der Praxis immer wieder an Grenzen. Im folgenden Kapitel soll erläutert werden, welche Motive und Handlungsmuster des Patienten dazu führen können, dass es zu Komplikationen im Kommunikations- und Beratungsprozess kommt.

10.1 Schattenseiten des Individualismus und der Autonomie

Immer mehr Patienten beklagen, dass sie sich in den Einrichtungen des Gesundheitswesens alleingelassen fühlen, dass sie nicht mehr die Sicherheit und Geborgenheit erfahren, die sie früher im Krankenhaus oder im Pflegeheim erlebten oder erwarteten. Sie fühlen sich auch allein gelassen mit dem im Verlauf ihrer Krankheit, des Älterwerdens oder Behindertseins auftauchenden Ängsten und deren Bewältigung (Koch-Straube 2008, S. 50). Worauf beruhen diese Empfindungen?

Unsere Gesellschaft wird zunehmend von Werten wie Individualismus und Autonomie geprägt. Der einzelne Mensch in der Gesellschaft muss nun selbst die Entscheidungen zur eigenen Biografie treffen und gleichzeitig auch die Verantwortung für seine Wahl tragen (Koch-Straube 2008, S. 50).

Zu Grunde gelegt wird immer ein Konzept eines Selbstmanagements, das zum Ziel hat, die krankheitsspezifischen Kompetenzen des Betroffenen zu fördern und somit die Gesundheit zu stärken. Selbstmanagementkonzepte folgen dabei einem Idealbild von Betroffenen, die als aktiv Handelnde eigene Bewältigungsstrategien selbstverantwortlich entwickeln und dann professionelle Unterstützung suchen, wenn das eigene Handeln an Grenzen stößt. Eine Förderung dieser Kompetenzen, die vor allem den Erkrankten und seine Mitleidenden und weniger die Krankheit in den Mittelpunkt rückt, soll

daher das Ziel im Beratungsprozess sein (Hüper u. Hellige 2012, S. 47). Der Begriff des Selbstmanagements verführt leicht dazu, die Schattenseiten des Krankseins auszublenden und nur von einem aktiven, umfassend informierten und gut gebildeten Patienten auszugehen. Viele Betroffene fühlen sich aber überfordert, leiden unter Schmerzen oder anderen Symptomen und Nebenwirkungen. Sie sind, zumindest zeitweise, nicht in der Lage, im Sinne des Selbstmanagements den Umgang mit ihrer Krankheit oder Behinderung zu planen, zu organisieren und zu kontrollieren (Hüper u. Hellige 2012, S. 60). Auch die Lernfähigkeit sowie der Bildungsstand können die Fähigkeiten zum Selbstmanagement einschränken.

Eine weitere Folge der Individualisierung ist, dass Patienten nunmehr zu Kunden und Konsumenten von Gesundheitsprodukten umdefiniert werden. Einher geht damit ein schleichender Prozess von Regulierungstechniken und Denkweisen, in der die eigene Wahrnehmung und Beurteilung durch ein rationales, zweckorientiertes Wissen dominiert wird. Selbstmanagement dient dann der Selbststeuerung zur Erreichung der geltenden, also normierten, gesundheitsförderlichen Verhaltensweisen. Leitlinien, Standards und Richtwerte sind einzuhalten beziehungsweise zu erreichen. Dem Patienten wird die Verantwortung übertragen, durch eine geeignete Lebensweise für seine individuelle Gesundheit oder Gesundung Sorge zu tragen. Beratung wird zum Gesundheitsprodukt, mit dem sich Bedürfnisse nach Gesundheit und Pflege steuern lassen. Krankheit wird zum Gegenstand wirtschaftlicher Interessen und so zum Produktivitätsfaktor (Hüper u. Hellige 2012, S. 75).

> Die in unserer Gesellschaft dominierenden Werte Autonomie und Individualismus führen dazu, dass der Einzelne selbst die Verantwortung für die Entscheidungen bezüglich seines Lebens trägt. Dieses Konzept des Selbstmanagements geht aber vom Idealbild eines gut informierten, gebildeten und aktiven Klienten aus, welcher in der Lage ist, selbstbestimmt zu handeln. Die negativen Aspekte des Krankseins sowie individuelle Einschränkungen werden dabei schnell verdrängt.

10.2 Informationsflut

Mit Hilfe der modernen Medien haben alle Menschen Zugang zu zahlreichen unterschiedlichen Informationsquellen, welche eine Fülle von Gesundheitsthemen bereithalten. Als Beispiele seien hier neben dem Internet kostenlose Zeitschriften wie die Apothekenumschau erwähnt, auch in Fernsehsendungen sowie Zeitschriften werden fast immer Fragen rund um Krankheit und Gesundheit aufgegriffen. „Es klingt paradox: Wie niemals zuvor können sich Menschen über Gesundheitsfragen auf allen medialen Kanälen informieren, und trotzdem finden sie selten adäquate Ratschläge und Hilfe" (Schwenke 2009, S. 2).

In Umfragen geben Patienten dagegen weiterhin an, dass sie mehr über das gesundheitliche Versorgungssystem, vor allem über Kliniken und behandelnde Ärzte wissen möchten. Sie empfinden das verfügbare Angebot keineswegs als ausreichend, obwohl aktuelle Gesetze gleichzeitig die Krankenhäuser dazu zwingen, transparenter und patientenorientierter zu werden. So ist z. B. seit 2005 vorgeschrieben, dass jede Klinik alle zwei Jahre einen Qualitätsbericht im Internet veröffentlichen muss. Er enthält Leistungsdaten – z. B. Fallzahlen von Hauptdiagnosen – und seit 2007 auch unabhängige Vergleichsdaten (Schwenke 2009, S. 2 f.).

Das Medium Internet wird dabei häufig überschätzt, denn es erreicht vor allem die jüngeren, eher gebildeten Menschen, welche aber normalerweise ohnehin mit einem besseren Gesundheitszustand ausgestattet sind. Bevölkerungsgruppen, für die Informationen zur Gesundheit viel wichtiger wären, etwa alte Menschen, Migranten, Angehörige niedriger sozialer Schichten und chronisch Kranke werden durch das Internet kaum erreicht. Selbst die Personengruppen, die das Internet nutzen, tun sich schwer, aus der Flut von Informationen die für sie relevanten Informationen herauszufiltern. Die Fülle an Informationen, Daten und Variablen überfordert die Nutzer und führt eher zu Frustrations- und Lähmungserscheinungen, anstatt dass die wichtigen Informationen herausgefiltert und genutzt werden.

Dennoch haben Umfragen gezeigt, dass Patienten gesundheitsbezogene Informationsquellen durchaus danach bewerten, ob sie ihnen vertrauenswürdig erscheinen oder nicht. Wenig vertrauenswürdige Informationsquellen werden gemieden, weil profitorientierte, fehlerhafte oder interessengesteuerte Informationen vermutet werden.

Trotz zahlreicher Informationsquellen schätzen Patienten offenbar weiterhin nichts mehr als das persönliche Beratungsgespräch – besonders im Krankenhaus. Außerdem folgen Patienten weiterhin dem Rat ihres Arztes, folgen Hinweisen von Angehörigen oder Freunden und Bekannten, wenn sie gesundheitsrelevante Entscheidungen zu treffen haben (Schwenke 2009, S. 2 ff.). Dies hebt die Bedeutung des Beratungsprozesses hervor.

> **Die dem Betroffenen zur Verfügung stehenden Informationen zu Gesundheitsfragen werden in ihrer Bedeutung häufig überschätzt, denn Studien haben ergeben, dass Patienten immer noch das persönliche Beratungsgespräch suchen sowie Ratschlägen aus dem persönlichen Umfeld folgen.**

10.3 Mögliche Probleme bei der Kommunikation

» „Das Missverständnis ist die häufigste Form menschlicher Kommunikation." (Peter Benary)

Bei der Kommunikation und insbesondere im Beratungsprozess können zahlreiche Probleme auftreten. Zunächst einmal wird häufig der verbale Anteil der Kommunikation überschätzt, obwohl in der Übermittlung der Botschaft die nonverbalen Elemente meist dominieren. Deswegen spielt die Beziehung zwischen den Kommunikationspartnern eine sehr große Rolle für den Erfolg der Kommunikation. Professionelle Kommunikation muss also in erster Linie Beziehungsarbeit sein und erst in zweiter Linie dem Übermitteln von Nachrichten dienen (Tewes 2010, S. 3).

Um Missverständnisse bei der Übermittlung von Botschaften zu vermeiden, eignen sich Rückfragen. Statt sich auf die eigene Interpretation zu verlassen, bittet der Berater den Gesprächspartner, ihm beim Verstehen der Nachricht behilflich zu sein (Tewes 2010, S. 21).

„Störungen" im Interaktions- oder Beratungsprozess sollten niemals ignoriert werden, denn sie werden in der Regel durch ein aktuelles Problem hervorgerufen. Die aktive Beteiligung am Interaktionsprozess ist in diesem Moment nicht möglich, vielmehr muss die Ursache der Störung direkt angesprochen werden. Das Bedürfnis, diesen Störfaktor zu bearbeiten, ist dem Klienten zunächst am dringlichsten. Erfahrungsgemäß lassen sich aktuelle Probleme häufig zügig lösen oder aber es kann auf ein geeignetes Setting oder eine geeignete Person verwiesen werden, die zur Problemlösung beitragen können (Matolycz 2009, S. 161).

Aggressionen (▶ Der aggressive Patient) haben mit Affekten und Empfindungen zu tun, die in Pflegenden oder Betroffenen aufsteigen können. Die Frage darf und soll dabei nicht sein, wie Anspannung, Wut oder Ärger unterdrückt werden können, da davon auszugehen ist, dass sie sich dann auf unterschwellige Weise ihren Weg nach außen bahnen und damit noch weniger kontrollierbar sind. Zudem leidet auf diese Weise die Kongruenz des Beraters. Affektivität und auch Gefühle des Unmuts gegenüber Situationen, Umständen, auch Klienten oder Beratern dürfen also bleiben, sollen aber in eine „verträgliche", für alle Seiten akzeptierbare Form gebracht werden. Das Aussprechen dieser Gefühle führt schon zu einer Entlastung für alle Beteiligten (Matolycz 2009, S. 184).

Exkurs

Der aggressive Patient

Aggressive Patienten lösen in uns häufig Mechanismen wie Gegenaggression, Verteidigung oder Vermeidung von Kontakt aus. Bei Pflegenden sollten alle drei Verhaltensweisen unterbleiben, was manchmal viel Selbstbeherrschung und Reflexion erfordert. Wichtig ist es, in der jeweiligen Situation die Perspektive des Patienten einzunehmen bzw. zu verstehen, was ihn aufbringt. Auch das offene Ansprechen der aggressiven Verhaltensweisen des Patienten kann hilfreich sein („Ich merke, dass Sie sehr gereizt sind. Vielleicht wollen Sie mir den Grund dafür erklären?").

Aggressionen lassen sich im Rahmen psychischer Störungen wahrnehmen (z. B. im Rahmen von Psychosen oder Persönlichkeitsstörungen), und sie können bei psychisch gesunden Personen Ausdruck einer gegenwärtigen Überforderungssituation oder von ausgesprochener Hilflosigkeit sein. Durch Anerkennung der entsprechenden Rahmenbedingungen und auslösenden Faktoren lassen sich die meisten Aggressionen klären.

Bei vielen nachvollziehbaren Gründen (z. B. lange Wartezeiten, Missverständnisse, Fehler des Personals) können auch angemessene und ehrliche Entschuldigungen die Situation entschärfen. Allerdings gibt es Grenzen im Umgang mit aggressiven Patienten: Auch als Pflegekraft kann man sachlich und freundlich zum Ausdruck bringen, dass man sich bestimmte Verhaltensweisen verbittet. Beispiele für verbale Interventionen im Umgang mit aggressiven Patientinnen zeigt ◘ Tab. 10.1.

Auch eine unerwartete oder ausbleibende Reaktion kann den Kommunikationsprozess stören. Stellt sich in einer kommunikativen Situation beim Gegenüber ein Verhalten, das in unserem Kulturkreis quasi „erwartet" wird, nicht ein oder tritt an seine Stelle ein völlig anderes, kann das negative Empfindungen bei uns auslösen. Im ungünstigsten Fall ist das der Beginn einer Spirale gegenseitiger Missverständnisse, die auch das Erreichen außerkommunikativer Ziele scheitern lassen können. Besonders häufig tritt dieses Phänomen auf, wenn im Interaktionsprozess Vertreter unterschiedlicher Kulturen in Aktion treten. Interkulturelle Kommunikation hat daher immer mit Beobachtung, Interpretationsversuchen, mit Ausprobieren, Deuten und notwendigerweise auch mit ständigen Korrekturversuchen zu tun. Das gilt z. B. im Zusammenhang mit Nähe- und Distanzstufen, Blicken, Worten, Gesten und Mimik (Matolycz 2009, S. 198).

Der Umgang mit Beschwerden stellt die im Gesundheitswesen Tätigen vor besondere Herausforderungen, denn viel zu häufig werden diese als persönlicher Angriff oder Missachtung der geleisteten Arbeit gesehen. Der Beschwerdeführer drückt mit seiner Beschwerde eine Form von Unzufriedenheit aus und hat meist eine bestimmte Forderung an die Institution, es geht seltener um konkrete Personen. Wichtig ist, dass, wer Beschwerden entgegennimmt, in der Lage ist, sie sowohl von seiner Arbeit als

Tab. 10.1 Verbale Interventionen im Umgang mit aggressiven Patienten

Ratsames Verhalten	Beispiele/Folgen
Frühzeitiges Reagieren auf aggressive Tendenzen wie Gereiztheit, häufige Unmutsäußerungen; mit dem Patienten darüber sprechen	„Sie wirken sehr unzufrieden, stört Sie etwas konkret?" Patient kann Beweggründe erläutern, angestauter Ärger wird abgebaut.
Stets auf angemessene Information der Patienten achten	„Möchten Sie noch irgendetwas zu der Behandlung wissen?" Unwissenheit oder das Gefühl, dass etwas verheimlicht wird, schürt Aggressionen.
Einverständnis des Patienten vor jeder Maßnahme einholen	„Ich würde Ihre Wunde jetzt gerne nochmals anschauen, geht das?" oder „Sollen wir nicht zu Ihrem eigenen Schutz, damit Sie diese Nacht nicht noch einmal aus dem Bett fallen, einen Bettrahmen anbringen?"
Nicht gegen den Willen/Widerstand des Patienten handeln, sondern von der Notwendigkeit bestimmter Maßnahmen überzeugen	„Ich verstehe, dass Sie Angst vor der Untersuchung haben, aber es ist für die Behandlungsplanung sehr wichtig." Bei Nichtgelingen das weitere Vorgehen mit Angehörigen, Team und Leitung absprechen.
Dem Patienten zuhören und versuchen zu verstehen, was ihn innerlich unter Druck setzt	„Ich würde gerne verstehen, was Sie so stark belastet. Ich überlege, wie ich Ihnen helfen kann, damit Sie damit besser klar kommen."
„Ja-aber-Gespräche" und Debatten mit dem Patienten vermeiden, vor allem wenn dieser bereits erregt oder verärgert ist. Möglichkeiten schaffen, dass der Patient dem Ärger verbal Luft machen kann.	„OK, ich sehe, dass Sie sich sehr aufregen, ich will versuchen zu verstehen, worum es überhaupt geht. Was ist passiert, wer oder was ärgert Sie derart?" Den Patienten in seinen Äußerungen nicht sofort unterbrechen oder die eigene Stimme erheben.

auch seiner Person zu trennen. Dies gilt besonders für den Bereich der Pflege, da sich hier sowohl Klienten als auch deren Angehörige in Ausnahmesituationen befinden können, die wieder Gefühle der Ohnmacht und Verzweiflung bedingen – was sich (mitunter) in einer bestimmten und sehr emotionalen Art der Beschwerdeführung bemerkbar machen kann. Dem Beschwerdeführer muss von Beginn an vermittelt werden, dass sein Anliegen angekommen ist und bearbeitet wird. Wird ihm dieses Gefühl nicht vermittelt, wird er seine Aufmerksamkeit vermutlich weiteren Unmutsäußerungen widmen und an anderer Stelle erneut versuchen, seine Anliegen anzubringen. Eine negative Spirale wird in Gang gesetzt, welche die Fronten zunehmend verhärten lässt, ohne der Lösung näher zu kommen (Matolycz 2009, S. 246).

Manchmal entstehen Konflikte im Gespräch auch auf Grund von Divergenzen zwischen Erwartungen und Realität. Hat z. B. ein Patient die Erwartung, vom Arzt eine bestimmte positive Diagnose zu erhalten, die tatsächliche Diagnose ist aber negativ oder vollkommen andersartig, entsteht in diesem Moment ein realer Konflikt im Patienten, welcher den Gesprächsverlauf maßgeblich beeinflussen kann (Schweizerische Akademie der Medizinischen Wissenschaften 2013, S. 14). In anderen Fällen sind die Informationen, die der Gesundheitsexperte für nötig hält, möglicherweise nicht dieselben, die der Patient für nötig hält, so dass hier zunächst ein Abgleich erfolgen muss (London 2010, S. 223).

> **Kommunikations- und Beratungsprozesse werden durch vielerlei Faktoren negativ beeinflusst, unter anderem durch vorhandene Erwartungen und die Beziehung der Interaktionspartner. Der nonverbale Anteil am Kommunikationsprozess wird dabei häufig unterschätzt.**

Eine erfolgreiche Kommunikation bedeutet mehr als nur ein sachliches Verstehen. Menschen können kommunikative Situationen erleben, in denen sie

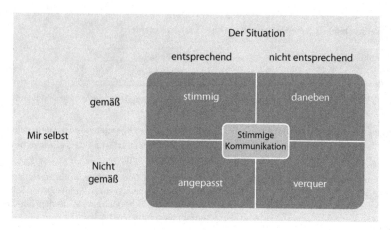

◨ **Abb. 10.1**   Vier-Felder-Schema stimmiger Kommunikation nach Schulz von Thun

zwar sachlich verstanden werden, sich aber trotzdem hochgradig unwohl oder missverstanden fühlen. Diese Unstimmigkeit kann eintreten, wenn man zwar in einer Situation „funktionieren", sich aber gefühlsmäßig verstellen muss. Schulz von Thun (2010) verfasste in Kombination mit seinem berühmten Kommunikationsquadratmodell auch das Konzept der Stimmigkeit. Dieses Konzept misst eine gelingende und erfolgreiche Kommunikation nicht als bloßes Funktionieren auf der Sachebene, sondern bezieht verschiedene Ebenen von Kommunikation ebenfalls mit ein. Das Konzept besagt, dass eine Kommunikation dann stimmig ist, wenn sie personell und situativ angemessen ist. Die Gesprächspartner müssen das Gefühl haben, der Situation entsprechend zu handeln und trotzdem „sie selbst" bleiben zu können. Ein Zusammenhang zur geforderten Kongruenz bei der Kommunikation ist hier ersichtlich. Diese beiden Dimensionen stellt Schulz von Thun in einer Matrix dar, welche die vier Varianten von erfolgreicher oder weniger erfolgreicher Kommunikation abbildet (◨ Abb. 10.1) (Schweizerische Akademie der Medizinischen Wissenschaften 2013, S. 15).

Pflegekräfte werden in ihrer Beraterfunktion immer wieder auf Klienten treffen, welche aus unterschiedlichsten Gründen eine Beratung durch Pflegende oder andere professionell im Gesundheitswesen Tätige ablehnen. Sie sind nicht bereit oder in der Lage, auf die Angebote einzugehen. Eine akute, lebensbedrohliche Situation bindet vielleicht alle für das Überleben des Organismus notwendigen Kräfte oder Patienten sind nicht gewohnt oder willens, ihre

Erkrankung als ein ganzheitliches Geschehen einzuordnen und sehen diese eher als reparaturbedürftigen Defekt an. Es kann auch sein, dass der Patient Gedanken und Gefühle nicht mit fremden Personen austauschen möchte oder versucht, die Krankheit mit ihren Folgen zu verdrängen. In jedem Falle ist die Ablehnung für den Augenblick zu akzeptieren, ohne den Beratungsprozess ganz aufzugeben. Vielleicht bedarf es nur eines passenderen Moments oder zunächst eines Vertrauensaufbaus, bis die Kommunikation doch zugelassen wird (Koch-Straube 2008, S. 185).

Der Beratungsprozess bedeutet immer ein Lernen für die Betroffenen. Während Kinder erwarten, dass die Erwachsenen ihnen vorgeben, was sie lernen sollen, weil sie den späteren Nutzen des Gelernten noch nicht einordnen können, verhält sich dies bei Erwachsenen anders. Erwachsene wissen im Gegensatz zu Kindern genug, um ihr Leben eigenständig zu führen. Nur wenn sie zu der Auffassung gelangen, dass die betreffenden Informationen relevant für sie sind, werden sie das Bedürfnis entwickeln, sich die neuen Kenntnisse anzueignen. Erwachsene wollen daher von Anfang an wissen, warum die Inhalte der Beratung von Bedeutung für sie sind. Widersprechen sie dem, was die Klienten wissen und glauben, wird es noch schwerer, sie von der Notwendigkeit des Lernens zu überzeugen. Erwachsene brauchen also eine individualisierte Beratung, deren Sinn sie von Beginn an überzeugt (London 2010, S. 77).

◨ Abb. 10.2 zeigt mögliche Hindernisse beim Klienten, die einem in der Beratung begegnen können.

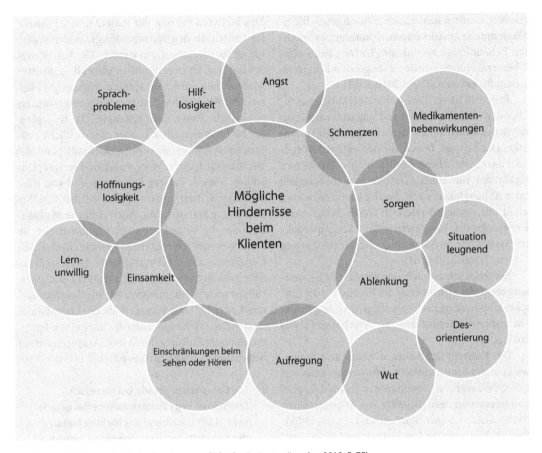

Sprach-
probleme

Hilf-
losigkeit

Angst

Medikamenten-
nebenwirkungen

Schmerzen

Hoffnungs-
losigkeit

Mögliche
Hindernisse
beim
Klienten

Sorgen

Situation
leugnend

Lern-
unwillig

Einsamkeit

Ablenkung

Des-
orientierung

Einschränkungen beim
Sehen oder Hören

Aufregung

Wut

◘ Abb. 10.2 Hindernisse in der Beratung aus Sicht des Patienten (London 2010, S. 75)

> **Eine erfolgreiche Kommunikation ist auch in sich stimmig. Dies beinhaltet nicht nur das Verstehen auf der Sachebene, sondern ebenso die Echtheit der Gesprächspartner während der Interaktion. Auch eine Ablehnung der Beratung aus unterschiedlichen Gründen ist zu akzeptieren, wobei insbesondere Erwachsene vom persönlichen Gewinn durch den Lernprozess von Beginn an überzeugt sein müssen.**

10.4 Non-Compliance und ihre Ursachen

Mit Compliance ist die Einwilligung des Patienten in den Behandlungsablauf gemeint, dessen Einhaltung er aktiv unterstützt. Non-Compliance bedeutet also, dass der Patient mit der Therapie oder der Versorgung nicht einverstanden ist. Dieses Nichteinverstandensein wird allerdings oft nicht verbal geäußert, sondern zeigt sich in der Verweigerung der geplanten Maßnahmen. Eine besonders hohe Non-Compliance zeigt sich im Umgang mit Arzneimitteln. So spricht man vom „Parkplatzeffekt", wenn die Medikamente direkt nach Erhalt entsorgt werden, von „drug holiday", wenn Patienten sich zwischendurch eine Arzneimittelpause gönnen, oder vom „Zahnputzeffekt", wenn die Medikamente kurz vor einem Arztbesuch wieder regelmäßig genommen werden. Bei chronisch Kranken in den Industrienationen liegt die Compliance-Rate bei lediglich 50%. Interessanterweise gibt es selbst bei aufgeklärten Patientengruppen wie Ärzten oder Pflegefachkräften eine Non-Compliance von 20%. Die Folgen der Non-Compliance sind nicht nur medizinisch relevant, sondern haben auch enorme gesundheits-ökonomische Auswirkungen. Es kommt zu schlechten Behandlungsergebnissen, Unter-, Fehl- oder Überversorgungen sowie zu steigenden Kosten im Gesundheitswesen (Tewes 2010, S. 62).

Eventuell hängt diese große Ablehnung gegenüber der vereinbarten Behandlung unter anderem mit dem erlebten Verlust der Selbstkontrolle zusammen. Das Erleben, Dinge, die den eigenen Körper oder das eigene Leben betreffen, nicht selbst steuern zu können, ruft oftmals Gefühle von Hilflosigkeit oder Abhängigkeit wach. Solche Emotionen sind nicht nur wenig hilfreich im Gesundungs- oder Genesungsprozess, sondern äußerst kontraproduktiv. Sie können zu Ablehnung oder Verweigerung führen (Tewes 2010, S. 61).

Natürlich führen auch eine würdevolle Behandlung sowie der Miteinbezug des Klienten in die Entscheidungsfindung zu einer gestiegenen Compliance, wie mehrere Untersuchungen gezeigt haben (Tewes 2010, S. 46).

Das Konzept der Adherence fasst zusammen, wie komplex der Patient betrachtet werden muss, um eine größtmögliche Compliance zu erzielen. Es geht von einem mündigen Patienten aus, mitsamt seinen Ambivalenzen, seiner Biografie und seinem individuellen Konzept von Gesundheit und Krankheit. Unterschieden werden die folgenden fünf Dimensionen (Schulz 2009, S. 10 ff.):

1. Sozioökonomische Dimension (Bildungsstand, wirtschaftliche Situation, sozialer Status, Alter)
2. Dimension Behandlungsteam und Gesundheitssystem (Verfügbarkeit, Beziehungsqualität)
3. Patientenbezogene Faktoren (Krankheitswissen, Vertrauen in eigene Fähigkeiten, Glaube an Therapieerfolg)
4. Krankheitsbedingte Verfassung des Patienten (Gesundheitszustand)
5. Therapiebezogene Faktoren (Nebenwirkungen, Auswirkungen im Alltag)

Im Gesundheitswesen Tätige können also einige Maßnahmen ergreifen, um den Grad der Einwilligung ihrer Klienten in die therapeutischen Maßnahmen zu erhöhen. Unter anderem muss dem Betroffenen mit Respekt begegnet werden und seine Bedürfnisse müssen ausgelotet werden.

Des Weiteren müssen der Patient und sein soziales Umfeld in den Entscheidungs- und Behandlungsprozess einbezogen werden. Die Betroffenen müssen gut und verständlich über alle geplanten Maßnahmen informiert werden, Wahlmöglichkeiten und Alternativen müssen aufgezeigt werden. Schriftliche Patientenleitlinien, welche die geplanten Maßnahmen einfach, aber ausdrücklich erklären, unterstützen dabei die Nachhaltigkeit des Beratungsgesprächs. Ausgehandelte Therapiepläne sollten wie ein Vertrag angesehen und von allen Vertragspartnern unterzeichnet werden, um ihre Bedeutung klarzustellen. Auch einfache Maßnahmen wie die Verordnung von Kombinations- an Stelle von mehreren Einzelpräparaten fördern die Compliance, da sie geringere Auswirkungen auf das Leben des Betroffenen haben. Zu guter Letzt unterstützen auch Versorgungsformen wie Case Management oder Disease Management die Compliance, da der Betroffene hier intensiv über einen längeren Zeitpunkt hinweg durch feste Ansprechpartner betreut wird (Tewes 2010, S. 63).

> **Die Compliance gerade bei chronisch Erkrankten liegt Studien zufolge bei gerade einmal 50%, während das Nichteinhalten der Behandlungspläne sowohl zu individuell schlechten Behandlungsergebnissen als auch zu Fehlversorgungen und steigenden Kosten im Gesundheitssystem führt. Der Betroffene muss als komplexes Individuum inmitten seines sozialen Umfelds betrachtet werden und bestmöglich einbezogen und informiert werden, um eine gute Compliance und damit gute Behandlungserfolge erreichen zu können.**

10.5 Hilfreiches im Beratungsgespräch

Im Beratungsgespräch eignen sich einige Gesprächstechniken besonders gut für die Kommunikation mit dem Ratsuchenden.

Paraphrasen sind kurze Wiedergaben dessen, was der Gesprächspartner gesagt hat. Sie helfen, zeitgerecht Missverständnisse zu vermeiden, können das Gesagte strukturieren und sind somit für alle

Gesprächsteilnehmer eine Orientierungshilfe. Sie zeigen außerdem, dass man aufmerksam zuhört. Des Weiteren empfiehlt es sich, das eigene Verstehen durch die **Verbalisierung** der (vermuteten) Gefühle des Gegenübers zum Ausdruck zu bringen. Dazu bedarf es aber der Empathie, des einfühlsamen Verstehens des anderen, wozu man sich auf den Interaktionspartner einlassen muss. Eine weitere Gesprächstechnik ist das **Wiederholen**. Hier geht es aber nicht allein um eine bloße Wiedergabe der Wörter des anderen. Vielmehr soll versucht werden, den Sinngehalt, das, was ihn beschäftigt, was hinter seinen Äußerungen, Gesten oder seinem Verhalten steht, zu erspüren und auszusprechen. Dieses In-den-Raum-Stellen entlastet gleichzeitig, weil die Gefühle nun offengelegt sind (Matolycz 2009, S. 94). Ergänzend dazu soll die Methode des **Spiegelns** dem Gegenüber dazu verhelfen, sich verstanden und angenommen zu fühlen, indem seine (auch negativen) Gefühle quasi bestätigt werden (Matolycz 2009, S. 100). Zusammengefasst werden diese Gesprächstechniken auch WWSZ-Techniken genannt, welche in ▶ Abschn. 7.3 ausführlich erläutert werden.

An dieser Stelle sei auch ein Hinweis auf die hohe Bedeutung der **Kongruenz** und **Echtheit** des Beraters gegeben, wie schon in ▶ Abschn. 9.5 beschrieben wurde. Ein Berater ist nur dann in sinnvoller Weise kongruent, wenn er sich seinen Gefühlen und Affekten nicht unkontrolliert überlässt, sondern sie in „verträglicher Form" lebt. Dabei ist die Ich-Botschaft eine Hilfe: Indem die eigenen Gefühle an- und ausgesprochen bzw. auch gezeigt werden, wird nicht die Person des Gegenübers zum Gegenstand dessen, was ausgesendet wird, sondern das, was ihr Verhalten in einem selbst auslöst. Kongruenz, also Echtheit, kann Pflegenden helfen, innerlich am Interaktionsgeschehen beteiligt zu bleiben; sie kann zugleich Verständnis ermöglichen und dient auch der eigenen Entlastung. Sich in einem Gespräch auf Jemanden einzulassen bedeutet nämlich auch immer, sich mit ihm in gewisser Weise zu identifizieren und die Welt ein Stück weit mit seinen Augen zu sehen (Matolycz 2009, S. 108, 122).

Neben dem **EWE-Prinzip** (▶ Abschn. 7.4) und den **WWSZ-Techniken** (▶ Abschn. 7.3) ist besonders beim Umgang mit emotionalen Äußerungen von Patienten das in ▶ Abschn. 7.2 beschriebene **NURSE-Modell** von Bedeutung.

Über die verschiedenen Gesprächstechniken hinaus ist der **Zeitpunkt der Beratung** mitentscheidend für deren Erfolg. Der ideale Moment zur Beratung liegt dann vor, wenn sich die Lernbereitschaft des Klienten auf dem Höhepunkt befindet. Wird die Beratung auf die Bereitschaft des Klienten abgestimmt, ist der Lerneffekt am größten. In einem pädagogisch günstigen Moment ist der Klient aufnahmefähig, bereit zur Veränderung und in der Lage zu handeln. In solchen Momenten verspüren Patienten oder Angehörige ein bestimmtes Bedürfnis und sind daher motiviert, etwas zu ändern, um dieses Bedürfnis zu befriedigen. Motivation beginnt mit einem kognitiv-affektiven Stadium. Das Gefühl, keine Kontrolle zu haben, erzeugt das Bedürfnis, sich mit der Frage „Warum passiert das gerade mir?" auseinander zu setzen. Der erste Schritt zur Wiedererlangung der Kontrolle und zur Befriedigung des entsprechenden Bedürfnisses besteht im Verstehen: „Was geschieht mit mir?" Das Bedürfnis, die eigene Lage zu begreifen, motiviert den Betroffenen zum Lernen (London 2010, S. 78 ff.).

Eine interaktive Edukation zeichnet sich dabei dadurch aus, dass der Berater, während er Patienten und ihren Familien Informationen vermittelt, kontinuierlich Rückmeldung einholt, um sicherzustellen, dass die Informationen verstanden werden, korrekt sind und sich praktisch anwenden lassen. Es müssen zudem Verbindungen zwischen den neuen Gedankengängen und bereits Bekanntem hergestellt werden, wenn Lernfortschritte erzielt werden sollen. Außerdem sollten die neuen Erkenntnisse möglichst sofort zur Anwendung kommen, um das Gelernte zu bekräftigen und das Selbstvertrauen des Klienten zu festigen (London 2010, S. 100 ff.). Dies ist in der **Cognitive Load Theory** begründet, welche in ▶ Abschn. 6.2 näher erläutert wurde.

❯❯ **Verschiedene Gesprächstechniken sind hilfreich für ein erfolgreiches Beratungsgespräch. Des Weiteren muss aber auch der richtige Zeitpunkt für eine Beratung gefunden werden, da Patienten in einem „pädagogisch günstigen Moment" selbst ein Bedürfnis verspüren, welches sie zum Lernen motiviert. Des Weiteren ist es entsprechend der Cognitive Load Theory günstig, nicht zu viele Informationen gleichzeitig zu** vermitteln, welche an schon Bekanntes anknüpfen und möglichst sofort zur Anwendung kommen sollten.

10.6 Einbezug des Umfelds in die Beratung

Patienten oder Pflegebedürftige können nicht autark betrachtet werden, vielmehr sind sie Teil eines sozialen Umfeldes, welches in den Beratungsprozess einbezogen werden muss. Angehörige von Klienten der Pflege sind gerade im Bereich der (geriatrischen) Langzeitpflege wichtige Interaktionspartner, weshalb es von Bedeutung ist, sie von Anfang an nicht als „Anhängsel", sondern als Personen wahrzunehmen, mit denen es ebenso in einen Beziehungsprozess einzusteigen gilt wie mit dem Klienten selbst. Das ist vor allem dann der Fall, wenn es sich um sehr nahe Angehörige handelt, die häufig zu Besuch kommen.

» „Der Beginn einer solchen Interaktion ist so wichtig wie häufig auch problematisch. Angehörige, die ihre Partner oder ihr Elternteil ins Pflegeheim „begleiten", können eine Menge unterschiedlicher Empfindungen zur gleichen Zeit haben: Erleichterung, Schuldgefühle, Angst allein zu sein und viele mehr." (Matolycz 2009, S. 236)

Die Kooperation und Einbeziehung pflegender Angehöriger, Information, Aufklärung und Anleitung setzt eine Veränderung des Blickwinkes voraus: Es erfordert, sich nicht allein auf den Patienten zu konzentrieren, sondern ihn als Teil seines sozialen Umfeldes und ganzheitlich zu begreifen. Angehörige als Mitbetroffene sind ebenso in einer Ausnahmesituation und ihr Verhalten ist vielleicht unverständlich und manchmal völlig unvernünftig.

❯ Betroffene können niemals allein betrachtet werden, sondern immer als Bestandteil ihres sozialen Umfeldes, welches in den Beratungsprozess eingebunden werden muss.

Literatur

Hüper C, Hellige B (2012) Kooperative Pflegeberatung und Beratungsqualität. Mabuse, Frankfurt

Koch-Straube U (2008) Beratung in der Pflege. Huber, Bern

London F (2010) Informieren, Schulen, Beraten. Praxishandbuch zur pflegebezogenen Patientenedukation. Huber, Bern

Matolycz E (2009) Kommunikation in der Pflege. Springer, Heidelberg

Schulz von Thun F (2010) Miteinander reden. Rowohlt, Berlin

Schweizerische Akademie der Medizinischen Wissenschaften (Hrsg) (2013) Kommunikation im medizinischen Alltag. Ein Leitfaden für die Praxis. Basel

Schwenke S (2009) Was wollen Patienten wissen? In: Abt-Zegelin A. (Hrsg) Patientenorientierung und -autonomie fördern. Der Informierte Patient. Lerneinheit 11. Certified Nursing Education (CNE). Thieme, Stuttgart, S 2–5

Tewes R (2010) „Wie bitte?" Kommunikation in Gesundheitsberufen. Springer, Heidelberg

Erfolgreiche, patienten- orientierte Beratung in verschiedenen Fallbeispielen

Nachdem in den vorangegangenen Kapiteln auf die Grundlagen für eine gute Kommunikation sowie eine patientenorientierte Beratung eingegangen wurde, werden nun verschiedene Fallbeispiele vorgestellt. Diese sollen die vorher beschriebenen Prinzipien und Tipps in realistischen Praxissituationen zeigen, um dem Leser den Theorie-Praxis-Transfer zu erleichtern. Die Praxisbeispiele umfassen unterschiedliche Settings und Klienten, damit ein breites Spektrum abgebildet wird. Konkret beziehen sich die Beispiele auf die Krankheiten Demenz und Diabetes, des Weiteren wurden ein Patient mit chronischen Schmerzen sowie drei Personen mit komplexer Wundversorgung ausgewählt. Im letzten Beispiel wird eine Praxisanleitung im Rahmen der Ausbildung geschildert. In den Kapiteln wird immer zunächst das erforderliche Hintergrundwissen zur jeweiligen Krankheit beschrieben, bevor auf die Besonderheiten bei der Beratung in diesem Kontext eingegangen wird. Es folgt ein konkret beschriebenes Fallbeispiel, welches mit einer Checkliste für die Beratung im jeweiligen Fall endet.

Beratung von Menschen mit Demenz und ihren Angehörigen

Katja Sonntag

© Springer-Verlag Berlin Heidelberg 2017
C. von Reibnitz, K. Sonntag, D. Strackbein (Hrsg.), *Patientenorientierte Beratung in der Pflege*,
DOI 10.1007/978-3-662-53028-3_11

11.1   Hintergrundwissen zur Demenz

In Deutschland leben heute ca. 1,4 Millionen Menschen mit einer Demenz (Bundesministerium des Inneren 2013, S. 29). Während gleichzeitig die Gesamtbevölkerungszahl sinken wird, ist bis zum Jahr 2050 mehr als eine Verdoppelung der Erkrankten zu erwarten, wenn es keinen Durchbruch bei der Therapie geben wird (Berlin-Institut 2011, S. 6). Exakte Zahlen liegen für viele Länder, unter anderem Deutschland, nicht vor, da Demenzerkrankungen nicht meldepflichtig sind und nicht in bestimmten Statistiken erfasst werden. Dennoch nehmen die Auswirkungen dieser Erkrankung für das Gesundheitssystem und für die gesamte Gesellschaft fortlaufend zu.

Mit dem Begriff der Demenz wird ein ganzes Bündel von Erkrankungen mit verschiedenen Ursachen und teilweise unterschiedlichem Erscheinungsbild bezeichnet. Für die meisten Formen existieren bislang keinerlei Heilungs- sowie nur begrenzte Behandlungsmöglichkeiten (Ballsieper et al. 2012, S. 92).

» „Der Begriff „Demenz" leitet sich vom lateinischen Wort „dementia" ab und bedeutet wörtlich „ohne Geist/Verstand". Er steht für Beeinträchtigungen des Gedächtnisses und anderer höherer Hirnfunktionen wie Orientierung, Sprache und Lernfähigkeit, die so schwerwiegend sind, dass den Betroffenen die Bewältigung alltäglicher Angelegenheiten nicht mehr möglich ist und sie somit hilfe- und pflegebedürftig werden." (Sonntag et al. 2015, S. 5)

Das Bewusstsein ist dabei nicht getrübt (Berlin-Institut 2011, S. 9).

Man unterscheidet zwischen primären und sekundären Formen der Demenz. Bei mehr als 90% aller Demenzen handelt es sich um primäre Demenzen, welche sich in neurodegenerative und vaskuläre Demenzen sowie Mischformen unterteilen lassen. Hier gibt es keine anderen organischen Erkrankungen, die die Symptome der Demenz hervorrufen. Zu den degenerativen Demenzen zählen:
1. Morbus Alzheimer
2. Frontotemporale Demenz
3. Chorea Huntington
4. Morbus Parkinson

Mit rund zwei Dritteln aller Fälle ist die Alzheimer-Krankheit die häufigste Form der Demenz. An zweiter Stelle folgen die vaskuläre Demenz sowie Mischformen. Bei der vaskulären Demenz sind Durchblutungsstörungen im Gehirn für die Symptome verantwortlich. Bei vielen Betroffenen erfolgt in der Praxis keine Differenzialdiagnostik, um den genauen Typ der demenziellen Erkrankung festzustellen.

Bei den sekundären Demenzen, insgesamt ca. 10% aller Demenzfälle, steht der geistige Verfall in Folge einer primär anderen organischen Erkrankung im Vordergrund, wie z. B. einer Hirnverletzung oder einem Hirntumor. Auch Medikamente und Gifte sowie starke Mangelerscheinungen können zu einer sekundären Demenz führen. Im Gegensatz zu einer primären Demenz kann eine sekundäre Demenz je nach zu Grunde liegender Ursache eventuell geheilt werden (D'Arrigo 2011, S. 23 ff.; Sonntag et al. 2015, S. 5).

Die Wahrscheinlichkeit, an einer Demenz zu erkranken, steigt nach dem 65. Lebensjahr steil an, sie verdoppelt sich ungefähr alle fünf Jahre. Auf Grund der höheren Lebenserwartung erkranken daher mehr Frauen als Männer (Berlin-Institut 2011, S. 6, 13). Somit steht die Demenz an erster Stelle der altersabhängigen Erkrankungen und wird mit zunehmender Lebenserwartung immer mehr Menschen treffen (Füsgen 2008, S. 11).

In der International Statistical Classification of Deseases, 10th revision (ICD-10) wurde die Demenz einheitlich mit folgenden Kriterien definiert (Deutsches Institut für Medizinische Dokumentation und Information 2016):
1. Abnahme des Gedächtnisses und anderer kognitiver Fähigkeiten, charakterisiert durch Verminderung der Urteilsfähigkeit und des Denkvermögens
2. Keine Bewusstseinstrübung
3. Verminderte Affektkontrolle mit mindestens einem der folgenden Merkmale:
   - Emotionale Labilität
   - Reizbarkeit
   - Apathie
   - Vergröberung des sozialen Verhaltens
4. Dauer mindestens sechs Monate

> Unter einer Demenz versteht man eine Abnahme des Gedächtnisses sowie anderer kognitiver Fähigkeiten, welche so stark sind, dass sie sich im Alltag auswirken. Des Weiteren liegt keine Bewusstseinstrübung vor und die Symptome müssen mindestens über einen Zeitraum von sechs Monaten anhalten. Bei 90% aller Demenzen handelt es sich um primäre Demenzen, welche noch nicht geheilt werden können. Die sekundären Demenzen, bei denen die Symptome auf Grund einer anderen organischen Erkrankung auftreten, sind dagegen teilweise heilbar.

zeitintensiver und belastender als die Pflege von körperlich beeinträchtigten Menschen ohne Demenz (Schäufele et al. 2008, S. 12). Im Vordergrund steht dabei eher die psychische als die physische Belastung der Pflegenden.

> Eine Demenz schreitet in der Regel progredient über Jahre voran, wobei die Belastung für die Pflegepersonen kontinuierlich zunimmt und größer als bei der Pflege von kognitiv gesunden Personen ist. Erste Abbauprozesse im Gehirn finden wahrscheinlich schon Jahre vor dem Auftreten der ersten Symptome statt.

Eine Demenz ist eine progredient verlaufende Erkrankung, bei der sich die Verschlechterung der Symptome in der Regel über Jahre hinzieht. So liegen zwischen der Diagnosestellung und dem Versterben häufig bis zu sieben oder sogar zehn Jahre. Bei einer vaskulären Demenz ist die Überlebenszeit nach der Diagnosestellung in der Regel kürzer als bei einer Demenz vom Alzheimer-Typ (Schäufele et al. 2008, S. 14). Zudem scheinen schon vor der Diagnosestellung die letztlich zu einer Demenz führenden Krankheitsmechanismen langsam fortzuschreiten und sich nicht in Form von Symptomen erkennen zu geben. Erst wenn ein hohes Maß an Gewebeveränderungen die Kompensationsfähigkeit des Gehirns übersteigt, entstehen die ersten klinischen Krankheitszeichen in Form von Leistungseinschränkungen und Verhaltensveränderungen (Kurz 2012, S. 81 f.). Welche Symptome ein Mensch mit Demenz im Verlauf seiner Erkrankung dabei zeigt, ist individuell sehr unterschiedlich. Bei einigen Erkrankten verändert sich auch die Persönlichkeit, unter anderem bei der frontotemporalen Demenz (Berlin-Institut 2011, S. 9).

Die Einschränkungen im Alltag nehmen bei einer Demenz mit zunehmendem Schweregrad deutlich zu und liegen schon bei einer leichten Demenz deutlich über denen kognitiv gesunder Menschen. Das zeigt sich unter anderem darin, dass man nur 60% der leicht erkrankten, knapp 30% der mittelschwer erkrankten und 12% der schwer erkrankten Menschen mit Demenz für mehrere Stunden alleine lassen kann. Die Pflege und Betreuung von Menschen mit Demenz ist daher aufwändiger,

Bislang gibt es noch keinerlei Erkenntnisse darüber, wie man sich vor einer Demenz des Alzheimer-Typs schützen kann. Für einige wenige Fälle, welche häufig schon vor dem 65. Lebensjahr auftreten, ist ein genetischer Defekt verantwortlich, welcher auch vererbt wird.

Zumindest dem Auftreten einer vaskulären Demenz kann aber jeder vorbeugen, indem er alles versucht, um seine Blutgefäße zu schützen. Hier gelten die gleichen Empfehlungen, mit denen man auch einem Herzinfarkt oder Schlaganfall vorbeugen kann: gesunde Ernährung, ausreichend Bewegung, nicht rauchen sowie normale Blutdruck- und Blutfettwerte. Außerdem gibt es Hinweise darauf, dass das Gehirn von geistig und sozial sehr aktiven Menschen über eine gewisse „Reserve" verfügt, welche die kognitiven Ausfälle längere Zeit ohne gezeigte Symptomatik kompensieren kann (Berlin-Institut 2011, S. 12). So kann zwar nicht die Erkrankung an sich verhindert werden, aber immerhin die Manifestation der Symptome.

Die Diagnose der Demenz ist eine Ausschlussdiagnostik, welche eine ausgiebige Anamneseerhebung unter Einbezug der Angehörigen umfassen sollte. Sie sollte neben Laboruntersuchungen apparative Untersuchungen wie eine Computertomographie sowie psychometrische Testverfahren wie den Mini Mental Status umfassen (D'Arrigo 2011, S. 29 f.). Der endgültige Nachweis einer degenerativen Veränderung des Gehirns kann erst postmortal bei einer Autopsie erfolgen (◻ Abb. 11.1).

Viele Betroffene wenden sich zunächst an ihren Hausarzt, welcher die Beschwerden ernst nehmen

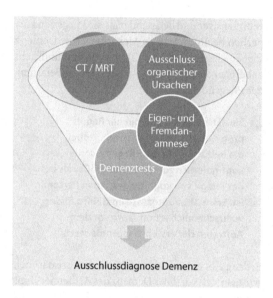

■ Abb. 11.1   Ausschlussdiagnose Demenz

und erste Tests durchführen sollte, bevor er die Betroffenen bei einem begründeten Demenzverdacht an einen Facharzt oder eine entsprechende Klinik überweisen sollte. Hier wird dann die weitere Differenzialdiagnostik durchgeführt. Leider erfolgt in der Praxis häufig keine entsprechende Diagnostik, so dass teilweise auch behandelbare sekundäre Demenzformen nicht erkannt werden. Dies mag mit dem Alter der Patienten sowie einer häufig vorliegenden Multimorbidität zusammenhängen.

> ❯ Die Diagnose der Demenz ist eine Ausschlussdiagnostik, welche in der Praxis häufig nicht erfolgt. Welche Faktoren eine Demenz des Alzheimer-Typs beeinflussen, ist noch nicht bekannt, während die Risikofaktoren für eine vaskuläre Demenz denen eines Herzinfarkts oder Schlaganfalls entsprechen.

Primäre Demenzerkrankungen sind zum heutigen Zeitpunkt nicht heilbar. Während die Medizin bei der Bekämpfung von Seuchen oder Krebs große Fortschritte gemacht hat, kann sie typische Alterserkrankungen wie Arthrose, Altersblindheit, insbesondere aber demenzielle Erkrankungen bislang nicht verhindern oder aufhalten. Bislang konnten nicht einmal die Mechanismen gefunden werden, warum

sich bestimmte Ablagerungen im Gehirn bilden und warum diese zu Lebzeiten nicht bei allen Betroffenen zu Demenzsymptomen in Relation zu den Gehirnschädigungen führen (Berlin-Institut 2011, S. 5 ff.). Meldungen zu Durchbrüchen in der Therapie und Vorbeugung, z. B. durch einen Impfstoff, bestätigten sich in der Praxis bislang nicht.

Eine frühzeitige Diagnose bringt dennoch viele Vorteile mit sich. Zum einem bleibt dem Betroffenen ausreichend Zeit, selbstbestimmt seine Angelegenheiten zu regeln sowie seine weitere Lebenssituation zu planen. Mit einem Fortschreiten der Symptomatik ist dies immer schwieriger möglich. Außerdem verbessert eine frühe Diagnose die Aussichten, den Rückgang der kognitiven Fähigkeiten durch Medikamente, kognitives Training und Rehabilitationsmaßnahmen hinauszuzögern. Die zur Behandlung zur Verfügung stehenden Medikamente können den kognitiven Verfall um sechs bis höchstens 18 Monate hinauszögern und wirken umso besser, je eher sie angewendet werden (Berlin-Institut 2011, S. 11 ff.). Allerdings werden bislang nur ca. 10–20% aller Demenzpatienten in der ambulanten Betreuung mit Antidementiva behandelt, auch bei Bewohnern in der vollstationären Pflege ist die Quote kaum höher (Füsgen 2008, S. 14).

Neben einer möglichen pharmakologischen Behandlung stehen heute eine Reihe nichtmedikamentöser Behandlungs- und Therapiemöglichkeiten zur Verfügung, die zwar keine Heilung bringen, aber zumindest ein Fortschreiten des kognitiven Abbaus sowie den Verlust alltagspraktischer Fähigkeiten hinauszögern können. Empirisch abgesicherte Untersuchungsergebnisse zur Wirksamkeit der verschiedenen Verfahren und Therapien liegen aber noch nicht vor, auch wenn diese in der Praxis teilweise schon sehr weit verbreitet sind. Beispielhaft seien hier Gedächtnistrainings, Bewegungs- und Musikangebote sowie speziell angepasste Milieus in der Pflege und Betreuung genannt (D'Arrigo 2011, S. 31 f.).

Die optimale Versorgung für Demenzpatienten sieht dabei für jeden Betroffenen individuell anders aus und hängt vom Schweregrad der Erkrankung sowie von der persönlichen Lebenssituation ab. Der progrediente Krankheitsverlauf erfordert dabei eine fortlaufende Anpassung und eine stadiengerechte Nutzung der Angebote, wobei auch die Belastbarkeit der Pflegepersonen immer mit im Fokus stehen muss (Durwen 2008, S. 29).

> Primäre Demenzen sind zum jetzigen Zeitpunkt nicht heilbar, die zur Verfügung stehenden Medikamente können den Krankheitsverlauf aber um einige Monate hinauszögern. Nichtmedikamentöse Therapien und Angebote sind in der Praxis weit verbreitet, ein empirischer Nachweis zum konkreten Nutzen einzelner Verfahren liegt aber nicht vor. Alle Behandlungsoptionen müssen individuell an den Erkrankten und sein soziales Umfeld angepasst werden und sich dem progredienten Krankheitsverlauf entsprechend anpassen.

11.2 Beratung für Menschen mit Demenz und ihre Angehörigen

Die Konfrontation mit der Diagnose Demenz bedeutet einen Schock für den erkrankten Menschen. Die kognitive Leistungsfähigkeit ist die Grundvoraussetzung, um selbstbestimmt und eigenverantwortlich sein Leben zu gestalten. Die in unserer Gesellschaft so wichtige Autonomie des Einzelnen kann nur dann gelebt werden, wenn der Mensch die Konsequenzen seines Handelns absehen und zielgerichtet Entscheidungen für sich und sein Leben treffen kann. Im Laufe der Demenzerkrankung ist dies immer weniger möglich und der Erkrankte benötigt zunehmend Hilfestellungen, um die Anforderungen des Alltags bewältigen zu können (Sonntag et al. 2015, S. 110).

Für das soziale Umfeld ist die Diagnose Demenz ebenfalls ein Schock. Die Angehörigen und Freunde sehen sich mit einer Erkrankung konfrontiert, die den Erkrankten so verändert, dass er von einem selbstständig agierenden zu einem hilfebedürftigen Menschen wird. Auch Rollen- und Persönlichkeitsveränderungen prägen das zukünftige Miteinander.

Für den Erkrankten und die Angehörigen bedeutet die Diagnosestellung daher eine Krisensituation. Hinzu kommt noch die Stigmatisierung der Demenz durch die Gesellschaft. Der Umgang mit Demenzkranken konfrontiert die Menschen mit ihren eigenen Ängsten und Unsicherheiten, die durch das Beobachten und Erleben des geistigen und körperlichen Verfalls anderer ausgelöst werden. Dieser Verfall und die zunehmende Abhängigkeit von Dritten stellt in der Wahrnehmung der Menschen eine der größten gesundheitlichen Bedrohungen dar und ist mit vielen Ängsten verbunden.

> Die Diagnose Demenz bedeutet für den Betroffenen und seine Angehörigen einen Schock und löst eine Krisensituation aus. Reale Sorgen und Befürchtungen sowie Ängste machen die Situation zu einer großen Belastung.

Aufgrund dieser vielschichtigen Problematik wird die Notwendigkeit von Beratung zum Zeitpunkt der Diagnosestellung, aber auch im weiteren Krankheitsverlauf deutlich. Damit aber die Beratung als hilfreich und anwendbar für den Ratsuchenden empfunden wird, müssen Konzepte genutzt werden, die den unterschiedlichen Beratungssituationen angemessen sind. Eine gute Beratung für Menschen mit Demenz muss nicht nur die entsprechenden Informationen passgenau und sensibel vermitteln, sondern auch die Situation der Betroffenen sowie ihrer Angehörigen berücksichtigen. Dies bedeutet, sich zum einen in die Lage des an Demenz Erkrankten hineinzuversetzen, aber auch die Rollenverschiebungen im Familiensystem zu beachten.

Viele Jahre lang wurde die eigentliche Hauptperson, der Mensch mit Demenz, sowohl bei der Beratung als auch bei der Versorgungsplanung kaum berücksichtigt. Der Schwerpunkt wurde vielmehr auf die (pflegenden) Angehörigen gelegt. Dabei erleben nicht nur die Angehörigen, sondern auch die Betroffenen selbst die Erkrankung als soziales Schicksal. Erst in den letzten Jahren wird in der Fachwelt zunehmend diskutiert, wie die Betroffenen selbst in die Versorgungsplanung einbezogen und wie sie gut beraten werden können (Zimmermann 2009, S. 71).

Analog zum langen Ausblenden des Erkrankten selbst in der Beratung gehört es immer noch zu den schlimmen Erfahrungen der an Demenz Erkrankten, wenn das medizinische Personal nach der Diagnosestellung nicht selten dazu übergeht, sie nur noch als Objekt zu behandeln. Oft wird auch in ihrer Gegenwart das Gespräch allein mit den Angehörigen und über die Köpfe der Betroffenen hinweg geführt (Merz 2012). Dies liegt daran, dass die Gesellschaft häufig kognitive Abbauprozesse schon im Frühstadium mit der Unfähigkeit zur Selbstreflexion und Verhaltenssteuerung gleichsetzt. So ist heute wesentlich mehr über das subjektive Belastungserleben der Angehörigen bekannt als über das Erleben der Demenzkranken selbst (Stechl et al. 2006, S. 223). Wer also zu seiner Demenz steht, wird häufig nicht mehr ernst genommen (Berlin-Institut 2011, S. 56).

Studienergebnisse weisen darauf hin, dass alle an Demenz erkrankten Menschen kognitive und funktionelle Defizite bei sich wahrnehmen, doch nicht alle führen diese auf die Demenz zurück, sondern zunächst eher auf normale Alterungsprozesse. Das Bild der Demenz in der Gesellschaft ist von Symptomen eines fortgeschrittenen Stadiums geprägt, sodass sich hier Betroffene im Frühstadium nicht wiederfinden können (Stechl et al. 2006, S. 225 f.). Zudem versucht der Betroffene, zunächst andere, weniger erschreckende Erklärungen für die bei sich beobachteten Defizite zu finden.

Der Beginn einer Demenz zeichnet sich meist durch zunehmende Vergesslichkeit, Konzentrationsstörungen, Gedächtnis- und Wortfindungsstörungen sowie Fehleinschätzungen aus. Diese Symptome erleben die Betroffenen sehr bewusst und schämen sich für ihr Verhalten. Unsicherheit und Verwirrung bestimmen den Alltag der Erkrankten, manche Betroffenen berichten auch von Versuchen des Herunterspielens, Ignorierens, Verleugnens oder Bagatellisierens der Vorfälle. Betroffene versuchen, unangenehmen Situationen oder Gesprächen aus dem Weg zu gehen. Es kommt schließlich zu einem Abbruch von sozialen Kontakten und einem Rückzug in die gewohnte Umgebung. All dies löst Angst beim Betroffenen aus. Angst, die eigene Kontrolle zu verlieren, und auch Angst, mit dem Verhalten aufzufallen (Zimmermann 2009, S. 73 f; Deutscher Ethikrat 2012, S. 27).

Die vorliegenden Selbstzeugnisse zeigen, wie es sehr vielen äußerst schwer fällt, sich eingestehen zu müssen, dass eine ärztliche Untersuchung notwendig ist. Schwer ist dann auch die Zeit des Wartens auf die endgültige Diagnose. Noch belastender wird aber häufig der Moment der Diagnosemitteilung erlebt, wenn die Befürchtung zur Gewissheit wird, beziehungsweise das für unwahrscheinlich Gehaltene plötzlich eintritt. Typische Reaktionen sind Schock und Erstarrung, aber auch Trauer und Verzweiflung (Deutscher Ethikrat 2012, S. 28). Insgesamt wird die Phase zwischen

der Verarbeitung der ersten persönlichen Befürchtungen über das langsame Gewahrwerden von Symptomen sowie der Entscheidung zur ärztlichen Abklärung bis zur Verarbeitung der Diagnose als eine sehr schwierige Lebensphase geschildert. Die Angst davor, anderen zukünftig zur Last zu fallen und von ihnen abhängig zu sein, aber auch die Angst vor einer möglichen Bevormundung stehen dabei im Vordergrund (Deutscher Ethikrat 2012, S. 17). Dies alles muss eine gute Beratung berücksichtigen.

>> „Wer an einer Demenz erkrankt ist, will nichts anderes als alle anderen auch: Die Autonomie bewahren soweit es geht, ein weitgehend normales Leben führen und dazugehören" (Berlin-Institut 2011, S. 56).

Menschen mit Demenz wollen also für sich selbst sprechen, solange dies noch möglich ist, und ernst genommen werden. Sie sollten daher im Mittelpunkt jedes Beratungsprozesses stehen.

Erst mit fortschreitendem Abbauprozess lässt auch das Vermögen nach, die eigenen Fähigkeiten richtig einzuschätzen, und das Risiko für eine Selbst- oder Fremdgefährdung steigt. Neuere wissenschaftliche Erkenntnisse zeigen aber, dass selbst an fortgeschrittener Demenz erkrankte Menschen zu individuellem Erleben und sensibler sozialer Wahrnehmung fähig sind und persönliche Wünsche haben. Sie können daher sehr wohl noch als empfindsame Subjekte handeln und von anderen auch so wahrgenommen werden. Je nach den Möglichkeiten, die der Krankheitsverlauf dem Betroffenen lässt, kann er sein Leben weiterleben und Freude empfinden. Der Balanceakt besteht darin, den Menschen mit Demenz nicht zu bevormunden oder ihm in bester Absicht alles abnehmen zu wollen, ihm aber gleichzeitig vor eventuellem Schaden zu bewahren (Berlin-Institut 2011, S. 58).

Für eine einfühlsame professionelle Beratung heißt dies, dass der Betroffene direkt angesprochen werden muss und die Äußerungen seinen Fähigkeiten angepasst werden müssen, um so lange wie möglich Selbstbestimmung zu ermöglichen und Bevormundung zu vermeiden.

Gleichzeitig muss das soziale Umfeld in die Beratung einbezogen werden, da Menschen mit Demenz zunehmend auf die Unterstützung Dritter

◘ Tab. 11.1 Checkliste zur Beratung bei Demenz

- Im Mittelpunkt des Beratungsprozesses steht immer der Mensch mit Demenz selbst, nicht seine Angehörigen.
- Das soziale Umfeld muss in den Beratungsprozess integriert werden.
- Die Diagnose Demenz stellt ein Schockereignis für den Erkrankten selbst sowie sein soziales Umfeld dar. Dies muss dem Berater bewusst sein.
- Da die Symptome der Erkrankung sich in der Regel über einen längeren Zeitraum fortwährend verschlechtern, muss eine kontinuierliche Beratung mit festen Ansprechpartnern während des gesamten Krankheitsverlaufs erfolgen.
- Die in der Beratung vermittelten Informationen müssen nicht nur zum jeweiligen Krankheitsstadium, sondern auch zur individuellen Lebenssituation passen.
- Rollenverschiebungen innerhalb der Familie müssen für den Beratungsprozess beachtet werden.
- Die Beratung muss an die kognitiven Fähigkeiten des an Demenz erkrankten Menschen angepasst werden.
- Trotz aller krankheitsbedingten Abbauprozesse muss die größtmögliche Autonomie und Selbstbestimmung das Ziel der Beratung sein.
- Die Diagnose Demenz ist mit großen Ängsten besetzt, dies muss berücksichtigt werden.
- Betroffenen und Angehörigen hilft häufig der Austausch mit anderen Betroffenen, dieser sollte angeregt werden.

angewiesen sind. Hier muss fortlaufend eruiert werden, wie belastet die Pflegenden sind und welche passgenauen Unterstützungs- und Entlastungsangebote im Rahmen der Beratung angeboten werden können. Die Beratung ist dabei immer als Prozess zu sehen, da sie sich dem progredienten Krankheitsverlauf mit den sich wandelnden Wünschen und Bedürfnissen anpassen muss.

> Der Mensch mit Demenz wurde bei der Beratung und Versorgungsplanung lange Zeit nicht involviert, da ihm seine Fähigkeiten mit der Diagnosestellung abgeschrieben wurden. Die Beratung muss aber den Betroffenen selbst mit seinen Wünschen und Bedürfnissen in den Mittelpunkt stellen, um so lange wie möglich eine größtmögliche Selbstbestimmung zu ermöglichen.

◘ Tab. 11.1 zeigt eine Checkliste für die demenzorientierte Beratung.

11.3 Fallbeispiel Beratung bei Demenz

Herr K., ein 63-jähriger erfolgreicher Architekt, ist seit 35 Jahren mit seiner Frau verheiratet und Vater von zwei Töchtern. Er lebt in einem selbst entworfenen Haus am Rande einer Großstadt, in der sich auch sein vor knapp 20 Jahren gegründetes Architekturbüro mit 14 Angestellten befindet. Ihm bedeutet sein Beruf sehr viel, es ist vielmehr eine Berufung für ihn. Auch die Verantwortung für seine Angestellten ist ihm sehr bewusst, bei ihnen erfreut er sich großer Beliebtheit. Den Erfolg seines Büros konnte er durch seine Kreativität, gepaart mit finanzier- und realisierbaren Umsetzungsmöglichkeiten, sicherstellen. Herr K. hat dabei im Laufe seiner Tätigkeit insbesondere viele Einkaufszentren und Mehrfamilienhäuser entworfen.

Die Ehe mit seiner Frau bezeichnet Herr K. auf Nachfrage als stets große Bereicherung, seine Frau sei immer sein Ruhepol für ihn gewesen. Frau K. hat sich als Hausfrau und Mutter hauptsächlich um die Erziehung der beiden Töchter sowie um den Haushalt gekümmert, gleichzeitig ist sie ehrenamtlich in der Betreuung von Kleinkindern aktiv, unter anderem leitet sie zwei Krabbelgruppen und begleitet eine Turnstunde für Kindergartenkinder. Die beiden Töchter des Ehepaares sind vor einigen Jahren ausgezogen, sie wohnen aus beruflichen Gründen 150 beziehungsweise 400 km von ihren Eltern entfernt. Herr K. bedauert, dass er bisher noch keine Enkel hat, da seine Töchter sich zunächst auf ihre berufliche Laufbahn konzentriert haben. Umso stolzer ist er aber, dass seine ältere Tochter scheinbar sein Talent geerbt hat und als Architektin arbeitet, während die Jüngere zurzeit noch die Ausbildung zur Ärztin abschließen muss.

In seiner Freizeit legt Herr K. stets großen Wert auf Bewegung, ein Ausgleich zu seinem sitzenden Beruf war ihm immer wichtig. So spielt er schon viele Jahre zweimal in der Woche Tennis und fährt mit seinem Mountainbike durch die Wälder im Umkreis. Auch eine gesunde Ernährung und eine schlanke Figur waren Herrn K. immer wichtig, seine Frau kochte daher entsprechend für die Familie.

Herr K. bemerkt seit einiger Zeit Veränderungen an sich, welche ihn sehr belasten. Bislang zeichneten sich seine beruflichen Entwürfe immer durch ihre Detailtreue und Passgenauigkeit aus. In der letzten Zeit ist es aber nur der Sorgfalt seiner Angestellten zu verdanken, dass die Aufträge korrekt und fristgerecht bearbeitet werden. Ihm selbst fällt es enorm schwer, den Überblick zu behalten, was wann erledigt werden muss und welche Details und Kundenabsprachen berücksichtigt werden müssen. Um wieder Ordnung in das ganze Durcheinander zu bringen, bemüht sich Herr K. darum, alles schriftlich festzuhalten. So füllt er verschiedene Notizbücher und nutzt Post-its, doch ohne die Situation zu verbessern. Vielmehr findet sich Herr K. in den ganzen Büchern nicht zurecht, die Spickzettel liegen unsortiert und in großer Anzahl auf seinem Schreibtisch, die benötigten Informationen zur richtigen Zeit kann er so auch nicht finden. Herr K. ist zunehmend gereizt und angespannt, was auch seinen Angestellten auffällt. Ihr sonst so offener und aufgeschlossener Chef verbringt immer mehr Zeit allein in seinem Büro und möchte nicht gestört werden. Die Mitarbeiter bemerken auch, dass sie Herrn K. zunehmend an Termine, Fristen und Aufträge erinnern müssen. Es gab schon zwei Auseinandersetzungen mit aufgebrachten Kunden, weil Termine nicht eingehalten wurden oder die mit Herrn K. abgesprochenen Änderungswünsche nicht in den Auftrag eingeflossen sind. Stillschweigend bemühen sich die Beschäftigten daher darum, die Wünsche der Kunden selbst zu berücksichtigen und ihren Chef zu entlasten. Sie sind sehr besorgt um Herrn K. und können sich die beobachteten Veränderungen nicht erklären.

Herr K. selbst schämt sich für die Defizite, die er an sich beobachtet. Schließlich war er immer ein erfolgreich agierender Architekt und guter Firmenchef. Nun scheint es ihm so, als würden die Gedanken in seinem Kopf einfach immer entwischen, wenn er sie zu greifen versucht. Vieles dringt kurzzeitig in sein Bewusstsein, doch er kann es nicht richtig fassen und zuordnen. Damit andere möglichst nichts davon bemerken, schränkt er den Kontakt zu seinen Beschäftigten ein und verbringt die meiste Zeit allein in seinem Büro. Dort ringt er verzweifelt um klare Gedanken und bemüht sich um Ordnung mit all seinen Unterlagen und Notizen. Meist steigert sich so aber nur seine Wut, weil er nicht weiterkommt und sich mit der Situation überfordert fühlt. Wut und Ärger bekommen seine Mitarbeiter auch häufig von ihm zu spüren, wenn sie ihn dann doch wegen Unterlagen oder Anrufen stören, die er ebenfalls nicht genau einordnen kann.

Die Verzweiflung von Herrn K. nimmt weiter zu, weil die Symptome nicht nach einiger Zeit wieder verschwinden. Eigentlich hatte er gehofft, dass er einfach nur überarbeitet ist und ihm der dreiwöchige Urlaub mit seiner Frau gut tun würde. Gemeinsam ging es an die spanische Küste, in ein Hotel, welches sie schon dreimal gebucht hatten, weil es ihnen dort so gut gefallen hatte. Leider brachte der Urlaub nicht den erwünschten Effekt. Vielmehr kam es noch zu einem Streit mit seiner Frau, weil er beim Kofferpacken zwar vieles eingepackt hatte, aber Hosen zum Wechseln sowie seine Badesachen vergessen hatte. Zudem meinte sie, ihr Mann wolle sie ärgern, weil er angeblich den Weg zum Strand sowie zum Restaurant nicht kenne, obwohl sie doch schon mehrfach dort Urlaub gemacht hatten. Anders als gewöhnlich war die Stimmung zwischen dem Ehepaar K. in diesen Tagen also angespannt. Herr K. grübelte viel und sprach wenig. Er dachte auch immer wieder darüber nach, ob er seiner Frau von seinen Ängsten und Sorgen erzählen sollte, schaffte es dann aber doch nicht, das Thema anzusprechen.

Einen knappen Monat nach dem Urlaub beschließt Herr K., dass er sich einmal ärztlich untersuchen lassen muss. Seine Konzentrations- und Gedächtnisprobleme bestehen weiter fort, die Überforderung im Büro und das Vertuschen und Überspielen seiner Probleme belasten ihn äußerst stark. Er vereinbart also einen Termin bei seinem langjährigen Hausarzt, von dem er niemandem etwas sagt. Dr. S. nimmt die Sorgen und Ängste von Herrn K. sehr ernst, als dieser ihm von den Problemen schildert. Er gibt Herrn K. ausreichend Raum zum Sprechen, lässt auch Gesprächspausen zu und ermuntert ihn durch Nachfragen zum Weiterreden. Nachdem Herr K. sich so alles „von der Seele reden" konnte, fasst der Hausarzt die geschilderten Gefühle des Patienten wertschätzend zusammen. Er könne die Ängste und Besorgnis angesichts der geschilderten Beobachtungen sehr gut verstehen und würde wohl an seiner Stelle ähnlich empfinden. Er erklärt, dass er diverse Untersuchungen durchführen möchte, um die Ursache für die Symptome herauszufinden. So werden diverse Organe mittels Ultraschall untersucht und ein großes Blutbild gemacht, ebenso erste Screenings mit Fragen zu einer möglichen Depression oder Demenz. Dr. S. fragt, ob Herr K. verstanden habe, wie das weitere Vorgehen aussehen könne, und bittet um seine Zustimmung (WWSZ-Technik ▶ Abschn. 7.3). Der Patient bejaht beides. Herr K. wird von widersprüchlichen Gefühlen geplagt. Zum einen ist er froh, dass nun jemand der Ursache seiner Probleme auf den Grund geht. Er fürchtet sich aber auch vor dem möglichen Ergebnis der Untersuchungen.

Da die ersten Untersuchungen bei Dr. S. keine organische Ursache für die Beschwerden finden, wird Herr K. an einen Neurologen überwiesen, welcher weitere Tests und Untersuchungen durchführen soll. Dr. S. bedauert, dass er seinem Patienten noch nicht mitteilen kann, was die Ursache für seine Beschwerden ist, rät ihm aber dringend zu einer weiteren Abklärung. In einem persönlichen Gespräch fasst er zunächst noch einmal zusammen, warum der Patient zu ihm gekommen ist und welche Untersuchungen deswegen durchgeführt wurden. Er bemüht sich um eine einfache Sprache ohne zahlreiche medizinische Fachbegriffe, als er die Ergebnisse erläutert. Er geht auch auf die von Herrn K. geäußerten Gefühle ein, welche er seiner Gestik und Mimik sowie den kleinen Zwischenäußerungen wie einem langgezogenen „Oh" entnimmt. Dieser schwankt zwischen Erleichterung, weil nichts gefunden wurde, und Enttäuschung, weil es keine Erklärung für seine Probleme gibt, hin und her.

Herr K. ringt im Anschluss an das Arztgespräch mit sich, ob er diesen Termin beim Facharzt wahrnehmen soll und entschließt sich dann, nicht dorthin zu fahren. Schließlich haben die Ergebnisse bei Dr. S. ja gezeigt, dass ihm soweit nichts fehle. Es muss also doch sein, dass er überarbeitet ist. Vielleicht war der

Stress in den letzten Jahren einfach zu viel und das Ganze rächt sich nun. Er ist nun auch nicht mehr der Jüngste und sollte wahrscheinlich nur etwas kürzer treten.

Als Herr K. an diesem späten Nachmittag nach Hause fährt, empfängt ihn seine Frau dort sehr aufgelöst. Die neurologische Praxis Dr. L. habe angerufen und sich erkundigt, warum Herr K. seinen Termin dort nicht wahrgenommen habe. Warum Herr K. einen Termin beim Neurologen habe? Frau K. weint und wirft ihrem Mann vor, dass er in letzter Zeit völlig verschlossen gegenüber ihr sei und sie das Gefühl habe, dass er sie nicht mehr an seinem Leben teilhaben lasse. Überhaupt habe er sich in letzter Zeit stark verändert. Warum fahre er zum Beispiel nicht mehr regelmäßig zum Tennis, so wie früher? Sie sei schon von seinen Tenniskameraden darauf angesprochen worden, was wohl mit ihm los sei, aber sie habe sich nicht getraut, ihn darauf anzusprechen. Herr K. reagiert zunächst abweisend, es ginge schließlich um seine Gesundheit. Ob er einen Termin bei einem Arzt wahrnehme oder nicht, sei schließlich ganz allein seine Entscheidung. Doch da seine Frau sich sehr besorgt äußert, beschließt Herr K., die Gelegenheit zu nutzen und von seinen Beobachtungen zu berichten. Nun endlich mit jemand Vertrautem über seine Ängste und Befürchtungen sprechen zu können, entlastet ihn sehr. Frau K. dagegen ist sehr beunruhigt und bedauert es, dass Herr K. sie nicht eher ins Vertrauen gezogen hat. Sie drängt ihn darauf, zeitnah einen neuen Termin beim Neurologen zu vereinbaren, um den Dingen auf den Grund zu gehen. Man höre ja tagtäglich und überall, wie viele Menschen mittlerweile unter einem Burn-out leiden. Sie ist froh, dass Herr K. sich schon gründlich von Dr. S. habe untersuchen lassen und somit vieles schon ausgeschlossen werden konnte.

Zwei Wochen später hat Herr K. erneut einen Termin in der neurologischen Praxis, den er dieses Mal auch wahrnimmt. Dr. L. erkundigt sich freundlich nach dem Anliegen seines Besuches. Herr K. schildert die von ihm beobachteten Symptome und legt die Untersuchungsergebnisse von Dr. S. vor. Dr. L. ermutigt Herrn K. durch viele kleine Nachfragen zum Erzählen. Er erfragt auch die familiäre Situation und erfährt so, dass nur die Ehefrau von seinen Beschwerden und Ängsten erfahren hat. Dr. L. erläutert dem Patienten, wie er zur weiteren Abklärung der

Symptome vorgehen möchte, dem stimmt Herr K. zu. Es werden diverse Tests mit ihm durchgeführt, um sein Gedächtnis zu testen. Gleichzeitig steht in den nächsten Tagen ein MRT an, bevor Herr K. zu einem ausführlichen Gespräch gebeten wird. Dr. L. hat Herrn K. vorher über den Nutzen der diversen Untersuchungen aufgeklärt. Diese sollen zeigen, ob Veränderungen in seinem Gehirn für die Symptome verantwortlich sind, sowie welche Behandlungsmöglichkeiten es gibt. Herrn K. selbst führen einige der Tests seine Defizite deutlich vor Augen. Er ist sich bewusst, dass er bis vor einigen Monaten alle Fragen locker beantwortet hätte, doch nun fallen ihm manche Antworten einfach nicht mehr ein. Die Zeit zwischen den Tests und dem Arztgespräch erlebt Herr K. daher als besonders belastend. Er erwartet mittlerweile eine äußerst ernste Diagnose, vielleicht einen Hirntumor. Herr K. schläft sehr schlecht und isst kaum, im Büro meldet er sich krank.

Als das Gespräch mit Dr. L. endlich ansteht, begleitet Frau K. ihren Mann. Dieser ist sehr nervös und fahrig, ohne ihre Hilfe hätte er den Weg nicht gefunden. Herr L. bittet das Ehepaar K. ins Arztzimmer und nimmt sich viel Zeit für das Beratungsgespräch. Er richtet sich im Rahmen des Gesprächs hauptsächlich an Herrn K. selbst, da die Erkrankung ihn betrifft. Herr K. wünscht auf Nachfrage, dass seine Frau bei dem Gespräch anwesend sein solle, diesem Wunsch wird entsprochen. Dr. L. äußert, er habe die Befürchtungen von Herrn K. bemerkt, dass eine ernsthafte Erkrankung hinter den von ihm beobachteten Symptomen stehe. Herr K. bestätigt dies und ergänzt, dass manche Testfragen ihn richtig wütend gemacht hätten, weil er genau wisse, dass er die Antwort mal gekannt habe, sie ihm aber einfach nicht einfallen wolle. Dr. L. sagt, die Untersuchungen bei Dr. S. und bei ihm hätten gezeigt, dass keinerlei organische Ursachen die Beschwerden hervorrufen, zum Beispiel eine Mangelerscheinung oder Entzündung. Vielmehr liege die Ursache hierfür direkt im Gehirn von Herrn K., dies hätten das MRT sowie die diversen Gedächtnistests bestätigt. Leider habe sich bestätigt, dass Herr K. an einer Demenz des Alzheimer-Typs leide, zurzeit noch in einem frühen Krankheitsstadium. Herr K. sitzt wie versteinert bei Dr. L., als er diese Diagnose erfährt. Seine schlimmsten Befürchtungen sind nun zur Gewissheit geworden. Er sieht sich selbst schon als willenlosen Mann

in einem Pflegeheim, dessen Leben von den Strukturen des Heims sowie dem Pflegepersonal abhängen. Seine Frau dagegen reagiert völlig aufgebracht gegenüber Dr. L. Dieser könne seine Arbeit nicht ordentlich gemacht haben. Was falle ihm eigentlich ein, ihr Mann sei schließlich noch viel zu jung und fit für eine Demenz, das sehe er doch selbst. Er sei ein erfolgreicher Architekt, noch mitten im Berufsleben, kein 90-jähriger Tattergreis! Dr. L. bemüht sich darum, Frau K. zu beruhigen. Er erklärt, dass die Untersuchungsergebnisse leider eindeutig seien und es immer wieder auch Menschen gebe, die recht früh an einer Demenz erkranken. Er wisse, dass diese Diagnose das Ehepaar K. wie ein Schock treffe. Für ihn selbst würde wahrscheinlich auch eine Welt zusammenbrechen, wenn er betroffen wäre (EWE-Prinzip, ▶ Abschn. 7.4). Dr. L. gibt Herrn K. Informationsmaterial zum Thema Demenz mit, welches nicht nur allgemeine Fakten wiedergibt, sondern teilweise auch speziell das Thema Erkrankung in relativ jungen Jahren behandelt. Er bittet die beiden zu einem weiteren Beratungsgespräch in einer Woche, um dann das weitere Vorgehen gemeinsam mit ihnen abzusprechen. Er wolle ihnen Zeit geben, sich mit der Diagnose auseinander zu setzen. Falls vorher Fragen oder Beratungsbedarf entstehen würden, wäre er telefonisch erreichbar. Durch diese Vorgehensweise vermittelt er nicht zu viele Informationen auf einmal und gibt dem Ehepaar ausreichend Zeit zum Verarbeiten.

Herr K. und seine Frau gehen vollkommen unterschiedlich mit der nun vorliegenden Diagnose um. Während Frau K. weiterhin verleugnet, dass ihr Mann an einer Demenz erkrankt ist, bedeutet diese Gewissheit eine kleine Entlastung für ihren Mann. Er weiß nun, was die Ursache für seine Symptome ist und möchte nun alles Menschenmögliche dafür tun, die Krankheit aufzuhalten und noch möglichst viel zu regeln. Er beschäftigt sich daher auch intensiv mit den Informationsbroschüren, welche Dr. L. ihm mitgegeben hat. Hier entdeckt er, dass das Bild der Demenz in der Gesellschaft sehr einseitig ist und nicht der Realität entspricht. In den Selbstzeugnissen von anderen Erkrankten im frühen Krankheitsstadium kann Herr K. sich wiederfinden. Gleichzeitig versucht er seine Frau immer wieder davon zu überzeugen, dass Dr. L. mit seiner Diagnose richtig liege. Er selbst habe viel zu lange zu viele Beschwerden

> ◻ **Tab. 11.2** Beratungs- und Behandlungsabsprachen mit Herrn K.
>
> 1. In einem gemeinsamen Gespräch in zwei Wochen werden Herr K. und Dr. L. Frau K. über die Diagnose Demenz informieren und ihr Beratung und Unterstützung anbieten.
>
> 2. Herr K. wird auf eigenen Wunsch hin in den nächsten Tagen seine beiden Töchter über seine Alzheimer-Demenz informieren, wenn diese am Wochenende zu Besuch kommen. Dr. L. bietet an, dass auch seine Töchter zu einem persönlichen Gespräch zu ihm kommen können.
>
> 3. Herr K. erhält weiteres Informationsmaterial zum Thema Demenz sowie Kontaktdaten für eine Selbsthilfegruppe für jüngere Demenzerkrankte.
>
> 4. Herr K. nimmt Kontakt zur Selbsthilfegruppe für Demenzerkrankte auf und erhält so Kontakt zu anderen Betroffenen und ihren Familien sowie zur regionalen Alzheimer-Gesellschaft.
>
> 5. Herr K. erhält ab sofort Antidementiva, welche er täglich mit zunächst steigender Dosis einnimmt. Die Wirksamkeit sowie mögliche Nebenwirkungen werden in regelmäßigen Arztterminen in der Praxis von Dr. L. überprüft.
>
> 6. Der Verlauf der Demenz wird alle drei Monaten durch die Durchführung verschiedener Demenztests überwacht.
>
> 7. Frau K. wird auf Wunsch der Kontakt zu einer Selbsthilfegruppe für Angehörige sowie zur Alzheimer-Gesellschaft vermittelt.
>
> 8. Herr K. informiert innerhalb der nächsten Wochen seine Angestellten in einem persönlichen Termin über seine Diagnose. Er bereitet dafür eine kurze Ansprache schriftlich vor, bei deren Erstellung ihn Dr. L. unterstützt.
>
> 9. Herr K. regelt die Übertragung seines Architekturbüros an seinen langjährigen Mitarbeiter gemeinsam mit seinem Anwalt innerhalb der nächsten drei Monate.
>
> 10. Herr K. formuliert gemeinsam mit dem Anwalt der Familie eine Vorsorgevollmacht sowie sein Testament, damit seine Wünsche auch dann berücksichtigt werden können, wenn er diese nicht mehr selbst äußern kann.
>
> 11. Bei der Feier anlässlich seines 64. Geburtstages informiert Herr K. die Gäste über seine Demenzerkrankung. Seine kurze Ansprache dazu hat er gemeinsam mit seiner Ehefrau vorbereitet, welche ihm auch beim Vortrag zur Seite steht.
>
> 12. Bei der Pflegeversicherung werden Leistungen beantragt. Das zugesprochene Pflegegeld kann zur Finanzierung der ausländischen Haushaltshilfe mitgenutzt werden.

gehabt, als dass er nur überarbeitet sein könne. Sie müsse den Tatsachen ins Gesicht sehen und gemeinsam mit ihm die nächste Zeit gestalten. Seine Frau weigert sich aber weiterhin, die Diagnose anzunehmen und bittet ihren Mann darum, auch ihren Töchtern zunächst einmal nichts zu sagen.

Zum zweiten Beratungsgespräch mit Dr. L. erscheint Herr K. allein, er hatte sich ein Taxi gerufen. Er berichtet dem Arzt von der Reaktion seiner Frau und dass diese sich nicht in der Lage fühle, ihn heute zu begleiten. Herr L. lässt Herrn K. viel Raum für seine Erzählungen und erkundigt sich auch ausführlich nach dem Befinden von Herrn K. selbst. Dieser schildert, dass die Diagnose natürlich ein Schock sei, doch die endgültige Gewissheit darüber, was mit ihm los sei, auch eine gewisse Entlastung bedeute. Er schwebe nun nicht mehr im Unsicheren. Das Informationsmaterial habe ihm auch sehr weitergeholfen, insbesondere die Schilderungen von anderen Erkrankten und wie diese teilweise ihr Leben in die Hand genommen hätten, trotz ihrer Diagnose. Dies habe ihn auch ermutigt, jetzt die nächsten Schritte zu planen und den Kopf nicht in den Sand zu stecken. Schließlich habe er in seinem Leben schon so manche Krise überwunden, und zwar durch tatkräftiges Anpacken. Dr. L. freut sich über die Entschlusskraft von Herrn K. und fragt ihn, wie er ihn jetzt und zukünftig unterstützen könne. Das gemeinsame Vorgehen wird abgestimmt, um die größtmögliche Akzeptanz bei Herrn K. zu erreichen. Dr. L. bietet Herrn K. dabei die unterschiedlichsten Möglichkeiten wertfrei an, aus denen dieser die für ihn passenden auswählt. Die einzelnen Schritte, welche gemeinsam vereinbart wurden, werden in ◻ Tab. 11.2 dargestellt.

In den nachfolgenden Wochen und Monaten erfolgt die Behandlung und Beratung von Herrn K. entsprechend den getroffenen Absprachen. Frau K.

und die beiden Töchter haben mittlerweile akzeptiert, dass Herr K. an einer Alzheimer-Demenz leidet. Auch wenn es ihnen nicht immer leicht fällt, bemühen sie sich darum, ihn so weit es geht zu unterstützen sowie ihm die größtmögliche Eigenständigkeit zu bewahren. Der Austausch mit Angehörigen anderer Erkrankter hilft Frau K. hier sehr.

Im Laufe der Monate nehmen die gezeigten Symptome der Demenz immer weiter zu. Auf Grund der intensiven Beratung und des Austauschs mit anderen Betroffenen sind Frau K. ihre Grenzen der Belastbarkeit bewusst. Die Inhalte des Beratungsprozesses werden dabei immer dem Krankheitsverlauf angepasst. Sie organisiert sich eine ausländische Pflegekraft, welche mit im Haus wohnt und sich um Herrn K. kümmert sowie im Haushalt unterstützend tätig wird. So gelingt es Frau K, trotz der zunehmend intensiveren Pflegebedürftigkeit ihres Mannes gewisse Freiräume für sich zu behalten und auch ihren eigenen Interessen nachzugehen. Besonders ihre jüngere Tochter, mittlerweile Medizinerin, bestärkt sie hier sehr. Herr K. kann so noch viele Monate in seiner vertrauten Umgebung möglichst selbstbestimmt leben, auch wenn die Symptome der Demenz sich bei ihm relativ rasch verstärken und sein Hilfebedarf kontinuierlich zunimmt.

Literatur

Ballsieper K, Lemm U, Reibnitz C von (2012) Überleitungsmanagement. Praxisleitfaden für stationäre Gesundheitseinrichtungen. Springer, Heidelberg

Berlin-Institut für Bevölkerung und Entwicklung (Hrsg) (2011) Demenz-Report. Verfügbar unter http://www.berlin-institut.org/fileadmin/user_upload/Demenz/Demenz_online.pdf

Bundesministerium des Inneren (Hrsg) (2013) Jedes Alter zählt. Zweiter Demografiegipfel der Bundesregierung am 14. Mai 2013. Verfügbar unter https://www.demografie-portal.de/SharedDocs/Arbeitsgruppen/DE/2012/Ergebnisse/Ergebnisbericht_Arbeitsgruppen.pdf?__blob=publicationFile&v=4 [16. 05. 2016]

D'Arrigo F (2011) Sinneswelten für Menschen mit Demenz in der stationären Altenhilfe – eine Lokalstudie. Dissertation, Universität Siegen. Verfügbar unter http://www. d-nb. info/1020745932/34 [16. 05. 2016]

Deutscher Ethikrat (2012) Demenz und Selbstbestimmung. Berlin

Deutsches Institut für Medizinische Dokumentation und Information (Hrsg) (2016) ICD-10-GM-Version 2016. Verfügbar unter https://www.dimdi.de/static/de/klassi/icd-10-gm/kodesuche/onlinefassungen/htmlgm2016/block-f00-f09.htm#F00.0 [16. 05. 2016]

Durwen HF (2008) Stadienabhängige Versorgungsnetze. Individuellen Bedarf gewährleisten. In: Füsgen I, Höfert R (Hrsg) Strukturierte Versorgungskonzepte. Bd 25: Perspektiven und Beispiele zur Demenz, S 29–34. Medical Tribune, Wiesbaden

Füsgen I (2008) Perspektiven und Beispiele zur Demenzerkrankung. In: Füsgen I, Höfert R (Hrsg) Strukturierte Versorgungskonzepte. Bd 25: Perspektiven und Beispiele zur Demenz, S 11–16. Medical Tribune, Wiesbaden

Kurz A (2012) Aktuelles zur Diagnostik und Therapie von Demenzerkrankungen. In: Deutsche Alzheimer Gesellschaft e.V. (Hrsg) Zusammen leben – voneinander lernen. Referate auf dem 7. Kongress der Deutschen Alzheimer Gesellschaft. Eigenverlag, Berlin, S 81–87

Merz (Hrsg) (2012) Wie erleben Betroffene die Demenz-Erkrankung? Verfügbar unter http://www.alzheimerinfo.de/aktuelles/monatsspecial/archiv/ms_06_12/pflegende_angehörige/ [16. 05. 2016]

Schäufele M, Teufel S, Hendlmeier I, Köhler L, Weyerer S (2008) Demenzkranke in der stationären Altenhilfe. Aktuelle Inanspruchnahme, Versorgungskonzepte und Trends am Beispiel Baden-Württembergs. Kohlhammer, Stuttgart

Sonntag K, Reibnitz C von (2015) Versorgungskonzepte für Menschen mit Demenz. Praxishandbuch und Entscheidungshilfe. Springer, Heidelberg

Stechl E, Lämmler G, Steinhagen-Thiessen E, Flick U (2006) Subjektive Wahrnehmung und Bewältigung der Demenz im Frühstadium – SUWADEM. In: Tagungsreihe der Deutschen Alzheimergesellschaft e.V.: Demenz – eine Herausforderung für das 21. Jahrhundert. Eigenverlag, Berlin, S 223–229

Zimmermann J (2009) Leben mit Demenz. Spezielle Wohnformen für dementiell erkrankte Menschen. Diplomica, Hamburg

Beratung von Menschen mit chronischen Wunden

Anette Skowronsky, Christine von Reibnitz

© Springer-Verlag Berlin Heidelberg 2017
C. von Reibnitz, K. Sonntag, D. Strackbein (Hrsg.), *Patientenorientierte Beratung in der Pflege*,
DOI 10.1007/978-3-662-53028-3_12

12.1 Hintergrundwissen zu chronischen Wunden

In Deutschland leiden etwa 2 Millionen Menschen an chronischen Wunden (Bundesverband Medizintechnologie 2015, S. 3). Verschiedenen Berechnungen zufolge liegt die Prävalenzrate bei 2,5–3%. Experten gehen davon aus, dass ihre Zahl entsprechend dem demografischen Wandel und dem Anstieg an Zivilisationskrankheiten wie Diabetes mellitus zukünftig stark zunehmen wird. Die zumeist langwierige Behandlung dieser Patienten stellt sowohl aus therapeutischer als auch aus wirtschaftlicher Sicht eine große Herausforderung dar.

Chronische Wunden entstehen ursächlich durch eine oder mehrere Grundkrankheiten:

- Periphere arterielle Verschlusskrankheit
- Chronisch-venöse Insuffizienz
- Diabetes mellitus
- Immobilität unterschiedlicher Genese

Diese Grundkrankheiten betreffen häufig – aber nicht nur – ältere Menschen, die zusätzliche Krankheitsbilder aufweisen. Chronische Wunden können auch nach Drogenmissbrauch und als Folge von Tumorerkrankungen (z. B. Mammakarzinom) entstehen. Ist die Diagnose gestellt, erfolgt eine kausale, lokale und systemische Therapie.

Fehlendes Heilen der Wunde wird von Patienten und Angehörigen oft noch als schicksalshaft angesehen. Im Gespräch mit Betroffenen begegnet einem häufig die Einstellung: „Die Wunde ist von selbst gekommen, die geht auch von selbst". Dem ist aber nicht so.

Die Therapie chronischer Wunden ist ein langwieriger Prozess, der, neben der reinen Wundversorgung, ein aufwendiges Management der Versorgungsabläufe erfordert. An der Wunde hängt ein Mensch und auf diesen und das gesamte Umfeld des Betroffenen sollte in der Beratungssituation geachtet werden. Die Auswahl einer geeigneten Wundauflage ist ein guter, richtiger Anfang, reicht aber nicht aus.

Der Hausarzt als Verordner und Therapieverantwortlicher auf der einen Seite, der Patient, seine Angehörigen und eventuell die Pflegekräfte auf der anderen Seite stellen die entscheidenden Elemente zum Gelingen des Behandlungsprozesses dar.

In diesem Kapitel wird das Thema Wundversorgung im Sinne von Auswahl von Wundauflagen, Desinfektion, Wechselintervalle etc. nicht besprochen. Diese Therapieentscheidungen liegen in der Verantwortung des Arztes. Hier soll das Augenmerk auf der Beratungssituation zwischen Patient bzw. Angehörigen und Pflegekräften liegen, und darauf, wie im Alltag mit der chronischen Wunde umgegangen wird.

Medizinisch steht langfristig die Prophylaxe bzw. die Reduktion von Rezidiven im Vordergrund. Bei bettlägerigen, gelähmten oder dementen Patienten sollte die Dekubitusprophylaxe besonders beachtet werden.

Die Wundheilung verbessert sich nachweisbar, wenn es einen „Kümmerer" gibt (vgl. Imkamp 2015). Diese Rolle übernehmen derzeit unterschiedliche Akteure der verschiedensten Fachrichtungen, dies können Ärzte, Pflegekräfte, Apotheker oder Angehörige sein. Generell sollten das Rollenverständnis unterstützt und die fachliche und persönliche Kompetenz gestärkt werden. Ziel des Kümmerers im Versorgungsprozess ist der informierte Patient bzw. der informierte Angehörige oder gesetzliche Betreuer. Hierzu gehören Schulung und Begleitung des Patienten zur Verbesserung seiner Adherence. Der Patient bzw. Angehörige wird als Teil des therapeutischen Teams angesehen.

Die Anwendung unterschiedlicher Beratungstechniken wird anhand von Fallbeispielen zur Dekubitusprophylaxe, zum Ulcus cruris venosum und zum diabetischen Fußsyndrom vorgestellt.

12.2 Dekubitusprophylaxe

12.2.1 Grundwissen zur Dekubitusentstehung

Gemäß den aktuellen Dekubitusdefinitionen von NPUAP (National Pressure Ulcer Advisory Panel) und EPUAP (European Pressure Ulcer Advisory Panel) sind Druck- und Scherkräfte auslösende Faktoren bei der Entstehung eines Dekubitus. Andere Begriffe wie „Liegegeschwür" und „Durchliegen" sind Patienten und Angehörigen geläufig und werden im Alltag benutzt. Im englischen Sprachgebrauch wird der Begriff „pressure ulcer" verwendet (Schröder u. Kottner 2012, Kap. 1).

Aktuell werden unterschiedliche Modelle zur Dekubitusentstehung diskutiert:

1. **Entstehung durch Druck von innen nach außen:** Knochenvorsprünge üben einen pathologischen Druck auf darunterliegende Gewebeschichten aus. Das Gewebe kann nicht ausweichen, da die Person auf einer Kontaktfläche sitzt oder liegt. Je härter diese Fläche ist, desto kleiner das druckbelastete Areal und desto höher der Druck dort. Bei der Druckentlastung wird entsprechend eine weiche Unterlage gewählt, damit mehr Körperoberfläche aufliegen und den Druck im Gewebe verteilen kann.

2. **Entstehung durch Druck von außen nach innen:** Schaden erzeugen z. B. Falten von Laken und Kleidung, Fremdkörper wie Katheter, Essenskrümel oder andere Dinge, die punktuellen Druck auf das Gewebe erzeugen.

Eine Person, die in ihrer Mobilität eingeschränkt ist, hat ein Dekubitusrisiko. Davon sind alle betroffen, die sich nicht selbst umlagern können, unabhängig davon, ob sie sitzen oder liegen. Dekubitusprophylaxe soll die Entstehung eines Dekubitus möglichst verhindern.

12.2.2 Fallbeispiel Beratung bei Dekubitus

Geboren nach dem 1. Weltkrieg hat Frau G., heute 96 Jahre alt, den typischen Lebensverlauf wie viele Frauen aus dieser Generation: Aufgewachsen im ländlichen Bereich innerhalb einer kinderreichen Familie, war sie das jüngste Kind. Die Mutter starb früh. In jungen Jahren absolvierte sie eine Ausbildung zur Köchin und war bis zum Eintritt in die Rente immer berufstätig. Frau G. ist ledig und hat keine Kinder, lebt aber mit ihren Nichten und Neffen im selben Haus. Regelmäßige Auftritte mit dem Kirchenchor, Nachmittage im Seniorenverein sowie Einkäufe mit dem Fahrrad erledigte Frau G. bis ins hohe Alter hinein selbstständig. Die Großfamilie war ihr immer wichtig und so hat sie die ganze Familie regelmäßig mit Mittagessen versorgt. Ihren Haushalt erledigte sie weitgehend selbstständig.

Als Grundkrankheit lag bei ihr zum Zeitpunkt der Pflegebedürftigkeit eine Herzrhythmusstörung vor, die medikamentös gut eingestellt ist. Wie bei vielen älteren Menschen führte ein nächtlicher Sturz beim Gang zur Toilette zu einem Oberschenkelhalsbruch. Nach der stationären Versorgung in einem Akutkrankenhaus wurde sie zur Rehabilitation in eine geriatrische Fachklinik verlegt. Dort wurde eine demenzielle Erkrankung diagnostiziert. Seitens der Fachklinik wurde den Angehörigen empfohlen, Frau G. in ein Alten- und Pflegeheim umzusiedeln. Dies führte innerhalb der Familie zu lebhaften Diskussionen. Die Angehörigen bestanden zu diesem Zeitpunkt aus zwei Neffen (einer davon berufstätig) und zwei Nichten (eine im Erziehungsurlaub, eine als Unternehmerin selbstständig). Den Wünschen von Frau G. entsprechend, beschloss die Familie, Frau G. zu Hause mit Unterstützung eines ambulanten Pflegedienstes selbst zu versorgen. Dieser kommt täglich morgens zur Grundpflege. Der Wohnraum wurde entsprechend umgestaltet, ein Pflegebett und ein Rollstuhl aus dem Sanitätshaus besorgt. Frau G wurde zunächst in die Pflegestufe 1 eingestuft, da sie noch gut körperlich aktivierbar war und ihr Hörvermögen noch im akzeptablen Bereich lag.

Zwei Jahre lang konnte Frau G. mit Hilfe eines Toilettenstuhls und den Angehörigen kontrolliert abführen und benötigte nur nachts Inkontinenzprodukte wie z. B. eine Windelhose. Zu dieser Zeit lagen keine Hautprobleme im Sinne eines Dekubitus vor. Sowohl geistig als auch körperlich baute Frau G. weiter ab, bewahrte aber ihr ausgeglichenes Gemüt. Die Nahrungsaufnahme erfolgte weiterhin selbstständig, sie isst gerne und alles, was man ihr anbietet. Die Inanspruchnahme des Hausarztes findet nur bei akuten Problemen und selten statt.

Es fiel Frau G. immer schwerer, rechtzeitig auf die Nutzung des Toilettenstuhls hinzuweisen, so dass, in Absprache mit dem Pflegedienst, auf das dauerhafte Tragen von Windelhosen (geschlossenes Inkontinenzsystem) umgestellt wurde. Parallel dazu nahm auch die Mobilität rapide ab. Selbstständiges Aufstehen oder Ins-Bett-Legen waren nicht mehr möglich. Frau G. nahm die Pflege ohne Probleme an, allerdings konnte sie nicht mehr aktiv zu ihrem Pflegeplan beitragen. Nun begannen erste Probleme mit der Hautbeschaffenheit im Sakralbereich. Der Pflegedienst stellte beim morgendlichen Waschen eine zunehmende Rötung und zwei kleine, ca. 1 cm große Dekubituswunden Stufe 2 fest. Zusätzlich klagte

◘ **Tab. 12.1** Beispiel zur Beratung nach dem NURSE-Modell

Herr G, wie geht es Ihnen jetzt? Sie wirken unzufrieden.	Benennen
Das ist verständlich, Sie übernehmen ein großes Stück Verantwortung für Ihre Tante.	Verstehen
Bisher konnte eine Verschlimmerung der Situation auch dadurch verhindert werden, dass Sie sich so toll engagiert haben.	Respektieren
Wie kann ich Ihnen helfen, soll ich mit Ihrer Schwägerin sprechen?	Unterstützen
Gibt es sonst noch etwas, was Sie gern besprechen möchten?	Erweitern

Frau G. vehement über Juckreiz im Intimbereich und kratzte sich nachts die Haut auf, bis es blutete. Sie schwitzte stark in der undurchlässigen Windelhose und versuchte nachts, diese abzureißen. Die Inkontinenzauflage im Bett war morgens durchfeuchtet und Frau G. war den Tag über unzufrieden, konnte dies aber nicht mehr formulieren.

▪ **Erste Beratung der Angehörigen durch den Pflegedienst**

Der **Pflegedienst** schlägt den Angehörigen ein Beratungsgespräch vor. In diesem fragt der Pflegedienst aktiv: „Sie sehen, dass sich die Situation Ihrer Tante verschlechtert hat. Wie wollen Sie damit umgehen?"

Angehörige: „Wir wussten nicht detailliert, wie es um die Tante steht. Was können wir tun?"

Es stellt sich heraus, dass die Verantwortlichkeiten der Angehörigen untereinander noch nicht geklärt sind. Jeder denkt vom anderen, dass dieser es schon richten wird. Die Angehörigen vereinbaren untereinander, wer z. B. für Anrufe bei Ärzten und Apotheke zuständig ist, wer mit der Krankenkasse und dem Pflegedienst Kontakt hält, wer einkauft etc. Dem **Pflegedienst** wird die Verständigung mitgeteilt.

Zur weiteren medizinischen Versorgung der Patientin schlägt der Pflegedienst folgende Maßnahmen vor:

— Professionelle Wundversorgung
— Geeignete Hautpflege
— Legen eines Dauerkatheters

Der Pfleger fragt die Angehörigen, ob diese mit den Maßnahmen einverstanden sind.

Diese haben Bedenken beim Katheterlegen wegen der erhöhten Gefahr von Blasenentzündungen. Sie möchten vermeiden, dass ihre Tante

deswegen Antibiotika nehmen muss bzw. bei Komplikationen ins Krankenhaus kommt.

Die Bedenken der Angehörigen werden angehört und die Ziele der Maßnahmen erläutert: das Abheilen der Dekubituswunden, die Minderung des Juckreizes sowie die Erhöhung der allgemeinen Zufriedenheit von Frau G. Man kommt zu folgender Vereinbarung: Die professionelle Wundversorgung wird durch den Pflegedienst durchgeführt, die Angehörigen beschaffen die entsprechenden Verbandmaterialien. Zusätzlich werden die Angehörigen geschult, Frau G. vor dem Zubettgehen an den betroffenen Hautstellen einzucremen. Bedingt durch die neue Situation wird Frau G. in Pflegestufe 2 eingruppiert, da sie nur noch selbstständig essen und trinken kann. Auf die Positionierung eines Katheters wird wegen Bedenken der Angehörigen verzichtet. Es wird vereinbart, dass durch den Pflegedienst morgens bei der Grundpflege kontrolliert medikamentös abgeführt wird. Frau G. nimmt diese Maßnahme an und kann sie umsetzen.

Von den formulierten Zielen kann das Schließen der Dekubituswunden innerhalb eines kurzen Zeitraumes erreicht werden. Der Juckreiz und die geschädigte Umgebungshaut bleiben bestehen.

▪ **Zweite Beratung der Angehörigen durch den Pflegedienst**

Der Pflegedienst schildert nochmals die Vorteile für Frau G., wenn ein Dauerkatheter gelegt wird. Ziel der Maßnahme ist weiterhin das Verschwinden des Juckreizes, die Milderung der Rötung der Umgebungshaut sowie die allgemeine Verbesserung des Befindens von Frau G. Diesmal spricht der Pflegedienst mit den beiden Hauptverantwortlichen im Einzelgespräch und verwendet das NURSE-Modell (◘ Tab. 12.1).

Es stellt sich heraus, dass Herr G, der die Hauptpflege übernommen hat, mehr Zeit für sich selbst benötigt. Da er auch die Wäsche der Tante pflegt, soll sich die Schwägerin um die Anschaffung von Nacht- und Unterwäsche kümmern, damit er nicht mehr so häufig waschen muss. Das Gespräch nach NURSE deckt außerdem die unterschiedlichen Positionen der Angehörigen zum Katheterlegen auf. Während es der Schwägerin vor allem um die Infektionsprophylaxe ging, formuliert der Neffe die tägliche Zufriedenheit der Tante als sein Ziel.

Nun stimmen die Angehörigen dieser Empfehlung zu. Ein Termin beim urologischen Facharzt wird vereinbart, um zu überprüfen, ob die Maßnahme so umgesetzt werden kann. Der Katheter wird gelegt und regelmäßig kontrolliert. Die von den Angehörigen befürchteten Blaseninfektionen bleiben aus. Die Umgebungshaut verbessert sich zusehends und der Juckreiz verschwindet. Zur Sicherheit trägt Frau G. dauerhaft eine kleinere, wesentlich durchlässigere Pants.

Zur Sicherung des Beinbeutels und zur Schonung der Unterschenkelhaut wird eine Strickstulpe angezogen und der Beinbeutel darüber mit Klettverschlüssen befestigt. Dadurch wird sichergestellt, dass Frau G. im Tagesverlauf im Rollstuhl am Familiengeschehen in der Küche teilnehmen kann. Auch gelegentliche Spaziergänge mit dem Rollstuhl sind möglich. Durch den Beinbeutel ist zudem eine bessere Kontrolle über das Trinkverhalten von Frau G. möglich, so dass darauf besser geachtet werden kann. Als Konsequenz bieten die Angehörigen Frau G. gezielt an, etwas zu trinken.

- **Dritte Beratung der Angehörigen durch den Pflegedienst**

Um die positiven Ergebnisse der ersten Maßnahmen zu sichern und die Dekubitusprophylaxe zu unterstützen, weist der Pflegedienst die Angehörigen darauf hin, dass Krankenkassen die Kosten einer häuslichen Pflegeschulung übernehmen. Die Angehörigen nehmen dieses Angebot wahr und lernen zusätzliche Maßnahmen kennen.

Diese Maßnahmen sind unter anderem:
- Neue Technik des Transfers ins Bett und Positionierung dort, z. B. durch die Zuhilfenahme eines Transferlakens
- Aktivierung des Patienten am Bett und beim Auskleiden

- Hilfsmitteleinsatz im Rollstuhl, z. B. durch ein Gelkissen
- Vermeidung von Druck- und Scherkräften bei der nächtlichen Lagerung
- Mikrolagerung im Bett

Beim Auskleiden wird der Rollstuhl von Frau G. so gestellt, dass sie sich beim Hinstellen am Bettgitter aktiv festhalten und hochziehen kann. Dadurch wird das Ausziehen der Tageskleidung und Anziehen des Nachthemdes wesentlich erleichtert und das Nachthemd kann glatt über das Gesäß gezogen werden. So entstehen keine kleidungsbedingten Druckstellen während des Liegens. Die gelernten Techniken führten zu einer Verbesserung der Pflegesituation sowohl für Frau G. als auch für ihre Angehörigen.

Da sich insgesamt mehrere Personen inkl. wechselndes Pflegepersonal um Frau G. kümmern, wird die Kommunikation untereinander verbessert. Dadurch kann auch die tagesaktuelle Stimmung von Frau G. besser eingeschätzt werden. Obwohl Frau G. kaum noch spricht, sind sowohl Pflegedienst als auch Angehörige sicher, dass die Tante im Rahmen ihrer körperlichen und geistigen Fähigkeiten gut versorgt ist. ◘ Tab. 12.2 zeigt eine entsprechende Checkliste.

12.3 Ulcus cruris venosum

12.3.1 Hintergrundwissen zu Ulcus cruris venosum

Die schwerste Komplikation der chronisch-venösen Insuffizienz (CVI) ist das Ulcus cruris venosum. Erste Zeichen dafür sind Unterschenkelödeme. Auf der Haut manifestieren sich Hyperpigmentierungen und Stauungsekzeme, im fortgeschrittenen Stadium beobachtet man den narbigen Umbau des Gewebes, z. B. mit Atrophie blanche. 80% der Wunden finden sich im Knöchelbereich des Unterschenkels. Ulcus cruris venosum geht häufig mit Schmerzen einher (vgl. Stücker 2014, S. 10).

Als Auslöser konnten 3 Mechanismen identifiziert werden, die nicht mehr oder nur rudimentär funktionieren:
1. Aktive Beweglichkeit im Sprunggelenk (Muskelpumpe)

◘ Tab. 12.2 Checkliste Dekubitusprophylaxe

– Aufklärung der Angehörigen: Da die Patientin zunehmend dement wird, werden die Angehörigen intensiver durch die Pflege geschult. Sie lernen die Äußerungen von Frau G. zu Wohlbefinden oder Schmerzhaftigkeit besser einzuordnen.

– Die noch vorhandene Mobilität der Patientin wird trainiert, in dem z. B. tagsüber die Beine öfter aktiv gestreckt und gehoben werden oder die Patientin sich aktiv aus dem Rollstuhl am Bettgitter hochzieht.

– Für den Tagesrollstuhl sollten Sitzhilfen geprüft werden, die die Belastung auf den Sitzhöckern verringern.

– Rechtzeitig mit dem Hausarzt die Verordnung von Wechseldruckmatratzen besprechen.

– Für die Hautpflege werden ph-neutrale Flüssigseifen und Hautlotionen ohne Duftstoffe beschafft. Wenn Juckreiz im Intimbereich auftritt, wird abends nochmals lauwarm gewaschen und mit einer neutralen Barrierecreme gepflegt.

– Die Ernährung wird auf ausreichende Eiweißzufuhr überprüft (Gerber 2014, S. 276). Da die Patientin gern und selbstständig isst, lassen sich Quark und Joghurt gut in die tägliche Ernährung einbauen.

– Um die Flüssigkeitsaufnahme zu erleichtern, wird kleingeschnittenes Obst in den Quark püriert bzw. es werden Smoothies angeboten.

– Um Zink- und Eisenmangel vorzubeugen, werden zusätzlich schmelzende Haferflocken bzw. Kakao gereicht.

2. Venendurchgängigkeit
3. Funktion der Taschenklappen

Neben chirurgischen Maßnahmen bei Ursache 2 und 3 kann körperliche Aktivität zur Prävention und Therapie des Ulcus cruris einen wichtigen Beitrag leisten. Physikalische Therapieverfahren, Muskeltraining und die Steigerung der Beweglichkeit spielen eine zunehmende Rolle (vgl. Klyscz 2000, S. 20). Zur Stärkung der Muskelpumpe, besonders wenn irreparable Störungen der Klappenfunktion oder der Durchgängigkeit der Leitvenen vorliegen, kommen mehrere Ansätze zum Einsatz:

a. Kompressionstherapie
b. Maßnahmen zur Steigerung der Beweglichkeit im Sprunggelenk
c. Übungen zur Stärkung der Wadenmuskulatur
d. Prophylaktische Schmerztherapie

Patienten, die unter Schmerzen leiden, sind sehr eingeschränkt in ihrer Mitarbeit. Konzentration und Merkfähigkeit sind beeinträchtigt. Zudem liegt die Priorität nicht im Bereich der Wundheilung, sondern in der Schmerzminderung. Häufig sind Aussagen wie diese zu hören: „Wenn ich nur diesen Schmerz los wäre" oder „So kann ich nicht weiterleben" (vgl. Gerber 2015, S. 213).

Neben der Schmerzlinderung verbessert eine der Kompressionstherapie angepasste Hautpflege das Wohlbefinden des Patienten einerseits und die Heilung offener Wunden andererseits.

12.3.2 Fallbeispiel Beratung bei Ulcus cruris venosum durch eine Auszubildende

Die Verzahnung von Theorie und Praxis ist sehr wichtig bei der Alten- und Krankenpflegeausbildung. Dennoch kann die gelernte Theorie manchmal nicht eins zu eins in die Praxis umgesetzt werden, denn jeder Patient ist anders und bedarf einer individuellen Fürsorge. Auch können gegenseitige Vorbehalte zwischen Auszubildenden und den zum Teil wesentlich älteren Patienten das Beratungsverhältnis erschweren. Um zu sehen, wie dies ablaufen kann, begleiten wir die Auszubildende Sarah bei ihrem Einsatz im Seniorenheim.

Es ist Dienstagmorgen und Sarah trifft sich mit ihrem Praxisanleiter Bernd zur Besprechung des heutigen Tagesablaufes. Auf dem Lehrplan steht diese Woche Kompressionstherapie, und Bernd stellt den ersten Patienten des Tages vor. „Hallo Sarah, wir besuchen gleich Herrn W. in Zimmer 109. Er ist Ulcus-cruris-Patient und hat schon länger mit seinem offenen Bein zu kämpfen. Was weißt du über offene Beine?" „Ulcus cruris bedeutet Unterschenkelgeschwür und es gibt 3 Arten: venosum, arteriosum und mixtum. Die häufigste Art ist das Ulcus cruris venosum. Dabei arbeiten die Venen im Bein nicht mehr richtig, aber warum weiß ich nicht mehr genau", antwortet Sarah. „Das war schon einmal sehr gut, Sarah. Du hast Recht, die häufigste Art ist das Ulcus cruris venosum, das hat auch Herr W. Was bei ihm genau der Fall ist, erkläre ich kurz", erwidert Bernd.

Der 74-jährige Herr W. wohnt seit einigen Monaten im Seniorenheim und lebt mit einem offenen Bein seit knapp 2 Jahren. Er erzählt gerne, dass er bei der Arbeit den schönsten Ausblick der Welt hatte, denn er war Pilot und ist jahrelang zwischen den Kontinenten hin und her geflogen. Durch die ständigen Druckänderungen erlitt Herr W. eine tiefe Venenthrombose. Zudem saß er die meiste Zeit während der Arbeit und hat sich nach dem Berufsausstieg, wie er selbst sagt, „reichlich Vorrat für die Winterzeit" angelegt. Die ersten kleinen offenen Stellen schlossen sich dank guter Pflege recht bald wieder. Doch das momentane ca. 7 cm große Ulcus ist schmerzhaft und bedarf einer Therapie mit Kompression. Gestern war Herr W. zur Wundversorgung beim Facharzt und bekam Kompressionsverbände verordnet. Diese sollen nun angelegt werden. Bevor Sarah und Bernd zu Herrn W. ins Zimmer gehen, holen sie die entsprechenden Verbandsmittel aus dem Verbandsraum. Bernd erklärt Sarah, welche Materialien sie benötigt. „Man benötigt immer 2 Kompressionsverbände. Diese gibt es in unterschiedlichen Breiten und sie müssen entsprechend der Fußbreite ausgewählt werden. Der Facharzt hat dies schon gemacht und passend auf das Rezept geschrieben, in diesem Fall sind es 8 cm. Zur Fixierung der Verbände außerdem noch Klebestreifen von der Rolle. Wenn der Patient eine dünne, sehr brüchige und empfindliche Haut hat, dann benötigen wir noch Polstermaterial. Das gibt es teilweise schon in Sets zusammengestellt, die einen Schlauchverband und Polsterwatte beinhalten sowie Schaumgummi, um den Knöchel auszupolstern. Die Schaumgummipolster für den Knöchel gibt es fertig zu kaufen, sie können aber auch selbst zugeschnitten werden. Der Fachbegriff für die passenden Schaumgummipolster ist Pelotten. Und natürlich Handschuhe für uns", fügt Bernd zwinkernd hinzu.

Auf dem Weg zu Herrn W. stellt Sarah Fragen zu Dingen, die ihr noch unklar sind: „Kann ich den Kompressionsverband einfach anwickeln oder muss ich noch etwas beachten?" „Nein, du kannst nicht einfach wickeln, ohne vorher zu überprüfen, ob bei dem Patienten zum Beispiel eine Herzinsuffizienz vorliegt. Die Kompression verlagert die Flüssigkeit aus den Beinen zurück in den Gesamtkreislauf und kann das Herz überfordern. Das Herz von Herrn W.

ist aber fit, sodass wir die Kompression anwickeln können. Wenn du einen Patienten mit Ulcus cruris arteriosum hast, dann musst du besonders auf den Knöchel-Arm-Druck-Index, kurz KADI, achten. Dies ist besonders bei Patienten mit einer peripheren arteriellen Verschlusskrankheit der Fall. Auch bei lokalen Infektionen wird der Kompressionsverband nicht angelegt, weil sonst Keime in den Blutkreislauf einschwemmen können. Zudem muss die Wunde vorher fachgerecht versorgt und mit dem passenden Verbandmaterial abgedeckt werden. Kompression wird nie auf offene, unverbundene Wunden angewandt. Ach, und einen Kompressionsverband sollte man immer morgens anlegen, da Beine im Laufe des Tages dicker werden. Und dieses „dick werden" wollen wir ja gerade vermeiden", beantwortet Bernd ihr diese Frage. Mittlerweile sind Sarah und Bernd vor der Zimmertür von Herrn W. angekommen. „Was macht die Kompression eigentlich genau?", fragt Sarah, bevor sie anklopft. Bernd lächelt: „Das erkläre ich dir und Herrn W. am besten gemeinsam, dann muss ich es nicht wiederholen."

Auf ihr Klopfen hin kommt ein „Herein!" aus dem hell eingerichteten Zimmer. Herr W. sitzt in einem Sessel vor dem Fernseher und schaut eine Sendung über Zootiere. „Ach, Sie sind das. Bei dem, was Sie alles dabeihaben, wollen Sie mich wohl in eine Mumie verwandeln, was?", scherzt Herr W., als er die Verbände in Sarahs Händen sieht. „Und nachts wandern Sie dann hier über die Flure und erschrecken alle andere in ihren Betten. Die Idee gefällt mir!", geht Bernd auf den Scherz von Herrn W. ein. „Aber leider ist unser Anliegen medizinisch begründet und nicht karnevalistisch. Zur Behandlung Ihres offenen Beines hat Ihnen der Arzt eine Kompressionstherapie verschrieben. Mit dieser wollen wir heute beginnen. Ich habe unsere Auszubildende Sarah mitgebracht, die muss das nämlich noch lernen und kann dann in ein paar Tagen schon selbst einen neuen Kompressionsverband anlegen." Herr W. brummt: „Na dann machen Sie mal, begeistert bin ich davon nicht. Aber vorher müssen Sie mir nochmal erklären, warum ich jetzt diese Verbände bekomme und was die genau machen."

„Aber gerne. Sarah hatte die gleiche Frage", antwortet Bernd und setzt sich an den Tisch. „Ihre Thrombose hat zu einer chronisch-venösen Insuffizienz geführt, dies ist eine Venenschwäche, die erschwert, dass das Blut aus Ihren Beinen zurück zum Herzen fließt. In jeder Vene befinden sich Venenklappen, die das Blut aus den Beinen nach oben drücken. Die untere Venenklappe schließt sich, die obere öffnet sich und transportiert das Blut so zurück zum Herzen. Bei einer chronisch-venösen Insuffizienz schließen sich die Venenklappen nicht mehr richtig, so dass das Blut in Teilen auch wieder in die Gegenrichtung nach unten fließt. Etwas salopp gesprochen kann man sagen, dass die Venenklappen ausgeleiert sind. Und daraus folgen dann Ödeme, die zu Ulcus cruris venosum führen können. Die Kompressionsverbände unterstützen die Venen, indem Druck von außen auf den Schenkel angewandt wird. Dadurch kann das Blut besser zum Herzen fließen, die Beine werden dünner, da nicht so viel Blut zurückfließt, und die offenen Stellen heilen ab. Alles verstanden? Herr W. und Sarah nicken. Dann fangen wir mal an!"

- ■ **Anlegen eines Kompressionsverbandes**

Das Sprunggelenk des Patienten wird in einen 90°-Winkel gebracht und es wird mit dem ersten Verband an den Zehengrundgelenken angefangen. Wichtig ist, dass man in den Verband „reinschaut", das heißt, dass die Rolle nach oben zu einem hinzeigt. Die Verbände werden unter kontinuierlichem Zug nach oben gewickelt. Dabei entsteht immer Kontakt mit der Haut und der Druck nimmt von distal nach proximal (von unten nach oben) ab. Wenn mit Unterpolsterung gearbeitet wird, wird zunächst der Schlauchverband in doppelter Unterschenkel- und Fußlänge abgemessen und über das Bein des Patienten gestülpt. Am Knie sowie am Fuß lässt man ein Stück Verband überstehen. Als nächstes wird die Watte ohne Überlappung um Fuß und Wade gewickelt. Wenn der erste, normale Kompressionsverband an der Ferse angekommen ist, dann werden die zugeschnittenen Polsterungen für die Ferse mit verbunden und so fixiert. Nach beiden Wickelvorgängen kann der überschüssige Schlauchverband über den Kompressionsverband gestülpt und gegebenenfalls mit Klebestreifen fixiert werden. Zudem muss darauf geachtet werden, dass am Fußspann nicht zu stark gewickelt wurde, um zu verhindern, dass die Zehen nicht mit genug Blut versorgt werden. Herr W.s Verband ist nun fertig und er wird gebeten, im Zimmer herumzugehen.

„Ganz nett, aber es drückt schon", kommentiert er. „Und wann kommen Sie heute wieder und befreien mich von dem Verband?" Bernd hatte diese Frage befürchtet. „Idealerweise soll der Kompressionsverband bis zum nächsten Verbandswechsel der Wundauflagen erhalten bleiben. So können sich Ihre Venen etwas erholen, aber gleichzeitig auch bei einer erfolgreichen Behandlung mithelfen. Was halten Sie davon, wenn Sie den Kompressionsverband heute den Tag lang tragen und Sarah schaut in regelmäßigen Abständen, wie Sie sich fühlen? Der Kompressionsverband sollte aber so lange wie möglich getragen werden", klärt Bernd Herrn W. auf. „Na gut, dann probiere ich das mit dem Kompressionsverband mal aus. Aber sobald ich mich unwohl fühle, kommt der ab", erwidert Herr W. „So machen wir das, Herr W.", antwortet Bernd. „Die Kompressionsleistung erhöht sich, wenn Sie sich bewegen und so die Muskelpumpe im Bein aktivieren. Jeder kleine Gang trägt dazu bei. Besuchen Sie doch mal Frau S., die war früher Flugbegleiterin. Mit der können Sie sich bestimmt gut austauschen. Oder gehen Sie heute Nachmittag zur Kniffelrunde. Lassen Sie sich von dem Kompressionsverband nicht einschränken, sondern integrieren sie ihn, so gut es halt geht. Sarah kommt dann in einer Stunde vorbei und schaut, wie es bei Ihnen aussieht."

Wie besprochen erscheint Sarah zur Kontrolle des Verbands. Herr W. hat den Verband bereits abgewickelt und sieht unzufrieden aus. Sarah denkt: „Was soll das denn? Jetzt haben wir uns so viel Mühe damit gegeben und er wickelt den wieder ab." Sie schaut Herrn W. streng an und sagt: „So kann das ja nichts werden mit der Wundheilung, haben Sie uns vorhin nicht zugehört?". Damit reagiert sie unempathisch und Herr W. fühlt sich nicht angenommen.

Am nächsten Tag erklärt ihr Bernd das EWE-Prinzip (▶ Abschn. 7.4). Sarah sollte sich bemühen, die Empfindungen von Herrn W. wahrzunehmen und zu respektieren. Herr W. möchte das Problem mit dem offenen Bein gern lösen, ihm fehlt nur der richtige Weg dorthin.

So kann sie z. B. fragen, warum der Verband ohne Rücksprache abgewickelt wurde. Es stellt sich im Gespräch heraus, dass Herr W. mehr Schmerzen als vorher verspürt hat, außerdem sorgt er sich, dass seine Kleidung, der gemütliche Sessel und sein Bett nass werden, wenn der Verband „das Wundwasser herausdrückt".

Sarah: „Schauen Sie, Herr W., die Schmerzen werden durch die Schwellungen in Fuß und Wade verursacht und die Feuchtigkeit durch die sich in der Wundumgebung befindliche Flüssigkeit. Dafür wurde die Wunde mit einem gut aufsaugenden Wundverband abgedeckt. Die Kompression kann sowohl die Schmerzen als auch die Feuchtigkeit durch Verhinderung der Wassereinlagerung lindern. Sollen wir versuchen, die Kompression ganz langsam aufzubauen, so dass Sie sich daran gewöhnen können?" Herr W. ist einverstanden und einige Tage lang klappt es ganz gut mit dem Anlegen der Kurzzugbinden. Die Schwellungen im Bein klingen ein wenig ab.

Doch nach einer Woche weigert sich Herr W., den Verband anwickeln zu lassen. „Diese Dinger sind so dick, da komme ich nicht mehr in meine guten Schuhe hinein. Ich bin mittags auswärts mit alten Bekannten verabredet, da kann ich nicht mit Puschen hingehen." Er schaut böse zu Sarah. Diese denkt: „Nun waren wir doch erfolgreich, warum stellt er sich so an?" Sie denkt wieder an das EWE-Prinzip und antwortet: „Könnten Sie sich vorstellen, eine andere Form der Kompressionstherapie auszuprobieren?" Dieser bejaht und sie verabreden, dass Herr W. zu seiner Verabredung ohne Kompressionsverband mit seinen eleganten Schnürschuhen gehen kann.

Bernd hatte ihr erzählt, dass es Alternativen zu den Kurzzugbinden, der Unterpolsterung und den Schlauchverbänden gibt. Im Sinne des Ideenkellners (▶ Abschn. 7.6) recherchiert Sarah mit Hilfe der heimbeliefernden Apotheke nach Alternativen und findet diese in Bindensystemen und Strumpfsystemen. Die Apotheke kann Muster zur Verfügung stellen, die dann gemeinsam mit Herrn W. begutachtet werden.

Strumpfsysteme bestehen in der Regel aus 2 Komponenten: ein Kompressionsunterziehstrumpf mit definiertem Druck und ein Oberstrumpf mit definiertem Druck. Übereinander gezogen addieren sich die Drücke. Herstellerabhängig sind die Überstrümpfe mit einem Reißverschluss versehen oder werden mit einer Anziehhilfe ausgeliefert. Ebenfalls herstellerabhängig kann der Unterstrumpf über Nacht getragen werden. Bindensysteme gibt es von 2- bis 4-lagig mit polsternden und komprimierenden Komponenten. Herstellerabhängig können diese über die versorgte Wunde angewickelt und bis zu einer Woche am betroffenen Bein belassen werden. Beide Varianten sind vom Arzt verordnungsfähig und können über die Apotheke oder das Sanitätshaus beschafft werden.

Während Bernd und Sarah die Bindensysteme bevorzugen, sucht sich Herr W. ein Strumpfsystem mit Reißverschluss aus. Dieses findet er technisch interessant, außerdem passt er dann wieder in seine Schuhe. Und gutes Aussehen ist ihm wichtig.

Nach ihrem Urlaub erkundigt sich Sarah bei Bernd nach der Wundheilung an den Beinen von Herrn W. Bernd ist einigermaßen zufrieden, doch die Selbstständigkeit beim Auftragen der Hautpflege lässt zu wünschen übrig. Sarah, die sich jeden Morgen gern nach dem Duschen mit gut riechenden Pflegeprodukten eincremt, kann das nicht verstehen.

„Herr W., das ist doch toll, sich jeden Tag einzucremen. Man fühlt sich dann so frisch und gut gepflegt." Nach EWE-Prinzip reagiert sie ehrlich und authentisch, sie sieht Herrn W. aufmunternd an. Dieser fühlt sich nicht kritisiert, sondern erklärt ihr, dass er das Gefühl fettiger Finger nach dem Auftragen von Salben und Cremes nicht leiden kann und deswegen die Beine nicht selbst pflegt. Außerdem wäre Eincremen unmännlich.

Sarah befragt Bernd, ob es auch hier Alternativen zu den üblichen Arzneimitteln oder Pflegeprodukten aus Tuben oder Tiegeln gibt. Gemeinsam mit dem Apotheker sucht sie (Ideenkellner, ▶ Abschn. 7.6) nach Alternativen, diese sollten parfüm- und farbstofffrei und leicht aufzutragen sein und schnell einziehen. Der Apotheker schlägt 3 unterschiedliche Produkte vor, eines wird gesprüht, die anderen beiden lassen sich wie beim Rasierschaum entnehmen. Herr W. ist begeistert, er hat sich jahrelang nass rasiert und kann mit dem Produkt gut umgehen.

Einige Wochen später freuen sich Sarah und Bernd gemeinsam mit Herrn W., dass die offene Wunde am Bein gut verheilt ist.

„Jetzt können Sie auf Kompressionstrümpfe wechseln. Die sind bequemer und schränken Ihre Bewegung nicht so sehr ein." Herr W. stutzt: „Kompressionstrümpfe? Die hat meine Frau früher immer getragen. Ich trag doch keine Kompressionsstrümpfe! Das sind doch diese hautfarbenden Dinger." Sarah spürt, dass Herr K. extreme Vorbehalte hat und dem Thema ablehnend gegenübersteht. Da sie das Thema Kompressionsstrümpfe letzte Woche im Unterricht hatte, klärt sie ihn auf: „Herr W., ich merke, dass Sie das Thema beschäftigt. Für Sie sind Kompressionsstrümpfe nicht mit guten Erinnerungen verknüpft. Kompressionsstrümpfe

◘ Tab. 12.3 Gegenüberstellung der Ziele von Ausbilder und Auszubildenden und der Wünsche der Patientin

Ziele von Ausbilder und Auszubildende	Wünsche und Bedürfnisse von Herrn W.
Die Ödeme sollen ausgeschwemmt werden, die offene Wunde soll heilen.	Will endlich keine Verbände und Pflaster mehr tragen.
Die Kompression soll korrekt angelegt werden, um die bestmögliche Entlastung zu erreichen.	Hat Angst vor den Schmerzen bei der Kompression. Denkt, dass die Kleidung, das Bett etc. nass werden und alles übel riecht, wenn vermehrt Wasser „aus der Wunde gedrückt wird".
	Hat Sorge, dass durch den Kompressionsverband das Tragen des normalen Schuhwerks nicht möglich ist.
Etablierung von Hautpflege zwischen den Verbandwechseln zur Verminderung von Juckreiz und trockener Haut. Patient soll in seiner Selbstständigkeit gefördert werden und dies selbst tun.	Mag es nicht, wenn er selbst fettige Salbe oder Creme an den Fingern hat.
Nach Abheilung der Wunde soll auf Bestrumpfung gewechselt werden.	Lehnt Kompressionsstrümpfe generell ab, diese sehen hässlich aus, machen alt und zeigen jedem an, dass man krank ist.

sind mittlerweile viel moderner und schicker als früher. Sie gibt es in vielen Farben und auch extra Modelle für Männer. Die sehen nicht mehr so aus wie früher. Keiner wird es merken, dass Sie einen Kompressionsstrumpf tragen." „Davon müssen Sie mich aber erstmal überzeugen", sagt Herr W. Sarah und Bernd verabschieden sich und gehen zurück ins Stationszimmer.

„Bernd, die Kompressionsstrümpfe bekommt man doch in der Apotheke oder?", fragt Sarah auf dem Weg zurück. „Das stimmt. Wenn der Arzt feststellt, dass die Wundheilung so weit fortgeschritten ist, dass keine Verbandsmaterialien angewendet werden müssen, verschreibt er auf Rezept passende Kompressionsstrümpfe. In der Apotheke wird das Bein des Patienten vermessen und der Kompressionstrumpf angepasst. Es gibt sogar kleine Hilfen, um das Anziehen des Strumpfes zu erleichtern. Sicher ist für Herrn W. wichtig: Kompressionsstrümpfe sind nicht nur etwas, was ältere Menschen tragen. Viele Sportler tragen Kompressionstümpfe zur Regeneration oder zur Unterstützung der Heilung bei Muskelverletzungen in der Wade. Auch Menschen, die viel reisen oder fliegen, tragen regelmäßig Kompressionsstrümpfe. Da siehst du, wie vielfältig die Wirkung von Kompression sein kann. Und das alles ohne Medikamente, ein Aspekt, der vielen Betroffenen sehr wichtig ist", beantwortet Bernd die Frage von Sarah.

Sarah ist sich sicher, dass sie anhand der erlernten Beratungstechniken Herrn W. das Thema Kompressionsstrumpf im Laufe der nächsten Wochen näher bringen kann. ◘ Tab. 12.3 zeigt eine Gegenüberstellung der Ziele von Ausbilder und Azubi und der Wünsche der Patientin.

Eine Checkliste zur Behandlung eines Ulcus cruris venosum zeigt ◘ Tab. 12.4.

12.4 Diabetisches Fußsyndrom

12.4.1 Hintergrundwissen zum diabetischen Fußsyndrom

Diabetische Fußläsionen (diabetisches Fußsyndrom; DFS) führen aufgrund ihrer Chronizität und Rezidivfreudigkeit häufig zu Amputationen, Invalidität und Behinderung. Wiederkehrende Krankenhausaufenthalte, Rehabilitationsmaßnahmen und externe häusliche Betreuung belasten den Betroffenen.

Die Entstehung des DFS ist multifaktoriell. Für die meist ausgedehnten Verletzungen ist in ca. 2/3 aller Fälle die Neuropathie verantwortlich. Eine periphere arterielle Verschlusskrankheit ist zu 20% die Ursache. Die Polyneuropathie mit Sensibilitätsverlust wird erst dann zur Wunde, wenn andere äußerliche Verletzungen oder Verbrennungen durch

❏ **Tab. 12.4** Checkliste Ulcus cruris venosum

– Mehrfach täglich Lagerung der Beine im Bett, auf das nicht benötigte Deckbett, sodass die Beine über Herzniveau gelagert werden. Der Patient soll nicht versuchen, im Sitzen die Beine hochzulegen.

– Krankengymnastische Einzeltherapie zur Steigerung der Beweglichkeit des Sprunggelenks.

– Übungsprogramme zur Stärkung der Wadenmuskulatur zusammenstellen. Selbst Übungsprogramme von 8 Tagen können die Muskelpumpenfunktion verbessern (Klyscz et al. 1997, S. 3386).

– Tragen der Kompressionsversorgung, wie mit dem Therapeuten vereinbart.

– Dem Patienten erklären, dass ein gut sitzender Kompressionsverband Zeit benötigt (Panfil 2003).

– Hautpflege immer dann, wenn das Kompressionsprodukt gewechselt oder neu angelegt wird.

– Männer bevorzugen bei der Hautpflege leicht verteilbare Cremeschäume in Dosen. Die Apotheke kann bei der Recherche nach dem geeigneten Produkt behilflich sein.

– Vor der Kompression muss ärztlicherseits die Herzfunktion überprüft werden.

– Entzündliche Geschehen wie Dermatitis sind auszuschließen.

– Der Patient wird mittels einer Schmerzskala gebeten, seine Schmerzen rund um die Wunde einzuschätzen.

– Die Anlage eines Kompressionsverbandes wird vom Patienten zunächst als schmerzhaft empfunden. Hier kann ein langsames Erhöhen des Anwickeldrucks über mehrere Tage die Akzeptanz verbessern. Wenn Kurzzugbinden nicht akzeptiert werden, können Strumpfsystem oder Bindensysteme eine Alternative sein.

– Bei Bestrumpfung addieren sich die Kompressionsklassen beim Übereinanderziehen; z. B. ergeben 2 Strümpfe mit Kompressionsklasse 2 übereinander gezogen Kompressionsklasse 4. Diese sind in der Regel für Patienten und Angehörige einfacher anzuziehen (Protz 2007, S. 252).

– Apparative intermittierende Kompression kann für immobile oder multimorbide Patienten eine gute Alternative darstellen. Dieses System verbessert die Blutzirkulation ohne Einsatz der Muskelpumpe, sorgt für Druckentlastung in den Ruhephasen und ist über Wundverbände anwendbar (Deutsche Gesellschaft für Phlebologie 2005, Leitlinie).

– Damit Strümpfe nicht beschädigt werden, ist der Patient auf das Schneiden und Feilen seiner Zehennägel und regelmäßige Hornhautentfernung hinzuweisen.

– Für die Beratung empfiehlt sich die 3S-3 L-Regel: Schlecht sind Sitzen oder Stehen. Lieber Laufen oder Liegen.

Wärmflaschen dazu kommen. Ein weiterer Hauptgrund für DFS ist nicht mehr passendes oder falsches Schuhwerk oder Fußdeformationen (vgl. Boulton 1996, S. 12 ff., Tooke u. Brash 1996, S. 26 ff., Schellenberg et al. 2013, S. 543 ff.).

Immer wieder werden Therapeuten damit konfrontiert, dass der Patient zu lange wartet, bis er mit der Wunde den Arzt aufsucht. Dies ist für Nichtbetroffene schlecht nachvollziehbar, da die Wunde teilweise große Ausmaße annimmt (vgl. Risse u. Großkopf 2013, S. 275).

Im Alltag wird beobachtet:

- Die Patienten kaufen sich zu enge Schuhe.
- Sie suchen den Arzt zu spät auf.
- Hilfsmittel zur Druckentlastung werden nicht oder falsch verwendet.
- Patienten belasten die offene Wunde.
- Die Rezidive häufen sich.

Patienten und Therapeuten begegnen sich im Gespräch über die Empfindungen rund um die Füße auf verschiedenen Niveaus, hier sind Missverständnisse und damit einhergehende frustrierende Behandlungen vorprogrammiert. Dies führt im Verhältnis Therapeut–Betroffener zu folgenden Situationen:

- Ärzte reagieren zu spät mit relevanten Therapien.
- Die Fassungslosigkeit des Arztes ist groß. „Das kann doch nicht wahr sein."
- Dem Patienten gegenüber wird aggressiv reagiert. „Sie machen nicht richtig mit."
- Dem Patienten wird unbewusst signalisiert, dass er die Therapie nicht versteht, Mitarbeit verweigert und eine Teilschuld an der Verschlechterung trägt.

Für den Patienten führt die sensible Polyneuropathie zur Änderung aller Empfindungen jenseits des Kniegelenks bis hin zur Anästhesie. Damit verändert sie den Menschen im Ganzen. Menschen mit Polyneuropathie können nicht mehr auf ihre Füße aufpassen, sie gehen ihnen gefühlsmäßig verloren. Füße werden zu Umgebungsbestandteilen, sie sind dem eigenen Körper nicht mehr zugehörig. Als Folgeerscheinung haben Betroffene das Gefühl, nicht mehr „mit beiden Beinen im Leben" zu stehen. Der Kauf von zu engen Schuhen scheint nun eine gewisse Logik zu haben, spürt der Patient doch endlich einen gewissen Druck in den Füßen bzw. an den Beinen und damit wieder einen Teil von sich selbst.

Fehlendes Schmerzempfinden macht erklärlich, warum als lästige empfundene Schuhe und Hilfsmittel nicht mehr verwendet werden. Subjektiv helfen sie nicht und die neu entstandenen Wunden werden nicht erspürt. Patienten signalisieren dem Arzt, alles sei in Ordnung, weil für sie tatsächlich gefühlsmäßig alles in Ordnung ist.

Eine gelingende Beratung sollte diese psychologischen Hintergründe berücksichtigen und dem Patienten und seinem Umfeld erklären.

12.4.2 Fallbeispiel Beratung bei diabetischem Fußsyndrom

Im Frühling mal wieder mit dem Hund in den Wald gehen und die Vögel beobachten, das ist einer der größten Wünsche und Ziele von Herrn M. Diabetes mellitus begleitet ihn schon seit 25 Jahren. Er ist 65 Jahre alt, 1,80 Meter groß und wiegt 103 Kilogramm. Als Folge leidet Herr M. an diabetischer Nephropathie, peripherer arterieller Verschlusskrankheit, Polyneuropathie, einem Druckulkus am rechten Fuß und einer ausgeprägten Gangataxie. Schon seit Jahren trägt er orthopädische Schuhe und spezielle Socken, die regelmäßig angepasst werden. Seine Frau hilft ihm außerdem dabei, sich zweimal täglich einzucremen. Besonders das Druckulkus am Fuß macht ihm in letzter Zeit schwer zu schaffen, sodass er ein paar Tage stationär im Krankenhaus verbringen musste. Im Krankenhaus wurden ihm Empfehlungen für das weitere Vorgehen und die Versorgung zu Hause mitgegeben.

- **Empfehlungen aus dem Krankenhaus**

Die Empfehlungen wurde mittels eines Patientenflyers übergeben, Zeit für ein ausführliches Gespräch mit dem Arzt oder Pflegekräften gab es nicht.

Im Patientenflyer wurde Herrn M. empfohlen, seine Füße regelmäßig zu inspizieren, die verordneten Schuhe zu tragen, sich mehr zu bewegen und professionelle Fußpflege in Anspruch zu nehmen. Herr M. fühlte sich nicht ernst genommen, denn diese Maßnahmen kennt er bereits und beherzigt sie.

Herr M. ist frustriert. Die Maßnahmen aus dem Krankenhaus zeigen keine Wirkung und der Frühling kommt immer näher. Auf Grund der schleppenden Heilung ist er im Alltag sehr eingeschränkt und isoliert sich immer mehr von seiner Familie. Frau M. ist um ihren Mann besorgt und hofft, dass der nächste Termin bei ihrem langjährigen Hausarzt etwas Besserung in die momentane Situation bringt.

Der Hausarzt kennt Familie M. schon lange und hat ein gutes Verhältnis zu Herrn M. Bei diesem Gespräch ist Herr M allein. Der Arzt bittet Herrn M. um die Unterlagen aus dem Krankenhaus und fragt nach seinem Empfinden. Herr M. hält mit seiner Meinung nicht hinter dem Berg und äußert seine Frustration. Der Hausarzt nutzt zunächst das NURSE-Modell und fragt nach: Sind Sie sehr enttäuscht, Herr M.? Als dieser bejaht, ergänzt der Arzt: Das kann ich gut verstehen. Herr M. nennt nochmals sein Ziel, im Frühling mit dem Hund unterwegs zu sein. Der Arzt unterstützt ihn und fragt, was Herrn M. helfen würde, mit dieser Situation besser fertig zu werden. Herr M. antwortet: Wenn die Wunde schneller heilt. Er hätte gelesen, dass es so ein Spray gebe. Der Arzt hört sich den Wunsch an, fragt nach, was Herrn M. zusätzlich belastet. Da platzt es aus Herrn M. heraus: Meine Frau guckt immer so traurig, weil die Wunde nicht heilt und wir nicht mehr so viel gemeinsam unternehmen können. Sie denkt, wenn ich nur wieder abnehme, dann klappt es mit der Wundheilung.

Der Hausarzt nickt und stellt für sich fest:
- Zunächst muss der Wunsch von Herrn M. überprüft werden, ob der rechte Fuß jemals soweit heilen wird, dass er wieder längere Spaziergänge unternehmen kann.

◘ Tab. 12.5 Beratung nach dem NURSE-Modell

Frau M., Sie machen sich große Sorgen um Ihren Mann.	Benennen
Ich kann gut nachvollziehen, dass Sie sich hilflos fühlen.	Verstehen
Bisher konnte eine Verschlimmerung der Situation auch dadurch verhindert werden, dass Sie sich so toll engagiert haben.	Respektieren
Was halten Sie davon, wenn meine Mitarbeiter Sie speziell zum Thema fortgeschrittener Diabetes schulen? Die Krankenkasse übernimmt die Kosten dafür.	Unterstützen
Gibt sonst noch etwas, was Sie gern besprechen möchten?	Erweitern

— Danach wird der Arzt mit Frau M. sprechen. Diese war immer so optimistisch, dass die Wunde schon wieder heilt und alles so wird wie vorher.

Der Hausarzt untersucht den betroffenen Fuß und stellt eine leichte Infektion fest, die im Krankenhaus bereits abgeklungen war.

Nun fragt er nach, was sich seit dem Krankenhaus bei Herrn M. verändert hat. Verwendet Herr M. noch die Fußpflegeprodukte? Wie sieht es mit der Wundreinigung aus?

Es stellt sich heraus, dass Herr M. den Fuß zu Hause mit Leitungswasser spült. Das wäre im Krankenhaus auch so passiert. Ein Abstrich bestätigt, dass sich im häuslichen Leitungssystem Pseudomonas-aeruginosa-Erreger finden, die zur Wundinfektion geführt haben. Ein gezielt verordnetes Antibiotikum lässt die Infektion relativ schnell abheilen. Herrn M. wird Ringer-Lösung zur Wundspülung verordnet, das ist durch die Krankenkasse verordnungsfähig.

Nach Abklingen der Infektion spricht der Hausarzt mit Frau M. Diese macht sich Sorgen um ihren Mann. Er ziehe sich zurück und bewege sich noch weniger als sonst und würde am liebsten Kekse essen. Und die wären doch so schädlich. Der Hausarzt agiert zunächst nach dem NURSE-Modell (◘ Tab. 12.5)

Frau M. zeigt sich sehr erleichtert, dass der Arzt sich extra für sie Zeit nimmt. Dadurch ermuntert, traut sie sich nun zu fragen, wie lange es noch mit der Heilung dauert. Es wird vereinbart, darüber genauer zu sprechen, wenn die Schulung besucht wurde.

Der Arzt lädt das Ehepaar einige Wochen nach der Schulung zum Gespräch. Im Rahmen des Realitäten- oder Ideenkellners (▶ Abschn. 7.6) will der Arzt die Ziele von Herrn M. auf Realisierungsfähigkeit überprüfen. Er macht den beiden klar, dass es zurzeit keine langen Spaziergänge mit dem Hund geben wird. Die Druckentlastung hat oberste Priorität, selbst die Alltagsbelastung sollte auf ein Minimum reduziert werden. Frau M. hat bei der Schulung erfahren, dass sich die körperliche Situation ihres Mannes nicht wesentlich verbessern wird und dass dies nicht an ihr oder einer eventuell fehlenden Unterstützung liegt. Dadurch fühlt sich Frau M. sehr entlastet. Die Stimmung des Ehepaares untereinander ist wesentlich friedlicher geworden, obwohl das große Ziel nicht erreicht wurde.

Um die Abheilung zu beschleunigen, könnte alternativ versucht werden, das Gewicht von Herrn M. zu reduzieren. Der Arzt fragt Herrn M, ob er sich vorstellen könne, die Ernährung umzustellen. Frau M. ist begeistert, und Herr M. schließt es nicht aus. Die vom Arzt empfohlene Ernährungsberaterin kommt zu M.s nach Hause und schlägt im Sinne des Ideenkellners (▶ Abschn. 2.7) mehrere Ernährungsformen vor, z. B. Paleo-Diät, 5:2-Diät oder Eiweißshakes als Mahlzeitenersatz. Herr M. will auf keinen Fall zum „Kaninchen" mutieren und zu viel Grünzeug essen. Als Mann brauche er Fleisch! Vom Tablett des Ideenkellners nimmt sich Herr M. die Paleo-Diät herunter, und gemeinsam mit Frau M. wird in den nächsten Wochen versucht, danach zu leben.

Die Abnehmziele werden niedrig angesetzt und die BZ-Werte mit dem Arzt abgeglichen. Nach einem Monat wiegt sich Herr M und hat 1 kg abgenommen. Er freut sich sehr und berichtet seinem Arzt stolz davon. Auch die Fußwunde beginnt schneller zu heilen. Die Ernährungsumstellung

■ **Tab. 12.6** Checkliste Wundversorgung bei diabetischem Fußsyndrom

– Konsequente Druckentlastung durch Verband oder Verbandsschuh (ggf. mit Spezialeinlage) ist für die Erreichung eines vollständigen Wundverschlusses notwendig.

– Fußbäder sind wegen der Gefahr von Hautmazerationen bzw. Verbrühungsgefahr durch mangelndes Temperaturempfinden kontraindiziert.

– Wundspülungen mit Leitungswasser sind wegen der Gefahr von Feuchtkeimen in Leitungen und Duschköpfen zu unterlassen.

– Fußpflege sollte durch Podologen vorgenommen werden. U. U. ist die ärztliche Überweisung möglich, daher zu Lasten der Krankenkassen abrechenbar.

– Körperliche Aktivitäten sollten auf die Risikogruppe des Patienten abgestimmt sein. Je nach Stadium der Polyneuropathie bzw. der Fußläsionen können die Aktivitäten nur schrittweise umgesetzt werden (Zink 2014, S. 117).

– Falls die Betroffenen noch im Arbeitsleben stehen, sollte überprüft werden, ob ein Teil der Arbeit nicht im Sitzen erledigt werden kann.

– Rechtzeitig mit dem Arzt die Verordnung von Hilfsmitteln wie Gehhilfen, Orthesen, Rollstuhl etc. besprechen.

– Den Patienten regelmäßig nach Schmerzempfindungen befragen. Diese äußern sich anders, z. B. als brennende oder stechende Schmerzen, Parästhesien (Kellerer u. Gallwitz 2015, S. 175).

– BZ-Werte sollten normglykämisch oder normnah sein.

– Monatliche Gewichtskontrolle.

– Eine realistische Gewichtsreduktion ist anzustreben.

– Tägliche Fußinspektion (Spiegel auf den Boden legen und dann die Füße darüber gekippt stellen. So ist eine Eigeninspektion selbstständig möglich).

– Hornhautschwielen sind professionell zu begutachten. Darunter können sich Druckstellen bilden.

– Schuhinnenseiten abtasten und Fremdkörper wie kleine Steinchen entfernen.

– Ein orthopädischer Schuhmacher sollte die Füße und das Schuhwerk des Patienten alle drei Monate auf Druckstellen oder Feuchtigkeit kontrollieren.

– Dem Patienten sollte vermittelt werden, wie er Infektionen und Druckstellen erkennt.

– Regelmäßiges Waschen der Füße und sorgfältiges Trocknen besonders der Zehenzwischenräume.

– Auch Wollflusen in Kombination mit Hautabschilferungen können kleine Läsionen zwischen den Zehen hervorrufen.

– Bei Veränderungen der Zehennägel sollte sofort der Arzt aufgesucht werden, es besteht dann Gefahr einer Nagelmykose.

– Saubere, gut sitzende Strümpfe tragen (täglich wechseln, Nähte an den Außenseiten, besser sind nahtfreie Strümpfe)

– Nicht barfuß laufen.

– Abschlussbretter am Bett entfernen. Wenn nachts der Patient Richtung Fuß rutscht, werden die Füße nicht reflektorisch zurückgezogen. Dadurch bleibt der Fuß mit vollem Gewicht und in unveränderter Position vor den Brettern liegen. Die Gefahr einer okklusiven Mikroangiopathie steigt enorm an.

– Die Angehörigen in die Beratung miteinbeziehen. Diese können oft nicht nachvollziehen, warum die „kleine" Wunde nicht schnell heilt.

– Regelmäßige Nachschulung von Patient und Betreuern.

– Als Berater sollte man sich davor hüten zu versprechen, dass alles wieder wird wie vorher, auch wenn alle Empfehlungen eingehalten werden.

wird gut angenommen und nicht als Einschränkung empfunden.

Vielleicht kann sich Herr M in einigen Monaten ein neues Ziel setzen. Bis dahin wird er die Spaziergänge mit dem Rollstuhl unternehmen und nur die häuslichen Aktivitäten vorsichtig auf seinen eigenen Füßen durchführen.

Eine Checkliste zur Wundversorgung bei diabetischem Fußsyndrom zeigt ◘ Tab. 12.6.

Literatur

Boulton AJM (1996) The pathogenesis of diabetic foot problems: an overview. Diabetis Med 13: 12–16
Deutsche Gesellschaft für Phlebologie (DGP) (2005) Intermittierende pneumatische Kompression. Verfügbar unter https://phlebology.de/leitlinien-der-dgp-mainmenu/73-leitlinie-intermittierende-pneumatische-kompression-ipk-oder-aik [23. 05. 2016]
Gerber M (2014) Ernährung und Wundheilung. Wund Management 8(6): 276–281
Gerber V (2015) Was hindert den Patienten daran, unsere Behandlung zu akzeptieren? Wund Management 9(5): 199–203
Imkamp U (2015) Fallmanagement in der Wundbehandlung-neue Wege, Herausforderungen/Risiken, Erfolge? Rechtsdepesche für das Gesundheitswesen 12(S2): 32–33
Kellerer M, Gallwitz B (Hrsg) (2015) Diabetologie und Stoffwechsel, Supplement Praxisempfehlungen der Deutschen Diabetischen Gesellschaft, S2, 10: 172–180. Verfügbar unter http://www.deutsche-diabetes-gesellschaft.de/fileadmin/Redakteur/Leitlinien/Praxisleitlinien/2015/DuS_S2-15_Herr_Jannaschk_S172-S180_Morbach_Fu%C3%9Fsyndrom.pdf [16. 05. 2016]
Klyscz T (2000) Stellenwert physikalischer Therapieverfahren bei chronischer Veneninsuffizienz und arthrogenem Stauungssyndrom. Viavital, Köln
Klyscz T, Junger M, Junger I, Hahn M, Steins A, Zuder D et al (1997) Gefäßsport zur ambulanten Therapie venöser Durchblutungsstörungen der Beine: Diagnostische, therapeutische und prognostische Aspekte. Hautarzt 48: 3384–3390
Panfil E (2003) Messung der Selbstpflege bei Ulcus cruris venosum. Huber, Bern
Protz K (2007) Kompression, Pflegelexikon – die Serie zum Sammeln. Wund Management 1: 250–255
Risse A, Großkopf V (2013) Leibesinselschwund- ein haftungsrechtliches Problem bei Diabetes mellitus? Rechtsdepesche im Gesundheitswesen 11/12: 274–280
Schellenberg ES, Dryden DM, Vandermeer B, Ha C, Korownyk C (2013) Lifestyle interventions for patients with and at risk for type 2 diabetes: a systemic review and meta-analysis. Ann Intern Med 159(8): 543–551
Schröder G, Kottner J (2012) Dekubitus und Dekubitusprophylaxe. Huber, Bern
Stücker M (2014) Ulcus cruris venosum und körperliche Aktivität. Wund Management 8(3): 110, 1864–1121
Tooke JE, Brash PD (1996) Microvascular aspects of diabetic foot disease. Diabetis Med 13: 26–29
ZinkK (2014) Diabetisches Fußsyndrom und körperliche Aktivitäten. Wund Management 8 (3): 116, 1864–1121

Beratung von Menschen mit Diabetes mellitus

Katja Sonntag

© Springer-Verlag Berlin Heidelberg 2017
C. von Reibnitz, K. Sonntag, D. Strackbein (Hrsg.), *Patientenorientierte Beratung in der Pflege*,
DOI 10.1007/978-3-662-53028-3_13

13.1 Hintergrundwissen zum Diabetes mellitus

Der Diabetes mellitus, umgangssprachlich auch Zuckerkrankheit genannt, ist eine Stoffwechselerkrankung, bei der die Blutzuckerwerte dauerhaft zu hoch sind. Sie ist eine der am längsten bekannten Krankheiten und wurde schon im alten Ägypten beschrieben. Weil der Urin der Kranken durch den ausgeschiedenen Zucker süßlich schmeckte, wurde sie als „honigsüßer Durchfluss" (Diabetes mellitus) bezeichnet.

Die Ursachen dafür sind je nach Diabetesform verschieden. Beim Typ-1-Diabetes stehen dem Körper keine insulinproduzierenden Zellen mehr zur Verfügung, so dass kein körpereigenes Insulin mehr produziert werden kann und das Hormon von außen zugeführt werden muss. Es handelt sich um eine Autoimmunkrankheit, da das Abwehrsystem des Körpers die insulinproduzierenden Zellen in der Bauchspeicheldrüse zerstört. Oft erkranken schon Kinder am Typ-1-Diabetes, das durchschnittliche Erkrankungsalter beträgt 8 Jahre.

Beim Typ-2-Diabetes produziert der Körper, zumindest in der Anfangsphase, noch viel Insulin. Die Empfindlichkeit der Körperzellen auf das Hormon ist allerdings herabgesetzt, so dass die Zellen nicht mehr ausreichend auf das Insulin reagieren und schließlich resistent werden. Das körpereigene Insulin reicht dann nicht mehr aus, um den gewünschten Effekt zu erzielen und den Zucker in die Zellen zu schleusen.

Neben diesen beiden Formen gibt es noch weitere Varianten, z. B. beim Vorliegen eines Gendefektes oder bei Erkrankungen der Bauchspeicheldrüse. Auch Medikamente, insbesondere Kortison, können an der Entstehung eines Diabetes beteiligt sein (Leitlinien 2015 der Bundesärztekammer, http://www.bundesaerztekammer.de/richtlinien/leitlinien/).

Die Internationale Diabetes-Föderation (IDF) hat zuletzt im Jahr 2007 aktuelle Zahlen zur weltweiten Verbreitung des Diabetes vorgelegt. Danach haben aktuell schätzungsweise 246 Millionen Menschen auf der Welt einen Diabetes. Davon leben 39 Millionen in China, 30 Millionen in Indien und 21 Millionen in den USA. In Europa gibt es schätzungsweise knapp 50 Millionen Menschen mit Diabetes. Die Prävalenz des Diabetes steigt dabei mit dem Lebensalter an, so dass im Zuge der weiter steigenden Lebenserwartung auch mit einer Zunahme der an Diabetes Erkrankten gerechnet werden muss. Laut WHO ist die Zahl der Diabetiker in den letzten 20 Jahren um das Siebenfache gestiegen, vor allem in den Industrie- und Schwellenländern. Aktuell (Stand 2015) geht man in Deutschland von 7,6 Millionen Menschen mit Diabetes mellitus aus, inklusive ca. 2 Millionen Menschen mit noch nicht erkannter Krankheit. Dies entspricht 7–8% der erwachsenen Bevölkerung (http://www.diabetesde.org).

Die Ursachen für die Entstehung eines Diabetes unterscheiden sich stark. Während der Typ-2-Diabetes meist in fortgeschrittenem Alter entsteht und seine Hauptursachen die genetische Veranlagung, Bewegungsmangel und Übergewicht sind, liegt beim Typ-1-Diabetes in der Regel eine Autoimmunreaktion vor. Die genauen Hintergründe dieser Autoimmunreaktion sind nicht bekannt, auch wenn die Erbanlagen eine gewisse Rolle spielen. Es wird vermutet, dass gewisse Umweltfaktoren wie der frühe Kontakt mit Kuhmilch und bestimmte Virusinfektionen einen Typ-1-Diabetes begünstigen.

Während das Erkrankungsrisiko für Typ-2-Diabetes mit dem Lebensalter ansteigt, erkranken die meisten Betroffenen schon vor dem 40. Lebensjahr an Typ-1-Diabetes, häufig schon im Kindes- und Jugendalter. Die Autoimmunreaktion verläuft zunächst dennoch häufig unentdeckt und ohne Symptome, lässt sich aber mittels Blutuntersuchung nachweisen. Auf Grund des immer häufiger auftretenden Übergewichts und Bewegungsmangels erkranken aber auch immer jüngere Personen in den Industrienationen an Typ-2-Diabetes. In den USA haben heute ein Viertel aller Jugendlichen Typ-2-Diabetes oder eine Vorstufe davon (http://www.diabetesde.org).

> **Die Zahl der weltweit sowie in Deutschland an Diabetes mellitus Erkrankten ist in den vergangenen Jahren stark gestiegen, was mit der gestiegenen Lebenserwartung, aber auch mit dem zunehmenden Bewegungsmangel und Übergewicht in den Industrie- und Schwellenländern zusammenhängt. Diese sind neben der genetischen Disposition die Hauptursachen für das Auftreten eines Diabetes mellitus Typ 2. Ein Diabetes mellitus Typ 1 manifestiert sich dagegen häufig schon**

im Kindes- oder Jugendalter und ist die Folge einer Autoimmunreaktion.

Beim Typ-1-Diabetes treten die Symptome innerhalb von Tagen bis Wochen auf, wenn ca. 80% der Betazellen in der Bauchspeicheldrüse zerstört sind. Benötigt der Körper allerdings auf Grund einer Operation, Fieber, der Einnahme von Medikamenten wie Kortison oder Dauerstress mehr Insulin, können diese Symptome auch schon früher auftreten. Ein Diabetes Typ 2 zeigt oft über einen langen Zeitraum keinerlei Symptome und bleibt daher häufig unentdeckt, bis vielleicht schon Folgeschäden entstanden sind. Folgende Symptome weisen auf einen Diabetes mellitus hin:

- Häufiger Harndrang
- Häufige Infektionen
- Starker Durst
- Müdigkeit und Abgeschlagenheit
- Trockene, juckende Haut
- Gewichtsverlust
- Schlecht heilende Wunden
- Azetongeruch der Atemluft
- Übelkeit, Erbrechen oder Bauchschmerzen

Zur Diagnostik wird die Zuckerkonzentration im Blut bestimmt, ein Zuckertest im Urin kann erste Hinweise auf einen Diabetes mellitus bestätigen. Die Diagnose gilt als bestätigt, wenn der Bluttest an 2 verschiedenen Tagen zu hohe Werte ergeben hat.

Patienten mit einem diagnostizierten Diabetes mellitus müssen sowohl eine Unter- als auch eine Überzuckerung vermeiden. Ein vorzeitiges Gegensteuern, z. B. durch die Aufnahme von Traubenzucker oder die Gabe von Insulin, kann weitere Komplikationen bis hin zum Koma verhindern.

Da der Diabetes mellitus zu diversen Spätschäden führen kann, wenn er nicht korrekt behandelt wird, ist eine gut abgestimmte Therapie von enormer Bedeutung. Fortlaufende Beratungen und Schulungen für die Patienten spielen eine große Rolle für die Compliance. Mögliche Schäden sind unter anderem Arteriosklerose, Schädigungen der Netzhaut im Auge sowie diabetische Nephropathie. Durch die Gefäßverkalkungen steigt das Risiko für Herzinfarkte, Schlaganfälle sowie das diabetische Fußsyndrom. Auch das Nervensystem wird auf Dauer durch zu hohe Zuckerwerte geschädigt, es kommt

zur diabetischen Neuropathie (Leitlinien 2015 der Bundesärztekammer, http://www.bundesaerztekammer.de/richtlinien/leitlinien/).

> Ein Diabetes mellitus wird häufig über lange Zeit nicht erkannt, da die Symptome in der Regel schleichend auftreten und eher unspezifisch sind. Teilweise wird er erst entdeckt, wenn schon Folgeschäden aufgetreten sind wie z. B. eine Neuropathie oder Netzhautschädigungen. Die Diagnostik erfolgt über die Bestimmung des Zuckerwertes im Blut zu 2 unterschiedlichen Zeitpunkten.

Zur Therapie des Diabetes mellitus stehen verschiedene Möglichkeiten zur Verfügung, je nach Diabetesform und individuellem Gesundheitszustand.

Während bei einem Diabetes Typ 1 dem Körper immer Insulin von außen zugeführt werden muss, ist dies beim Diabetes Typ 2 nicht immer erforderlich. Hier kann eine Änderung des Lebensstils mit gesunder Ernährung, ausreichend Bewegung und Gewichtsreduktion sich positiv auf den Blutzuckerspiegel auswirken. So sind vielleicht über einen längeren Zeitraum keine weiteren medikamentösen Maßnahmen erforderlich. Außerdem helfen Tabletten, welche die Insulinwirkung verbessern und die Insulinausschüttung anregen. Im Laufe der Erkrankung müssen jedoch auch viele Patienten mit Diabetes Typ 2 Insulin spritzen.

Beim Typ-1-Diabetes muss dem Körper das fehlende Insulin von außen lebenslang zugeführt werden, ebenso bei schwereren Formen des Typ-2-Diabetes. In der Regel injizieren sich die Patienten das Insulin selbst mit Hilfe eines Pens, wenn sie den Umgang damit erlernt haben. Die passende Insulintherapie wird dabei mit dem Arzt abgesprochen. Bei der früher weit verbreiteten konventionellen Insulintherapie wurden 1- oder 2-mal am Tag ein schnell sowie ein langsam wirkendes Insulin zugeführt. Die Essenszeiten und -mengen sind dann von der festgelegten Insulingabe abhängig und der Patient muss seinen Tagesablauf danach ausrichten. Häufige Blutzuckerkontrollen entfallen dagegen bei der konventionellen Therapie.

Bei der intensivierten Insulintherapie wird der körpereigene Mechanismus imitiert, zu den

Mahlzeiten größere Mengen an Insulin ins Blut abzugeben als sonst. Die intensivierte Insulintherapie verlangt dabei aber eine größere Mitwirkung des Patienten. Dieser muss vor und nach den Mahlzeiten seine Blutzuckerwerte messen sowie anhand eines vorher festgelegten Schemas Insulin spritzen. Die intensivierte Insulintherapie erfordert also ein entsprechendes Wissen beim Patienten und setzt voraus, dass dieser Verantwortung für seine Gesundheit übernimmt. Bei Kindern oder Menschen mit einer Demenz muss eine Unterstützung durch andere Personen erfolgen. Wenn allerdings die intensivierte Insulintherapie erfolgreich umgesetzt wird, bedeutet diese deutlich mehr Freiheiten für den Diabetiker. Dieser kann Essenszeiten und -mengen wesentlich freier wählen als bei der konventionellen Therapie.

Es besteht des Weiteren die Möglichkeit, dem Körper fortlaufend kleine Mengen Insulin über eine Insulinpumpe zuzuführen, die der Patient permanent am Körper trägt. Zusätzlich kann der Patient selbst per Knopfdruck eine größere Insulinabgabe veranlassen. Der Umgang mit der Insulinpumpe erfordert allerdings eine umfassende Schulung, die Kosten werden häufig nicht von den Krankenkassen übernommen.

Insulinpflichtige Diabetiker sollten in jedem Fall ihre Blutzuckerwerte regelmäßig überprüfen. Die Intervalle dazu sollten mit dem Arzt individuell abgesprochen werden und sich nach der Lebenssituation und dem aktuellen Gesundheitszustand richten. So erfordern manche Situationen wie eine Schwangerschaft oder ein vorliegender Infekt eine engmaschigere Kontrolle als sonst.

Zur Überprüfung des Behandlungserfolges werden nicht nur die vom Patienten ermittelten Blutzuckerwerte betrachtet, sondern auch möglicherweise aufgetretene Komplikationen sowie der Langzeitzuckerwert im Blut. In Rücksprache mit dem Patienten wird dann die weitere Therapie abgesprochen, deren Evaluation ebenfalls nach einem gewissen zeitlichen Abstand erfolgt.

> ❯ Je nach Schweregrad des Diabetes mellitus Typ 2 kann eine Lebensstiländerung als alleinige Maßnahme zunächst ausreichen, des Weiteren kann die Insulinausschüttung und -wirkung durch Medikamente verbessert

werden. Bei schwereren Formen sowie beim Diabetes mellitus Typ 1 ist die Gabe von Insulin zur Behandlung erforderlich. Hier stehen verschiedene Therapiekonzepte zur Verfügung, welche unterschiedliche Anforderungen an den Patienten stellen. Gemeinsam mit dem Patienten muss daher die passende Insulintherapie gewählt werden, deren Erfolg regelmäßig überprüft werden muss und die bei Bedarf an die veränderte Situation angepasst werden muss.

13.2   Beratung von Patienten mit Diabetes mellitus Typ 2

Auf Grund der großen Anzahl der Erkrankten sowie einer notwendigen langfristigen Beratung und Schulung der Betroffenen haben sich einige Arztpraxen und Kliniken auf die Beratung und Schulung von Patienten mit Diabetes spezialisiert. Es haben sich sogar ganze Berufsbilder und Spezialisierungen rund um den Diabetes mellitus gebildet. So gab es in Deutschland 2015 ca. 4000 Diabetologen, ca. 3500 Diabetesberater, 7300 Diabetesassistenten sowie 2400 Wundassistenten (http://www.diabetesde.org).

Die Diagnose Diabetes mellitus bedeutet einen Einschnitt in das Leben des Patienten, der diese chronische Erkrankung mit all ihren Auswirkungen nun in sein Leben integrieren muss. In der Regel benötigt er dabei Hilfe und Unterstützung durch medizinisches Fachpersonal, und zwar nicht nur zum Zeitpunkt der Diagnosestellung, sondern kontinuierlich während seines weiteren Lebens. Gleichbleibende Ansprechpartner sorgen hier für Kontinuität, sichern das nötige Vertrauen und fördern die Compliance des Patienten.

Arzt und Patient sollten stets individuelle mittel- und langfristige Therapieziele vereinbaren, wobei nicht nur die Blutzuckerwerte berücksichtigt werden sowie akute Komplikationen vermieden werden sollen, sondern vor allem die Lebensqualität des Betroffenen. So müssen die Zielwerte für den Blutzucker realistisch sein, das Alter und die Lebensumstände müssen ebenso berücksichtigt werden wie die Möglichkeit des Patienten, die Therapie im Alltag zu meistern.

Bei der Beratung und Schulung des Patienten sollten die Symptome einer Über- sowie Unterzuckerung intensiv behandelt werden, denn so kann der Patient ihnen frühzeitig entgegenwirken. Beispielhaft sei hier genannt, dass der Konsum von Alkohol die Blutzuckerwerte mehrere Stunden senken kann, da die Leber weniger Zucker ins Blut abgibt. Die Insulingabe muss also entsprechend angepasst oder kohlenhydratreiche Nahrung zusätzlich gegessen werden, um eine Unterzuckerung zu vermeiden. Zusätzlich verkennen Diabetiker im Laufe ihrer Erkrankung schneller die Anzeichen einer Unterzuckerung und müssen erneut dafür sensibilisiert werden.

Die Patienten sollten auf jeden Fall dazu angehalten werden, die von ihnen ermittelten Blutzuckerwerte in einem Tagebuch schriftlich festzuhalten und dieses zu den Arztbesuchen mitzubringen. So kann nicht nur der Langzeitwert berücksichtigt werden, sondern auch einzelne zu hohe oder niedrige Werte besprochen werden.

Eine große Herausforderung in der Beratung von Patienten mit Diabetes Typ 2 besteht darin, den Patienten davon zu überzeugen, zukünftig einen gesünderen Lebensstil zu führen und dieses Vorhaben auch langfristig in die Tat umzusetzen. Dies ist umso schwerer, da eine Umstellung besonders dann vom größten Erfolg gekrönt ist, wenn noch wenige Folgeschäden aufgetreten sind. Einmal aufgetretene Neuropathien, Netzhaut- oder Gefäßschäden sind nicht reversibel. Studien zeigen, dass sich eine individuelle, langfristige Ernährungsberatung, gekoppelt mit eventueller Metformingabe, positiv auf den weiteren Krankheitsverlauf auswirkt (Schwarz 2016, S. 3 ff.). Ohne eine kontinuierliche Betreuung und Schulung kann der Behandlungserfolg aber nicht langfristig gesichert werden, da auch zunächst teilweise hochmotivierte Patienten in alte Verhaltensmuster zurückfallen können, wenn insbesondere hohe Erwartungen nicht erfüllt werden können oder andere belastende Faktoren auftreten (Nationales Aktionsforum Diabetes mellitus 2015, S. 16).

Idealerweise führt eine erfolgreiche Beratung dazu, dass der Patient sein Körpergewicht innerhalb von 12 Monaten um 5–7% reduziert, wöchentlich mindestens 150 Minuten körperlich aktiv ist, ballaststoffreicher sowie fettärmer isst (Nationales Aktionsforum Diabetes mellitus 2015, S. 14 f.). Diese auch sicher allgemein gültigen Empfehlungen für einen gesunden Lebensstil werden aber von vielen, ob an Diabetes erkrankt oder nicht, trotz aller nachgewiesenen positiven Effekte nicht eingehalten. Sie erfordern häufig umfangreiche Änderungen des Lebensstils und verlangen vom einzelnen, Verantwortung für seine Gesundheit zu übernehmen. Dies gelingt vielen Betroffenen nur durch eine langfristige und intensive Betreuung und Begleitung, welche auch eine Erfolgskontrolle mit einschließt. Der Berater muss sich bewusst sein, welche großen Anforderungen er an den Patienten stellt. Gleichzeitig muss er mit dem Patienten individuelle Therapie- und Behandlungsziele aushandeln, welche den Patienten nicht überfordern und so sein aktives Mitwirken beinträchtigen.

◘ Tab. 13.1 zeigt mögliche Maßnahmen, um die Nachhaltigkeit der Behandlung zu sichern und die Compliance des Patienten zu erhalten. Eine geeignete Checkliste ist in ◘ Tab. 13.2 zu sehen.

❯ So wie der Diabetes mellitus die Patienten ein Leben lang begleitet, müssen diese kontinuierlich betreut und beraten werden. Die Behandlungs- und Therapieziele müssen dabei nicht nur die Blutzuckerwerte, sondern ebenso die Lebenssituation des Betroffenen sowie seine Fähigkeiten zur Mitwirkung berücksichtigen. Auch inwieweit der Patient bereit ist, bei der Therapie mitzuwirken, muss Beachtung finden. Der Berater darf dabei nie außer Acht lassen, dass eine Änderung des Lebensstils immer enorme Verhaltensänderungen verlangt, die nicht jeder Patient mittragen möchte oder kann, erst recht nicht für den Rest seines Lebens.

13.3 Fallbeispiel Beratung bei Diabetes mellitus

Frau D. ist 70 Jahre alt und hat ihr ganzes Leben lang allein in einer Kleinstadt gelebt. Sie beschreibt sich selbst als lebenslustige, aber auch etwas eigenwillige Person. So hat sie einen großen Freundes- und Bekanntenkreis, aber keine eigene Familie. Ihre 5 Jahre ältere Schwester ist die einzige Familienangehörige, zu der sie hin und wieder Kontakt hat. Frau D. hat bis zu ihrer Rente vor 5 Jahren als

◻ Tab. 13.1 Maßnahmen zur Sicherstellung des langfristigen Therapieerfolges bei Diabetes mellitus Typ 2. (Eigene Darstellung, angelehnt an Nationales Aktionsforum Diabetes mellitus 2015, S. 18)

Zielsetzung	Maßnahmen
Stabilisierung neuer Lebensgewohnheiten	Regelmäßige Protokollierung erreichter Veränderungen
	Erlernen von Problemlösungsstrategien im Zusammenhang mit Risikosituationen bezüglich der Lebensstiländerung
	Entwicklung eines Planes zum Umgang mit möglichen Rückfällen
	Aufbau hilfreicher sozialer Unterstützungsmaßnahmen (z. B. Telefonhotline, Erinnerungen via Apps)
	Strategien zur besseren Stressbewältigung erlernen
Erhalt der neuen Lebensgewohnheiten	Langzeitziele mit den neuen Gewohnheiten entwickeln
	Auftretende Schwierigkeiten bei der Beibehaltung der neuen Lebensgewohnheiten analysieren und bearbeiten
	Regelmäßige Erinnerungen per Email, App etc.
	Nutzung technischer Hilfsmittel, welche gesunde Verhaltensweisen mit Punkten „belohnen" und bewerten
Qualitätskontrolle	Regelmäßige Überprüfung bestimmter Messwerte wie Gewicht, Taillenumfang oder Langzeitblutzucker

◻ Tab. 13.2 Checkliste für eine erfolgreiche Beratung bei Diabetes mellitus

– Menschen mit Diabetes mellitus benötigen eine langfristige, kontinuierliche Beratung durch feste Bezugspersonen, da diese chronische Erkrankung in das weitere Leben integriert werden muss.

– Die Therapieziele sollten sich nicht rein nach den angestrebten Blutzuckerwerten richten, sondern die Wünsche und Bedürfnisse des Patienten berücksichtigen, um die Compliance zu erhöhen.

– Die individuellen Lebensumstände sowie die Fähig- und Fertigkeiten des Patienten müssen bei der Zielfindung sowie bei der Therapieplanung berücksichtigt werden.

– Bei der Beratung des Patienten müssen die Symptome einer möglichen Über- und Unterzuckerung sowie deren Vermeidung ausführlich und wiederholt besprochen werden.

– An Diabetes Erkrankte sollten möglichst ein Tagebuch führen, in das sie ihre Blutzuckerwerte regelmäßig eintragen, um so die Therapie besser abstimmen zu können.

– Da bei der Therapie des Diabetes die Patienten dazu ermutigt werden sollen, einen aktiveren und gesünderen Lebensstil zu fördern, bedarf es einer motivierenden, sensiblen, fortlaufenden Beratung und Schulung.

– Der regelmäßige Austausch mit anderen Betroffenen bei Schulungen oder Sportgruppen kann die Motivation aufrecht erhalten.

– Der Berater muss sich bewusst sein, welche großen Veränderungen er verlangt und darf dabei nicht aus den Augen verlieren, die Beratungsziele individuell mit dem Betroffenen hzu vereinbaren.

– Eine Überforderung des Patienten muss vermieden werden, da dieser sonst nicht mehr aktiv bei der Therapie mitwirkt.

Metzgereifachverkäuferin gearbeitet, mit ihren früheren Arbeitskolleginnen trifft sie sich regelmäßig zum Kegeln und Unterhalten. Frau D. ist außerdem Mitglied des örtlichen Karnevalsvereins und organisiert dort die diversen Veranstaltungen und Auftritte der Kindergarde.

Bis vor kurzem erfreute sich Frau D. nach eigener Auskunft bester Gesundheit, ein Krankenhaus habe sie zuletzt bei ihrer Geburt von innen gesehen. Doch in den letzten Wochen fällt ihr das Laufen zunehmend schwerer, sie stolpert vermehrt und ist auch schon 3-mal gestürzt. Glücklicherweise ist bei den Stürzen nichts weiter passiert, es war für die übergewichtige Frau D. nur teilweise recht schwer, wieder auf die Beine zu kommen. Zunächst denkt sie sich nichts weiter dabei, schließlich ist sie ja nicht aus Zucker. Es ärgert sie nur schon etwas, dass sie nun so schlecht zu Fuß ist. Schließlich war sie immer stolz darauf, so gut auf den Beinen zu sein. Sie hat schließlich ihr ganzes Berufsleben lang hinter der Theke gestanden, das hätte sicher nicht jeder so lange durchgehalten. Die Schmerzen beim Laufen werden aber nicht besser, sondern nehmen weiter zu. Frau D. weiß nicht mehr, welche Schuhe sie überhaupt noch anziehen soll, in allen humpelt sie nur noch langsam vorwärts.

So beschließt sie, doch einmal ihren Hausarzt aufzusuchen. Dieser hat bislang kaum Geld mit ihr verdienen können, wie sie immer stolz betont hat. Auch in ihrem gesamten Berufsleben war Frau D. kaum je einmal ernsthaft krank. Eine Woche später hat Frau D. einen Termin bei Dr. K., ihrem Hausarzt und Internisten. Während sie im Wartezimmer darauf wartet, aufgerufen zu werden, bereut sie es, den Termin vereinbart zu haben. Ihre Beschwerden kommen ihr geradezu lächerlich gering vor. Was erwartet sie auch mit 70 Jahren, wenn ihre Füße sie schon ihr Leben lang getragen haben? Andere Menschen in ihrem Alter haben mit ganz anderen Sorgen zu kämpfen. Als Frau D. gerade überlegt, den Termin abzusagen und wieder nach Hause zu gehen, wird sie ins Sprechzimmer gerufen. Dr. K. empfängt sie freundlich und scheint sich ehrlich zu freuen, sie nach fast 3 Jahren wieder in seiner Praxis zu sehen. Er fragt, was Frau D. zu ihm geführt habe. Frau D. meint, dass sie den Termin eigentlich wieder absagen wollte, weil es ihr doch eigentlich gut ginge. Dr. K. lächelt und fragt nach, was denn die Einschränkung

„eigentlich" bedeute. Er hat schon beim Hineinkommen ins Sprechzimmer bemerkt, dass Frau D. humpelt und anhand ihrer Mimik geschlussfolgert, dass sie unter Schmerzen beim Gehen zu leiden scheint. Die Wortwahl von Frau D. lässt ihn vermuten, dass sie recht große Beschwerden plagen. Frau D. äußert zögernd, dass das Gehen ihr in der letzten Zeit Probleme bereite. Dr. K. erwidert verständnisvoll, dass Frau D. ja quasi im wahrsten Sinne des Wortes ihr ganzes Leben lang auf den Beinen gewesen sei. Da sei es sicher besorgniserregend, wenn die Füße einen nicht mehr so tragen wollten. Er erkundigt sich, welche Beschwerden sie denn genau habe. Er habe die Vermutung, dass sie Schmerzen beim Laufen habe, weil sie humpele (EWE-Prinzip, ▶ Abschn. 7.4). Frau D. fühlt sich in diesem Moment von Dr. K. ernst genommen und verstanden. Daher bestätigt sie, dass sie beim Laufen Schmerzen habe, obwohl sie schon die unterschiedlichsten Schuhe ausprobiert habe. Außerdem sei sie in letzter Zeit so tollpatschig gewesen und mehrfach gestolpert, zum Beispiel auch über ihren Wohnzimmerteppich, der schon seit Jahren an der gleichen Stelle liege. Dr. K. bittet Frau D., ihre Füße einmal ansehen zu dürfen. Als Frau D. Schuhe und Strümpfe ausgezogen hat und Dr. K. beide Füße seiner Patientin sieht, entfährt ihm unwillkürlich ein „Oha!". Frau D. zuckt zusammen. Insgeheim hatte sie geahnt, dass sie ein ernsthaftes gesundheitliches Problem hat, dieses Gefühl aber verdrängt. Sie fragt Dr. K., ob es wirklich so schlimm sei. Er verheimlicht seine Gefühle nicht, sondern meint, dass Frau D. ja in der letzten Zeit höllische Schmerzen gehabt haben muss, denn sie habe an beiden Füßen großflächige Wunden, die auch recht tief seien. Es werde sicher eine ganze Weile dauern und ihre Geduld erfordern, bis diese mit der richtigen Behandlung wieder vollständig verheilt wären. Dr. K. bittet darum, auch eine Blutuntersuchung bei Frau D. vornehmen zu dürfen, um mögliche Ursachen für die Wunden herauszufinden. Frau D. stimmt zu. Nach der Blutabnahme werden die Wunden von der Arzthelferin verbunden und Frau D. soll in 3 Tagen erneut in die Praxis kommen.

Frau D. ist vor dem zweiten Arzttermin sehr beunruhigt und nervös. Andererseits vertraut sie ihrem Hausarzt und fühlt sich bei ihm in guten Händen. In der Praxis muss sie zunächst noch Urin abgeben, bevor sie nach kurzer Wartezeit zu

Dr. K gerufen wird. Dieser begrüßt sie freundlich und erkundigt sich nach ihrem Befinden. Frau D. meint: „Och ja, es geht schon." Dr. K. sagt, dass er die Blutergebnisse von Frau D. nun vorliegen habe. Diese haben ergeben, dass Frau D. an Diabetes mellitus Typ 2 erkrankt sei, umgangssprachlich nenne man dies auch Alterszucker. Auch im Urin wurden erhöhte Zuckerwerte gemessen. Frau D. habe sicher schon einmal von Diabetes gehört oder kenne andere Betroffene, denn diese Erkrankung treffe viele ältere Menschen. Frau D. bejaht dies zögernd. Dr. K. erklärt ihr, dass bei dieser Diabetesform die Zellen immer schlechter auf das vom Körper produzierte Insulin ansprechen und quasi immer höhere Dosen verlangen, um den Zucker aufzunehmen. Er erklärt bildhaft, dass der Zucker so in höherer Konzentration im Blut bleibe und dort die Gefäße regelrecht verklebe. Dies führe zu unterschiedlichen Schäden, wenn man den Diabetes nicht gut behandele. Dr. K. bittet Frau D., ihm einige Fragen zu beantworten. So bejaht sie sowohl ein vermehrtes Durstgefühl in der letzten Zeit als auch eine verstärkte Anfälligkeit für Erkältungen, wie sie es gar nicht von sich kenne. Sie kann sich aber gar nicht vorstellen, was das mit dem Zucker zu tun hat, ebenso wie die Wunden an ihren Füßen. Dr. K. erklärt ihr, dass durch den Zucker die kleinen Blutgefäße und Nerven geschädigt werden, unter anderem auch in den Füßen. So habe Frau D. die Druckstellen und Schmerzen nicht so intensiv empfunden wie normal, so dass unbemerkt Wunden entstehen konnten. Diese heilen zudem durch den Diabetes schlechter. Dass die Erkrankung so kompliziert sei, habe sie nicht gewusst, meint Frau D. Dr. K. bietet ihr daraufhin an, an einer Schulung für Diabetiker teilzunehmen. Diese findet regelmäßig in den Räumen seiner Praxis statt und wird von einer Diabetesberaterin gehalten. Dr. K. erklärt, dass man den Diabetes heutzutage gut behandeln könne, aber leider nicht heilen. In der Schulung könne Frau D. viel Wissenswertes erfahren und auch andere Betroffene kennen lernen. Frau D. ist erst einmal skeptisch, weil sie befürchtet, in der Schulung zum Kalorienzählen aufgefordert zu werden und zukünftig auf alles Leckere verzichten zu müssen, dennoch stimmt sie zu, an der nächsten Schulung in 2 Wochen teilzunehmen.

In der Zwischenzeit möchte Dr. K. gemeinsam mit Frau D. die weitere Behandlung festlegen. Er erklärt ihr, dass er ihr gern ein Medikament verschreiben möchte, welches die Insulinausschüttung anregt. Dieses solle sie 1-mal täglich einnehmen. Frau D. ist damit einverstanden. Zusätzlich solle sie Insulin spritzen, hier gebe es verschiedene Möglichkeiten der Therapie. Frau D. hat Angst, sich regelmäßig Insulin zu injizieren, daher möchte sie dies so selten wie möglich tun. Dr. K. verordnet ihr daher ein Langzeitinsulin, bei dem sie sich eine von ihm festgelegte Menge an Einheiten jeden Abend um 18 Uhr spritzen soll. Zusätzlich solle sie in der nächsten Zeit 2-mal täglich sowie bei Beschwerden ihren Blutzucker messen und die Werte in einem Tagebuch notieren. Dr. K. und eine Arzthelferin erklären Frau D. den Umgang mit dem Insulin-Pen sowie dem Blutzuckermessgerät. Ein entsprechendes Tagebuch wird ihr ebenfalls mitgegeben. Die Wundversorgung durch eine Pflegekraft lehnt Frau D. ab, obwohl ihr Hausarzt ihr ein entsprechendes Rezept verordnen würde. Sie möchte die Verbände selbst wechseln. So verschreibt Dr. K. ihr das entsprechende Verbandmaterial. Frau D. soll in einer Woche wieder in die Praxis kommen, dann werden die Blutzuckerwerte sowie die Wundheilung kontrolliert.

Frau D. sagt den nächsten Arzttermin kurzfristig ab, er wird um 3 Tage verschoben. Als Dr. K. sie dann darauf anspricht, wie sie in den letzten Tagen zurechtgekommen sei, weicht Frau D. ihm aus. Das Blutzuckertagebuch habe sie zu Hause vergessen. Die Blutuntersuchung ergibt, dass der Langzeitzucker unverändert hoch ist. Dr. K. kann auch keine Verbesserung der Wunden feststellen. Er äußert in der Ich-Form die Vermutung, dass Frau D. vielleicht mit dem Spritzen, den Messungen und der Wundversorgung überfordert gewesen sei, da sie vorher damit ja noch nie zu tun hatte und es gar nicht kenne, krank zu sein. Frau D. gibt zögernd zu, dass sie nur die verordneten Tabletten genommen habe und die Wunden so gut es ginge versorgt habe, aber weder Insulin gespritzt noch Blutzucker gemessen habe. Dr. K. erklärt Frau D. noch einmal ausführlich die Anwendung des Pens und des Messgerätes und bittet sie, diese auch zu benutzen. Er hofft, dass Frau D. an der Schulung teilnehmen wird, da sie dort noch einmal ausführlich aufgeklärt wird. Zudem könne sie sich bei Fragen jederzeit an ihn und sein Praxisteam wenden. Frau D. soll in 10 Tagen wieder in die Praxis kommen.

Frau D. nimmt 2 Tage später an der mehrstündigen Schulung in der Praxis teil. Zunächst hat sie Vorbehalte, doch die etwas übergewichtige Diabetesberaterin ist ihr auf Anhieb sympathisch. Während der Schulung werden Frau D. und den anderen Kursteilnehmern nicht nur der Umgang mit dem Insulin-Pen und den Blutzuckermessgeräten erklärt, sie erproben diese auch mehrfach gemeinsam. Nun endlich fühlt sich Frau D. sicher genug, dies auch allein durchzuführen. Des Weiteren werden nicht nur die Ursachen des Diabetes besprochen, sondern auch ausführlich die Symptome einer Über- und Unterzuckerung und wie diesen vorgebeugt werden kann. Zu guter Letzt werden auch die unterschiedlichen Behandlungsmöglichkeiten mit ihren jeweiligen Vor- und Nachteilen besprochen. Auch die möglichen Spätschäden durch den Diabetes werden thematisiert. Frau D. war vorher gar nicht bewusst, welche schlimmen Folgen durch ihre Wunden am Fuß entstehen können und wie langwierig dies alles ist. Sie beschließt, die Wunden nun sorgfältiger zu versorgen. Nach der mehrstündigen Schulung ist Frau D. erfreut zu hören, dass regelmäßige, kürzere Treffen für die Teilnehmer vorgesehen sind, um neu aufgetretene Fragen zu beantworten und das Erlernte aufzufrischen. Die ersten Treffen finden im Abstand von 14 Tagen statt, später sind monatliche Zusammenkünfte geplant.

Zu ihrem nächsten Arzttermin bringt Frau D. ihr Blutzuckertagebuch mit, das in den letzten Tagen auch von ihr geführt wurde. Wie vereinbart hatte sie sich seit der Schulung 1-mal täglich das Insulin verabreicht, zusätzlich das Medikament genommen und 2-mal täglich ihren Blutzucker gemessen. Die Werte sind immer noch zu hoch, vor allem am Abend. Der Langzeitzuckerwert ist aber gesunken. Dr. K. lobt Frau D. ausführlich dafür, dass sie an der Schulung teilgenommen habe und nun Insulin-Pen und Messgerät regelmäßig nutze. Er erhöht die Insulineinheiten, welche Frau D. sich abends spritzen soll. Die Wunden an den Füßen sind laut Dr. K. unverändert. Als dieser ihr neues Verbandmaterial verschreibt, spricht Frau D. ihn von sich aus darauf an, ob die Füße nicht durch einen Profi verbunden werden sollten. Ihr sind die Ausführungen aus der Schulung noch in Erinnerung, insbesondere die möglichen Folgen bis hin zu notwendigen Amputationen. Der Arzt freut sich, dies zu hören, und nennt Frau D.

die unterschiedlichen Möglichkeiten, wie dies umgesetzt werden kann. Zum einen könne eine Pflegekraft regelmäßig zu Frau D. kommen, um die Verbände zu erneuern. Es bestehe aber auch die Möglichkeit, eine spezielle diabetische Fußambulanz aufzusuchen. Die Kosten würden in beiden Fällen von der Krankenkasse getragen. Dr. K. nutzt hier die Methode des Ideenkellners (► Abschn. 7.6), indem Frau D. zwischen insgesamt 3 Möglichkeiten für die Wundversorgung wählen kann, ohne dass er eine Wertung vornimmt. Frau D. findet es angenehmer, eine Fußambulanz aufzusuchen, als immer Pflegekräfte in ihre Wohnung zu lassen, daher entscheidet sie sich für den regelmäßigen Besuch der Fußambulanz. Dr. K. stellt die entsprechende Verordnung aus und gibt ihr die Adresse mit, seine Arzthelferin vereinbart direkt den ersten Termin für die Patientin.

Frau D. besucht in der Folgezeit regelmäßig die diabetische Fußambulanz, zunächst wird sie dort alle 3 Tage vorstellig, später 1-mal wöchentlich. Die Wunden werden in der Ambulanz durch ausgebildete Wundmanager versorgt und verbunden, das Verbandmaterial wird an die jeweilige Wundheilungsphase angepasst. Frau D. nimmt die Termine in der Ambulanz gern wahr, da sie dort immer auf die gleichen Patienten und Pflegekräfte trifft, zu denen sie mit ihrer offenen und direkten Art schnell Kontakte knüpft. Auch wenn der Wundheilungsprozess sich über mehrere Monate hinzieht, ist Frau D. über die Fortschritte erfreut, vor allem weil das Laufen ihr mit der Zeit wieder deutlich leichter fällt.

Frau D. nimmt an den weiteren Schulungstreffen teil. Die Blutzuckermessungen sowie das Insulinspritzen fallen ihr mittlerweile leicht und sind zur Routine geworden. In den Schulungen lernt sie, achtsam auf ihren Körper zu hören, um Unter- und Überzuckerungen zu vermeiden. Außerdem kennt Frau D. die einzelnen Lebensmittel und ihre Auswirkungen auf den Zuckerspiegel immer besser. Trotzdem genießt Frau D. gern ihr Leben, was auch ein Bier am Abend und Torte oder Schokolade umfasst.

Dr. K. kontrolliert regelmäßig die Therapieerfolge bei Frau D. und spricht nach 5 Monaten offen an, dass die Blutzuckerwerte mit der bisherigen Therapie zwar gesunken sind, aber leider immer noch zu hoch sind, so dass Folgeschäden entstehen können. Er könne aber die Insulinmenge, die sie sich zurzeit 1-mal täglich spritze, nicht weiter erhöhen, da

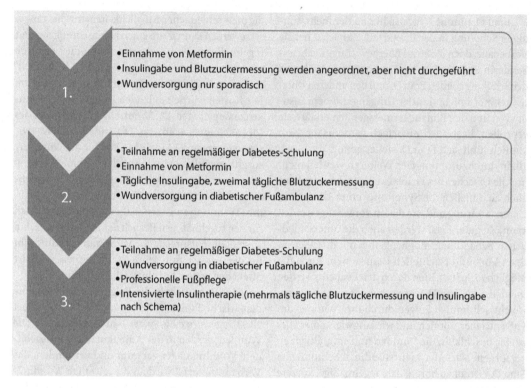

■ **Abb. 13.1**   Therapieverlauf von Frau D. mit Diabetes Typ 2

sonst eine nächtliche Unterzuckerung drohe. Es gebe mehrere Optionen, wie man die Werte noch verbessern könne. Zum einen könne man die Werte durch eine Diät beeinflussen, indem man mehr auf seine Ernährung achte. Er selbst könne sich dies aber für sich nicht vorstellen, zumal die modernen Behandlungsmöglichkeiten dies auch nicht mehr erforderlich machten. Dann bestehe die Möglichkeit, nicht 1-mal täglich, sondern morgens und abends eine festgelegte Menge Insulin zu spritzen. Allerdings sei man hier immer noch recht festgelegt, was die Essenszeiten und -mengen angehe. Die intensivierte Insulintherapie bedeute dagegen wesentlich mehr Freiheit für den Diabetiker, gleichzeitig müsse er aber auch mehr Verantwortung für sich übernehmen. Er müsse vor den Mahlzeiten seinen Blutzucker messen und dann je nach geplanter Nahrungsaufnahme unterschiedliche Dosen Insulin spritzen. So könne man zu flexiblen Zeiten essen und „kleine Sünden" durch eine höhere Insulindosis ausgleichen. Frau D. hört sich die unterschiedlichen Optionen an, von anderen Diabetikern hat sie schon positive

Erfahrungen mit der intensivierten Therapie gehört. Da sie sich mittlerweile auch in der Lage fühlt, mit dieser Therapie umzugehen, möchte sie diese ausprobieren. Dr. K. erstellt ihr ein individuelles Spritzschema. Zusätzlich zum schnell wirkenden Insulin verordnet er weiterhin 1-mal täglich abends eine festgelegte Einheitenanzahl eines Langzeitinsulins. Um Frau D. die Umstellung zu erleichtern, erhält sie von der Arzthelferin noch eine kurze Schulung zur neuen Therapie (■ Abb. 13.1).

Frau D. beginnt die neue Insulintherapie hochmotiviert und engagiert. Ihre Motivation bleibt hoch, da die von ihr gemessenen Werte deutlich niedriger sind und sie sich insgesamt fitter fühlt. Dr. K. ist bei den weiteren Kontrollen ebenfalls sehr zufrieden mit seiner Patientin.

Frau D. lernt im Laufe der Zeit, den Diabetes in ihr Leben und ihren Alltag zu integrieren. Spritzen und Messen werden zu alltäglichen Handlungen, so wie das Zähneputzen oder Kaffeekochen. Sie entwickelt ein Gefühl dafür, wie viele Insulineinheiten sie sich wann spritzen muss. Komplikationen gab es nur, als Frau D. auf Grund eines grippalen Infektes erkrankt war. Die Wunden an ihren Füßen sind nach knapp einem Jahr verheilt. Frau D. besucht inzwischen regelmäßig eine Podologin für die Fußpflege, um weiteren Verletzungen vorzubeugen und Probleme frühzeitig zu erkennen.

Literatur

Nationales Aktionsforum Diabetes mellitus (2015) Leitfaden Prävention Diabetes mellitus Typ 2. Verfügbar unter http://www.bvpraevention.de/bvpg/images/downloads/nafdmleitfadenneu.pdf [06. 06. 2016]
Schwarz FJ (2016) Strategies for primary care. Diabetic care 39(1): 1–3

Beratung von Patienten mit chronischen Schmerzen

Christine von Reibnitz, Katja Sonntag

© Springer-Verlag Berlin Heidelberg 2017
C. von Reibnitz, K. Sonntag, D. Strackbein (Hrsg.), *Patientenorientierte Beratung in der Pflege*,
DOI 10.1007/978-3-662-53028-3_14

14.1 Hintergrundwissen zu chronischen Schmerzen

Verschiedenen Schätzungen zufolge leiden mindestens 4 Millionen Menschen in Deutschland an chronischen Schmerzen. Die Zahl der Menschen, die zeitweise an Schmerzen leiden, liegt um ein Vielfaches höher. Chronische Schmerzzustände gehören somit zu den häufigsten und zu den sozioökonomisch bedeutenden Krankheiten in Deutschland. Die Prävalenzrate von chronischen Schmerzpatienten liegt in Deutschland zwischen 15 und 25% (Wolff et al. 2011, S. 27).

Chronischer Schmerz bedeutet, dass ein Patient länger als 6 Monate lang „dauernd oder wiederkehrend" unter Schmerzen leidet (Bundesministerium für Bildung und Forschung 2001, S. 2). Eine allgemein festgelegte zeitliche Grenze, ab der von chronischen Schmerzen gesprochen wird, existiert nicht. Besteht eine Schmerzproblematik über einen Zeitraum von mehr als 6 Monaten, wird diese von Ärzten bzw. Therapeuten als chronisch angesehen.

> **Merkmale des chronischen Schmerzes**
> — Mehrere erfolglose, insbesondere kausale Behandlungsversuche
> — Nachhaltige Beeinträchtigung auf verschiedenen Ebenen des Verhaltens und des Erlebens:
>   - kognitiv-emotional, wie z. B. Befindlichkeit, Denken, Stimmung
>   - behavorial, wie z. B. verstärktes schmerzbezogenes Verhalten, Reduktion von Alternativverhalten
>   - sozial, wie z. B. Arbeitsunfähigkeit, Beeinträchtigung der Interaktion mit Familie, Freunden und Bekannten
>   - physiologisch-organisch, wie z. B. Mobilitätsverlust etc.
> — Tendenz zur Schmerzausbreitung auf verschiedenste Körperareale
> — Entwicklung zur Dauerschmerzbelastung ohne Linderungsphasen
> — Tendenz zur Schmerzintensivierung

Akute und chronische Schmerzen unterscheiden sich insbesondere hinsichtlich der Dauer und dem Ausmaß der Beeinträchtigung. ◘ Tab. 14.1 zeigt die Unterschiede auf.

Die Versorgungssituation von Schmerzpatienten lässt sich in Deutschland als überwiegend mangelhaft bezeichnen. Der aktuelle Arzt Report der Barmer GEK 2016 (Grobe et al. 2016) zeigt auf, dass etwa 3,25 Millionen Menschen in Deutschland unter chronischen Schmerzen leiden. Von 2005 bis 2014 hat sich ihre Zahl mehr als verdoppelt. Geschlechtsspezifische Unterschiede in der Prävalenz von Schmerz sind auffällig. So war 2014 bei etwa 14,8 Millionen Männern (37,3%) und 22,6 Millionen Frauen (54,8%) mindestens 1 Schmerzdiagnose erstellt worden. Die Häufigkeit chronischer Schmerzen, die nicht auf ein organisches Leiden zurückzuführen sind, steigt ab dem 65. Lebensjahr deutlich. Unter den über 80-Jährigen waren im Jahr 2014 etwa 13,2% betroffen (vgl. Grobe et al. 2016, S. 15).

Durchschnittlich haben Patienten einen Leidensweg von 8–10 Jahren hinter sich, bevor sie adäquat behandelt werden. Dieses zeigt sehr deutlich, wie ungenügend diesen Patienten geholfen wird. Sind es doch immerhin ca. 8 Millionen Menschen in der Bundesrepublik, die unter verschiedenen Arten von Schmerzen (sowohl chronische als auch immer wiederkehrende) leiden. Dieser großen Anzahl von Patienten stehen 400 schmerztherapeutische Einrichtungen und Praxen gegenüber. Um eine ausreichende und flächendeckende Versorgung zu gewährleisten fehlen insgesamt ca. 600 Schwerpunktpraxen, Schmerzambulanzen und Spezialabteilungen in Kliniken (vgl. Portzky 2010).

An der Entwicklung von akuten zu chronischen Schmerzen sind physiologische, psychologische und soziale Faktoren beteiligt (Hasenbring 1999, S. 164). Chronische Schmerzen werden als ein multidimensionales Phänomen angesehen, bei dem neben rein somatischen auch psychosoziale Aspekte eine ausschlaggebende Rolle spielen (Turk u. Rudy 1992, S. 420). Schmerzen sind durch die Lokalisation, die Intensität, Veränderungen der Beschwerden im zeitlichen Verlauf sowie die Art der Empfindungen einzuordnen. Auch viele Vorgänge im Körper ohne sichtbare äußere Ursache können zu Schmerzen führen. Es gibt viele unterschiedliche Krankheitsursachen,

◨ Tab. 14.1 Abgrenzung akuter von chronischen Schmerzen (nach Portzky 2010)

	Akuter Schmerz	Chronischer Schmerz
Dauer	Stunden bis Tage	Monate bis Jahre
Bedeutung	Positiv: Warnfunktion	Negativ: keine sinnvolle Funktion
Lokalisation	Meist lokalisiert	Häufig diffus
Ursache	Meist peripher	Häufig zentrale, psychogene Mitbeteiligung
Verlauf	Schnelle Besserung	Häufig progrediente Verschlechterung
Typische Begleiterscheinungen	Vegetative Zeichen wie: – Schwitzen, Tachykardie, Tachypnoe, – Vasokonstriktion, – Schlafstörungen, Qual, gestörte Darmfunktion	Schlafstörungen, Depression, Libidostörungen, Anorexie, Obstipation, soziale Isolation, Persönlichkeitsveränderung, Arbeitslosigkeit, Suizidgefahr, Verlust an Lebensqualität

die einem chronischen Schmerz zugrunde liegen können, was eine einheitliche Definition erschwert. Nach übereinstimmender Meinung der Fachgesellschaften wird chronischer Schmerz als eine eigenständige Krankheit betrachtet. Ihre Entstehung und ihr Verlauf hängen nicht nur von körperlichen, sondern auch von seelischen und sozialen Faktoren ab. Eine solche scheinbar „grundlose" Erkrankung belastet die Patienten und ihre Angehörigen besonders schwer. Dies wird noch dadurch verstärkt, dass das soziale Umfeld auf die unerklärbaren Schmerzen oft mit Unverständnis reagiert; rasch werden die Patienten mit Sätzen wie „Der simuliert doch nur" oder „Das ist doch reine Einbildung" belegt. Ähnlich reagieren leider auch manche Ärzte, meist mangels besseren Wissens, wenn sie mit Schmerzpatienten konfrontiert sind. Dass so viele Menschen lang anhaltende oder häufig wiederkehrende Schmerzen erleiden müssen, hat zwei Ursachen:

1. Eine Vielzahl von chronischen Erkrankungen ist mit Schmerzen für die Betroffenen verbunden, z. B. rheumatische Leiden, Diabetes oder Tumorerkrankungen.
2. Schmerz kann selbst zu einer Erkrankung werden, auch wenn eine körperliche (somatische) Ursache nicht oder nicht mehr vorhanden ist.

In den letzten Jahren hat sich zunehmend eine Stadieneinteilung des chronischen Schmerzes bewährt.

14.2 Die Stadieneinteilung des Schmerzes

Unter Berücksichtigung der genannten Warnzeichen und Risikofaktoren haben Therapeuten am Schmerzzentrum des Deutschen Roten Kreuzes (DRK) in Mainz vor Jahren ein Stadienmodell entwickelt, das den Ablauf und den Grad der Chronifizierung charakterisiert und es ermöglicht, eine mögliche Verschlimmerung besser als bisher vorherzusagen (Portzky 2010). Dazu hat man 3 Stadien definiert (◨ Tab. 14.2). Die Bewertungsfaktoren für die 3 Schmerzstadien zeigen, dass eine rein medizinische Diagnose nicht ausreicht, um dem einzelnen Patienten gerecht zu werden. Denn psychische, soziale und berufliche Faktoren spielen darin ebenso eine Rolle wie Persönlichkeitsmerkmale und Verhaltensweisen des Patienten. Das Schmerzstadienmodell, das ursprünglich für Kopfschmerzpatienten entwickelt worden war, wird in allen deutschen Schmerzzentren, Schmerzambulanzen, Rehabilitationskliniken und von den Medizinischen Diensten der Krankenkassen (MDK) sowie Gutachtern

◘ Tab. 14.2 Stadieneinteilung des Schmerzes (nach Gerbershagen o.J.)

Dimension/Achse	Stadium 1	Stadium 2	Stadium 3
Zeitliche Aspekte (Schmerzverlauf)	Zeitweiliger, zeitlich begrenzter Schmerz mit wechselnden Intensitäten	Lang anhaltender, fast kontinuierlicher Schmerz mit seltenem Stärkewechsel	Dauerschmerz ohne oder mit seltenem Intensitätswechsel
Räumliche Aspekte (Schmerzlokalisation)	Umschriebene, zumeist zuzuordnende Schmerzlokalisation; Schmerz auf eine Körperregion begrenzt (monolokulär), multilokuläres Syndrom fast nur posttraumatisch	Ausdehnung des Schmerzes auf benachbarte Körpergebiete; multilokuläres Schmerzsyndrom (70%) mit 2 oder mehr differenzierbaren Lokalisationen mit verschiedenen Schmerzqualitäten und -intensitäten oder ein Bild mit über 40% Körperoberfläche	Schmerzausbreitung auf entfernt liegende Areale, oft Schmerzortwechsel; monolokuläres Schmerzbild über 70% der Körperoberfläche, multilokuläres Bild mit 3 oder mehr separaten Schmerzrepräsentationen mit gleicher Schmerzqualität und fast gleicher Schmerzintensität
Medikamenteneinnahmeverhalten	Zumeist angemessene Selbstmedikation oder Einnahme nach ärztlicher Verordnung	1–2 Medikamentenmissbrauchsepisoden; 1–2 Medikamentenentzugsbehandlungen; derzeit unangemessene Medikation (80%)	Langjähriger Medikamentenmissbrauch; oft 3 oder mehr Medikamentenentzugsbehandlungen, besonders Narkotika
Beanspruchung der Einrichtungen des Gesundheitswesens	Aufsuchen des persönlichen Arztes, Konsultation empfohlener Spezialisten; 1 schmerzbedingter Krankenhausaufenthalt; evtl. 1 Aufenthalt in einem Schmerzzentrum; 1 schmerzbedingte Operation	2- bis 3-maliger Wechsel des persönlichen Arztes, ziellose Konsultationen von Spezialisten, insbesondere gleicher Disziplinen; 2–3 schmerzbedingte Krankenhausaufenthalte; 1–2 Aufenthalte in Rehabilitations- oder Schmerzzentren; 2–3 schmerzbezogene operative Eingriffe	Mehr als 3-maliger Wechsel des persönlichen Arztes, zielloser Arzt- und Heilpraktikerbesuch („doctor hopping"); mehr als 3 Krankenhausaufenthalte wegen der geklagten Schmerzen; mehr als 2 Rehabilitationsmaßnahmen; mehr als 3 schmerzbezogene operative Maßnahmen
Psychosoziale Belastungsfaktoren	Übliche familiäre, berufliche und psychologische Probleme; Bewältigungsmöglichkeiten werden voll eingesetzt („akute Krankenkontrolle")	Konsequenzen der Schmerzen für die familiäre, berufliche, psychophysiologische Stabilität; Bewältigungsstrategien noch vorhanden, aber fehleingesetzt („beginnende Invalidenrolle")	Versagen in der Familie, im Beruf und in der Gesellschaft; Bewältigungsmechanismen nicht analysierbar, nicht nachweisbar

genutzt. Ein Patient, für den das Schmerzstadium 1 diagnostiziert wird, braucht kein Schmerzzentrum aufzusuchen: Der akute Schmerz ist bei ambulanter oder stationärer medizinischer Versorgung gut zu beherrschen. Ein Patient im Stadium 3 kann selbst bei Zusammenarbeit mehrerer Fachärzte ambulant nicht effektiv behandelt werden, sondern bedarf einer stationären Behandlung.

14.3 Zusammenarbeit von Arzt und Patient

Um den Chronifizierungsgrad eines Patienten zu ermitteln, sind entsprechende Assessmentinstrumente mittels persönlicher Befragung des Patienten einzusetzen. Hierbei analysieren die Patienten vorab mit einem Fragebogen ihre eigene Schmerzerkrankung. Hierbei werden die Symptome durch gezielte Fragen eingegrenzt und charakterisiert:

- Wo tut es weh? Empfindet der Patient den Schmerz tief im Körperinneren oder eher an der Hautoberfläche? Tritt der Schmerz in einer begrenzten Körperregion auf (Kopfschmerz, Bauchschmerz, Gelenkschmerz, Brustschmerz) oder gleichzeitig an mehreren?
- Stellen? Strahlt er von einer besonders schmerzenden Region in andere Körperteile aus? Sind unter Umständen größere Partien des Körpers (Quadranten, linke oder rechte Körperhälfte) betroffen? Wie wird der Schmerz charakterisiert? Ist er dumpf oder stechend, pulsierend oder drückend, ziehend oder stechend? Wie oft tritt der Schmerz auf und wie lange dauert er an? Tritt er gelegentlich auf, kehrt er regelmäßig wieder, gibt es länger dauernde Schmerzepisoden oder ist er dauerhaft vorhanden?
- Welche Ereignisse oder Handlungen lösen den Schmerz aus, welche verstärken oder lindern ihn?

Ein sorgfältig ausgefüllter Fragebogen reicht in vielen Fällen bereits aus, um eine erste Diagnose zu treffen: In welchem Chronifizierungsstadium befindet sich der Patient? Leidet er unter Depressionen oder Angststörungen? Ist seine Lebensqualität eingeschränkt? In vielen Fällen ist es für eine sichere Diagnose sinnvoll und nützlich, die Schmerzempfindungen eines Patienten über einen längeren Zeitraum

zu dokumentieren. Zu diesem Zweck führen die Betroffenen ein Schmerztagebuch, in dem Schmerzempfindungen und dazugehörende Beobachtungen täglich eingetragen werden. Auf diese Weise bereitet der Patient seine Krankengeschichte so auf, dass sein Arzt daraus die notwendigen Schlüsse ziehen kann. Dies ist dann der Ausgangspunkt für ein ausführliches Gespräch zwischen dem Patienten und dem therapeutischen Team. In den Schmerzzentren nimmt an diesem Gespräch neben dem Schmerztherapeuten auch ein medizinischer Psychologe teil. Die Befragung des Patienten und – sofern notwendig – weitere Untersuchungen verschaffen den Ärzten die notwendige Grundlage für einen „multidimensionalen" Therapieplan. Dieser legt fest, wie das Behandlungsteam vorgehen wird. Dazu gehört die medizinische, d. h. „somatische" Behandlung, ebenso aber auch die Betreuung durch Psychologen, Krankengymnasten oder Verhaltenstherapeuten. Diese vermitteln dem Patienten z. B. Methoden zur Stressbewältigung oder zur Entspannung.

Der Behandlungserfolg bei chronischen Krankheiten kann auch von einer gelungenen Arzt-Patient-Kommunikation abhängen (Dibbelt et al. 2010, Bredart et al. 2005). Häufig endet jedoch die Arzt-Patient-Interaktion im Fall von nichtspezifischen, funktionellen oder somatoformen Körperbeschwerden in einem negativen Teufelskreis aus Hoffnung, Enttäuschung und dem Gefühl, nicht verstanden zu werden, aufseiten des Patienten sowie den daraus resultierenden negativen Konsequenzen („sich ausgesaugt fühlen", Druck durch große Erwartungen, Stress und negative Gefühle) für den Behandler (Sauer u. Eich 2007). Nicht selten führt die zunehmende emotionale Distanz schließlich zum Abbruch der Behandlungsbeziehung und dem Wechsel des Behandlers („doctor hopping").

Wertschätzung und Empathie sind die Grundlagen der Beziehung zwischen Patient und Experten im Behandlungsprozess. Die Art der Darstellung des Problems durch den Patienten kann sehr emotional und extrem erfolgen und so Widerstand beim Gegenüber auslösen. Gründe für das Verhalten des Patienten in der akuten Schmerzsituation können in den Erfahrungen aus früheren Behandlungssituationen liegen, wie nicht gehört, verstanden und wahrgenommen zu werden (S-3-Leitlinie). Die Psyche spielt bei chronischem Schmerz eine entscheidende Rolle (Sonnenmoser 2007, S. 127 f.). Daher sind auch psychologische und psychotherapeutische Interventionen in der Behandlung von Schmerzpatienten wesentliche Aufgabe. Therapieverweigerungen und hohe Abbruchquoten weisen aber auch auf das Nichtbefolgen der Therapieempfehlungen hin und verdeutlichen, dass die Adherence für den Erfolg und die Akzeptanz von therapeutischen Maßnahmen bedeutsam ist.

Die mangelnde Compliance von Schmerzpatienten kann verschiedene Gründe haben. Hierzu zählen beispielsweise Unkenntnis über oder Zweifel an der Wirkung psychotherapeutischer Interventionen. Manche Patienten halten Schmerzen für ein rein körperliches Phänomen, das ausschließlich mit medikamentösen oder chirurgischen Maßnahmen behandelt werden sollte (Sonnemoser 2007, S. 128). Andere wiederum glauben nicht daran, dass sie selbst etwas gegen ihre Schmerzen tun können. Die Anspruchshaltung des Patienten, dass es die Aufgabe der medizinischen Versorgung sei, die Schmerzen zu beseitigen, trägt hierzu bei. Auch hier zeigt sich eine mangelhafte Adherence.

Die erfolgreiche Behandlung chronischer Schmerzen setzt voraus, dass Arzt und Patient gemeinsam die Therapieziele festlegen und sich bei der Kommunikation auf gleicher Augenhöhe bewegen. Doch gerade diese Möglichkeiten werden in der täglichen Praxis nicht ausreichend genutzt – und hierin sehen Experten eine entscheidende Ursache, warum viele Schmerzpatienten derzeit nicht optimal behandelt werden. Gelungene Kommunikation zwischen allen an der Schmerztherapie Beteiligten trägt dazu bei, die Eigenverantwortung der Patienten zu stärken. Dies fällt vor allem bei multimodalen Behandlungsansätzen mit medikamentöser Therapie und nichtpharmakologischen Behandlungsoptionen wie Verhaltenstherapie und Bewegungstraining ins Gewicht, bei denen Patienten selbst viel zur Verbesserung der Schmerzsymptomatik beitragen können (vgl. http://praxisprofalon. schmerzkonsilium.ch/gems/SerieSchmerzII511Art.pdf).

14.4   Wie können Pflegekräfte hier patientenorientiert beraten?

Wesentliche Voraussetzung für eine gute Beratung ist die Berücksichtigung der Tatsache, dass der Schmerzpatient der Spezialist in Bezug auf das Vorhandensein

und die Art seiner Schmerzen ist, da nur er den Schmerz wahrnimmt, erlebt, fühlt und ihn beurteilen kann. Pflegende und Therapeuten müssen offen sein für die Möglichkeiten, den Schmerz zu kontrollieren, und die Meinung des Patienten berücksichtigen, was für ihn sinnvoll erscheint. Pflegekräfte können Schmerzpatienten beraten, ihnen wertvolle Ideen anbieten (s. hierzu den Realitätenkellner in ▶ Abschn. 7.6), sie bei der Therapie partnerschaftlich unterstützen und begleiten. Die wichtigsten Aufgaben in der Beratung sind in der ▶ Übersicht und in ◨ Abb. 14.1 dargestellt.

> **Aufgaben der Beratung bei Patienten mit chronischen Erkrankungen** (nach http://www.thevo.info/index.php/de/component/docman/doc_download/26-pflegeinfo-3)
> — Eine gründliche Schmerzanamnese durchführen
> — Den Patienten genau beobachten
> — Die Wirkung von Medikamenten exakt beobachten
> — Schmerzzustände registrieren und dokumentieren (Schmerzskalen)
> — Den Schmerz der Patienten ernst nehmen und es ihm signalisieren
> — Den Patienten beim Führen eines Schmerztagebuches unterstützen

14.5   Fallbeispiel Beratung bei chronischem Schmerz

Herr B. ist 67 Jahre alt, verheiratet und Vater von 2 erwachsenen Söhnen. Er ist gelernter Fliesenleger und war immer selbstständig, wie auch schon sein Vater. Seine Familie gut zu versorgen war ihm stets äußerst wichtig, Krankheiten und Ausfallzeiten waren daher nicht erwünscht. Leider bereitete Herrn B. schon seit seinem 42. Lebensjahr seine Wirbelsäule zunehmend Probleme, hervorgerufen unter anderem durch die schwere körperliche Arbeit und die für den Rücken ungünstige Haltung während des Fliesenlegens. Herr B. hatte die immer häufiger auftretenden Rückenschmerzen mit der Einnahme von

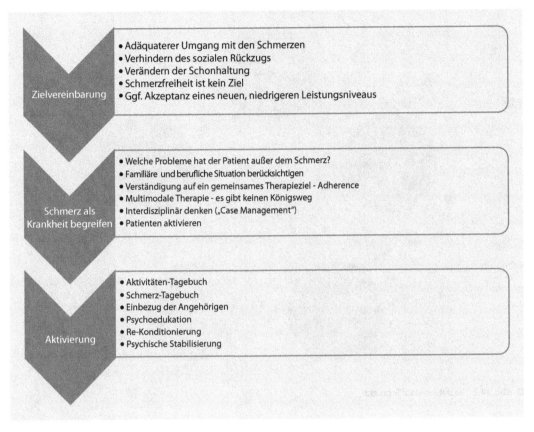

Zielvereinbarung
- Adäquaterer Umgang mit den Schmerzen
- Verhindern des sozialen Rückzugs
- Verändern der Schonhaltung
- Schmerzfreiheit ist kein Ziel
- Ggf. Akzeptanz eines neuen, niedrigeren Leistungsniveaus

Schmerz als Krankheit begreifen
- Welche Probleme hat der Patient außer dem Schmerz?
- Familiäre und berufliche Situation berücksichtigen
- Verständigung auf ein gemeinsames Therapieziel - Adherence
- Multimodale Therapie - es gibt keinen Königsweg
- Interdisziplinär denken („Case Management")
- Patienten aktivieren

Aktivierung
- Aktivitäten-Tagebuch
- Schmerz-Tagebuch
- Einbezug der Angehörigen
- Psychoedukation
- Re-Konditionierung
- Psychische Stabilisierung

Abb. 14.1 Inhalte einer Beratung zwischen Pflegexperte und Patient

Ibuprofen oder anderen frei verkäuflichen Schmerzmitteln behandelt, ohne einen Arzt aufzusuchen. Auch die berufliche Tätigkeit hatte er fortgeführt und laut eigener Aussage dabei „die Zähne halt zusammengebissen". Bis zu seinem 64. Lebensjahr war er so verfahren und hatte die Dosis der Schmerztabletten immer weiter erhöht, da die schmerzreduzierende Wirkung fortlaufend nachgelassen hatte. Die mit der Zeit auftretenden Magenprobleme wie Übelkeit, Sodbrennen und Magenschleimhautentzündungen behandelte Herr B. ebenfalls eigenmächtig mit frei verkäuflichen Magenmedikamenten aus der Apotheke.

Seine Frau kritisiert ihren Mann dafür, dass er nie einen Arzt aufsucht, obwohl es ihm sichtlich immer schlechter geht. Er reagiert zunehmend gereizt und zieht sich nach der Arbeit mit seinem Bier vor den Fernseher zurück, die gut gemeinten Ratschläge seiner Frau weist er zurück. Eines Morgens bei der Arbeit, als Herr B. gerade die Pakete mit Fliesen zu einer Baustelle trägt, verspürt er plötzlich einen stechenden Schmerz im Lendenwirbelbereich, gleichzeitig knickt sein rechtes Bein unter ihm weg, welches er nicht mehr bewegen kann und in dem er ein Taubheitsgefühl spürt. Ein anderer Handwerker, welcher auch gerade auf der Baustelle arbeitet, bemerkt den Vorfall und ruft einen Krankenwagen für Herrn B., welcher sich vor Schmerzen am Boden windet. Herr B. wird im Krankenhaus einer umfangreichen Diagnostik unterzogen, welche diverse Veränderungen am Rücken ergibt. So werden mehrere Bandscheibenvorfälle ebenso festgestellt wie eine Facettengelenkarthrose, also der Verschleiß der kleinen Gelenke zwischen den Wirbelkörpern. Eine Spinalkanalstenose, hervorgerufen durch die Bandscheibenvorfälle und den Verschleiß der Wirbelkörper,

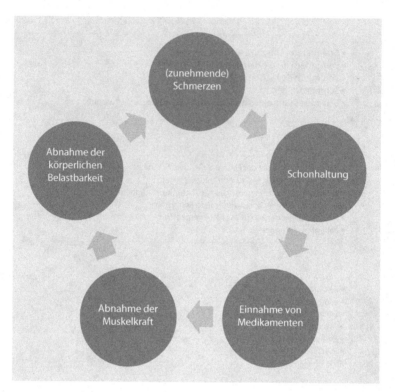

Abb. 14.2   Teufelskreislauf Schmerz

scheint Ursache für die Lähmungserscheinungen zu sein. In einer aufwändigen Operation werden die Bandscheibenvorfälle behandelt, es folgt eine langwierige Rehabilitation. Herr B. ist gezwungen, seine Berufstätigkeit auf Grund der gesundheitlichen Einschränkungen aufzugeben. Die Lähmungserscheinungen sind zwar nach der Operation nicht mehr aufgetreten, er hat aber weiterhin sehr häufig Rückenschmerzen und seine körperliche Belastbarkeit ist stark eingeschränkt. So hat seine Muskelkraft in den Beinen deutlich nachgelassen und schon nach kürzeren Gehstrecken plagen ihn zunehmende Schmerzen.

Da der behandelnde Hausarzt sowie der Orthopäde von Herrn B. schon diverse Schmerzmedikamente verschrieben haben, Herr B. aber weiterhin über chronische Rückenschmerzen klagt, soll er im Rahmen einer Schmerztherapie im Krankenhaus behandelt werden. Da der Leidensdruck für ihn mittlerweile sehr groß ist, stimmt Herr B. dem Krankenhausaufenthalt in einer Fachklinik sofort zu,

obwohl er eigentlich weiterhin Ärzte und Krankenhäuser weitestgehend meiden möchte. Den Teufelskreislauf Schmerz zeigt ☐ Abb. 14.2.

In der Fachklinik erfolgt zunächst ein ausführliches Anamnesegespräch zwischen dem behandelnden Schmerzmediziner Dr. U. und Herrn B.; alle bisherigen Untersuchungsergebnisse sowie Therapien haben die behandelnden Ärzte an Dr. U. weitergegeben. Herr B. hat zudem im Vorfeld einen Fragebogen zu seinen Schmerzen ausgefüllt und zum Gespräch mitgebracht. Hieraus geht hervor, dass Herr B. durchgängig Schmerzen empfindet, deren Intensität jedoch im Tagesverlauf zu schwanken scheint. Die Schmerzen beschränken sich dabei nicht nur auf seinen Rücken, sondern strahlen auch in beide Beine aus. Dr. U. begrüßt Herrn B. freundlich in seinem Sprechzimmer und erklärt ihm, dass er nun ca. 30 Minuten Zeit für ihn habe. Er freut sich, dass Herr B. einer Schmerztherapie zugestimmt hat und erklärt ihm, dass das Ziel dieser Schmerztherapie sei, die Schmerzen von Herrn B. zu mindern und so seine Lebensqualität zu erhöhen. Herr B. solle Hilfe bekommen, besser mit seinen Schmerzen umzugehen, und Strategien an die Hand bekommen, wie er selbst Schmerzen reduzieren können. Um dies zu schaffen, sei es aber sehr wichtig, dass Herr B. eng mit ihm zusammenarbeite und ihm immer kurzfristig eine Rückmeldung gebe, wie es ihm gehe und ob die angeordneten Therapien eine Erleichterung gebracht hätten. Nur so könne eine passende Therapie für ihn gefunden werden. Er erkundigt sich bei Herrn B., ob er mit diesem Vorgehen einverstanden ist, was dieser durch ein Nicken bejaht.

Dr. U. äußert nun, dass er sich die Krankenakte von Herrn B. vor diesem Gespräch angesehen habe, um sich einen Überblick über die vorliegenden Diagnosen und die bisherigen Behandlungsmethoden zu verschaffen. Herr B. sei sicher immer „ein Arbeitstier" gewesen, dies könne er gut nachvollziehen, weil er selbst auch selten krank bei der Arbeit fehle, sondern immer für seine Patienten da sein wolle. Es sei schon bewundernswert, dass Herr B. trotz so vieler Probleme mit seinem Rücken so lange in seinem Beruf als Fliesenleger durchgehalten habe, der einem schließlich körperlich viel abverlange. Da könne er als Arzt sicher nicht mitreden (EWE-Prinzip, ▶ Abschn. 7.4). Herr B. fühlt sich als Person durch die Äußerungen von Dr. U. wertgeschätzt und antwortet geschmeichelt, dass die Familie schließlich ernährt werden musste und er eben die Zähne zusammengebissen habe, wenn der Rücken mal wieder zwickte. Die körperliche Arbeit fehle ihm heute und er komme sich schon nutzlos vor, weil er nicht mehr so könne, wie er wolle. Er hoffe, dass Dr. U. ihm helfen könne, dass es ihm wieder besser gehe. Sein Hausarzt sowie sein Orthopäde seien wohl „mit ihrem Latein am Ende", dies seien auch nicht die ersten Ärzte, die ihn seit seiner Rückenoperation betreuten. Dr. U. wiederholt, dass es das Ziel seines Krankenhausaufenthaltes sei, mit Hilfe der Schmerztherapie seine Schmerzen zu verringern und seine Lebensqualität zu erhöhen. Am Zustand der Wirbelsäule selbst mit ihren Schäden könne er nichts ändern.

Dr. U. erläutert Herrn B., dass er als ersten Schritt seine Schmerzmedikation mit seiner Zustimmung ändern möchte. Die lange Einnahme von Ibuprofen in Tablettenform zeige mittlerweile wohl nicht mehr ausreichend Wirkung und habe für Beschwerden im Magen-Darm-Trakt gesorgt, wie er der Krankenakte entnehmen könne. Er möchte die Wirkung von Tilidin in Kombination mit Naloxan testen, einem schwachen Opioid, ergänzt durch Schmerztropfen mit dem Wirkstoff Diclofenac sowie Omeprazol, einem Medikament zum Schutz der Magenschleimhaut. Herr B. wird die Medikamente entsprechend der von Dr. U. empfohlenen Dosierung jeweils von den Schwestern erhalten. Dr. U. bittet ihn außerdem, ein Schmerztagebuch zu führen. Hier soll Herr B. mehrmals täglich mit Hilfe der numerischen Ratingskala die Stärke seines Schmerzes bestimmen. Besonders Schmerzspitzen, aber auch Zeiten mit besonders wenig Schmerzen solle er hier dokumentieren, ebenso wie Aktivitäten, die die Schmerzen verstärkt oder gelindert haben. Dies sei ein wichtiger Hinweis für Dr. U., um die Medikamente weiter optimieren zu können und Herrn B. zu helfen. Dr. U. fragt Herrn B., ob dieser noch Fragen habe, was er mit einem Kopfschütteln verneint.

Dr. U. fasst noch einmal zusammen, dass er die Schmerzmedikation von Herrn B. ab sofort geändert hat und Herr B. die Medikamente zur jeweiligen Zeit von den Schwestern auf der Station erhalten wird. Herr B. solle bitte ein Schmerztagebuch führen, in dem er besonders schmerzarme, aber auch schmerzintensive Zeiten sowie die jeweiligen Aktivitäten festhält. Diese Aufzeichnungen solle er bitte zum nächsten Gespräch übermorgen um 14 Uhr mitbringen. Dann würden sie gemeinsam schauen, ob es schon eine Verbesserung gibt und wie die Medikation weiter optimiert werden kann. Dr. U. erkundigt sich, ob Herr B. dies verstanden habe und entlässt ihn nach seiner Zustimmung.

Herr B. erscheint wie vereinbart zum Folgetermin, wirkt aber missmutig und abweisend, als Dr. U. ihn freundlich begrüßt. Er erklärt den Sinn dieses Treffens, nämlich durch den Austausch und die Rückmeldung von Herrn B. eine optimale Schmerzmedikation für ihn zu erhalten und so seine Lebensqualität zu erhöhen. Herr B. unterbricht Dr. U. an dieser Stelle mit dem Ausruf: „Lebensqualität? Welche Lebensqualität? Die habe ich schon lange nicht mehr. Und ihr Ärzte könnt mir da auch nicht weiterhelfen!" Dr. U. signalisiert Verständnis für die gezeigten Emotionen von Herrn B. und benennt diese. Er könne sehr gut nachvollziehen, dass Herr B. wütend und ärgerlich sei, da ihn schließlich starke

Schmerzen schon lange quälen. In den letzten Jahren habe er sicher häufig einen Arzt aufsuchen müssen oder sogar in die Klinik gemusst, ohne dass es ihm nachher viel besser gegangen sei. Da könne man sicherlich ärgerlich werden und das Vertrauen in das Können der Ärzte verlieren. Andere Patienten hätten sich vielleicht schon ganz aufgegeben, doch er schätze Herrn B. als eine „Kämpfernatur" ein, die nicht so schnell aufgebe (NURSE-Modell, ▶ Abschn. 7.2).

Herr B. wirkt nun etwas zugänglicher und sagt leise, dass jeder neue Arzt ihm die tollsten Sachen versprochen habe, aber nichts davon sich bewahrheitet hätte. Auch jetzt habe er gehofft, endlich diese unerträglichen Schmerzen loszuwerden, doch er quäle sich immer noch damit herum. Dr. U. sei bei ihm sicher auch mit seinem Latein am Ende, weil eben sein ganzer Rücken „nur noch Schrott" sei. Der Arzt erwidert, dass er Herrn B. gern helfen möchte und ihn weiter unterstützen möchte. Es sei aber gerade bei chronischen Schmerzen, die einen Patienten schon lange plagen, nicht immer einfach, die passende Medikation zu finden. Hier müsse man schon einmal mehrere Substanzen und Dosierungen testen, die Wirkung gemeinsam mit dem Patienten besprechen und so die richtigen Mittel finden. Wenn Herr B. dies weiterhin möchte, würde er die Therapie gern fortsetzen. Herr B. fragt den Arzt, ob dieser denn überhaupt Hoffnung für ihn habe, er solle ihm dies ehrlich sagen. Dr. U. erwidert, dass er sogar überzeugt davon sei, die Schmerzen von Herrn B. deutlich lindern zu können, wenn er sie auch eventuell nicht völlig nehmen könne.

Herr B. fragt erneut nach, ob Dr. U. dies wirklich ernst meint, was dieser aus voller Überzeugung bejaht. Herr B. wirkt erleichtert und erkundigt sich, wie es denn nun weiter gehe. Die Tabletten der letzten beiden Tage habe er genommen, wenn die Schwester sie ihm gegeben habe. Er habe aber keine wirkliche Schmerzminderung bemerkt. Dr. U. erkundigt sich, ob Herr B. das Schmerztagebuch geführt habe, was dieser aber verneint. Er habe nicht verstanden, was diese „Kreuzchen alle paar Stunden" helfen sollten, seine Probleme zu lösen. Der Arzt erklärt dem Patienten daraufhin noch einmal ausführlich den Sinn des Schmerztagebuches. Nur durch eine genaue Rückmeldung könne er herausfinden, welche Medikamente Herrn B. in welcher Dosierung helfen.

In der Erinnerung verschwimmen sonst häufig die Erinnerungen. So berichteten Patienten zum Beispiel, ihnen gehe es deutlich besser, wenn sie zum Gesprächszeitpunkt kaum Schmerzen haben, diese in der Zwischenzeit aber durchaus stärker waren. Andersherum erzählen Patienten, die während des Gesprächs akute Schmerzen haben, nichts habe ihnen geholfen, obwohl es vielleicht Phasen gegeben habe, in denen der Schmerz erträglicher war. Außerdem habe der Patient mit den Jahren sicher selbst einige Strategien entwickelt, um mit seinen Schmerzen besser fertig zu werden. Herr B. kenne sich und seine Schmerzen schließlich am besten. Dr. U. fragt nach dieser Erklärung, ob Herr B. für die nächsten Tage bereit sei, ein Schmerztagebuch zu führen. Alternativ könne er auch die Schwestern bitten, ihn mehrmals täglich zu seinen Schmerzen zu befragen, er könne sich eine Variante aussuchen (Ideenkellner, ▶ Abschn. 7.6). Herr B. überlegt einen Moment und entscheidet dann, dass die Schwestern ihn regelmäßig ansprechen sollen. Er habe es mit dem regelmäßigen Aufschreiben nicht so. Dr. U. sagt, er werde die Schwestern darüber informieren, dass sie Herrn B. nun mehrmals täglich zu seinen Schmerzen befragen sollen. Er fasst zusammen, dass die Medikation zunächst wie in den vergangenen beiden Tagen bleiben soll, Herr B. die Tabletten von den Schwestern erhält und diese ihn regelmäßig zu seinen Schmerzen befragen werden. In 2 Tagen bittet Dr. U. den Patienten erneut zum Gespräch und hofft, dann schon erste Erfolge bezüglich der Schmerzintensität erreichen zu können. Herr B. erklärt sich mit dem Vorgehen einverstanden und sagt, er habe zurzeit keine Fragen mehr an den Arzt.

Beim 3. Beratungsgespräch wirkt Herr B. deutlich freundlicher und gelöster als bei den vorangegangenen Gesprächen. Dr. U. begrüßt seinen Patienten und berichtet, dass er die von den Schwestern erhobenen Daten hier vorliegen habe. Diese verstehe er so, dass Herr B. bis zum Nachmittag zwar Schmerzen spüre, diese aber eine relativ geringe Intensität hätten. Ab dem Nachmittag und vor allem in den Nachtstunden plagten ihn anscheinend aber weiterhin starke Schmerzen. Er fragt, ob dies mit den Empfindungen von Herrn B. übereinstimmt, was dieser bejaht. Vor allem in den Nächten würden ihn schon lange die stärksten Schmerzen quälen, so dass er kaum schlafen könne. Das würde ihn zusätzlich belasten, weil er sich immer „wie gerädert" fühle. Tagsüber schaffe er es besser, sich abzulenken, zum Beispiel durch Lesen oder Kreuzworträtsellösen. Er mache auch immer mal wieder kurze Spaziergänge oder Besorgungen, doch abends und nachts fühle er sich dazu nach dem für ihn anstrengenden Tag nicht mehr in der Lage. Dr. U. erklärt, dass sie nun schon einen großen Schritt weiter seien. Es scheine so, als wenn das Tilidin Herrn B. durchaus die Schmerzen nehme, doch dass die Dosierung für die Abend- und Nachtstunden noch nicht ausreichend sei. Man könne auch überlegen, zusätzlich ein Medikament zum Schlafen zu testen, damit Herr B. besser schlafen könne. Viele Patienten hätten schon Angst, weil sie wüssten, dass jede Nacht starke Schmerzen auftreten, und hätten dadurch verständlicherweise einen gestörten Schlaf. Dr. U. schlägt also vor, die Schmerzmedikation ab abends zu erhöhen und gegen 22 Uhr zusätzlich eine Schlaftablette anzuordnen. Herr B. müsse sich danach aber recht zügig ins Bett legen, da sonst durch die Benommenheit die Sturzgefahr recht groß sei. Herr B. stimmt der weiteren Therapie zu, die Schmerzintensität soll bis zum nächsten Gespräch in 3 Tagen weiterhin durch die Schwestern erfragt werden.

Zum 4. Gespräch begrüßt Herr B. Dr. U. mit einem Strahlen im Gesicht und bedankt sich für seine Arbeit. Endlich, nach quälenden Monaten, habe er wieder gut schlafen können und die Schmerzen seien zwar noch vorhanden, aber gut auszuhalten. Dies bestätigt auch die Schmerzdokumentation durch die Schwestern. Dr. U. freut sich mit seinem Patienten und wird die Medikation zunächst beibehalten. Er wird auch den behandelnden Hausarzt sowie den Orthopäden über die Medikation informieren, damit diese sie weiter verordnen können. Sollte Herr B. wieder stärkere Schmerzen haben, solle er nicht zögern, erneut die Schmerzklinik aufzusuchen.

Der Arzt möchte Herrn B. aber noch nicht sofort entlassen, sondern ihm noch weitere Möglichkeiten der Schmerztherapie vorstellen, falls dieser zustimmt. Diese umfasse nämlich weit mehr als die richtigen Medikamente. Es gäbe auch Gesprächskreise sowie Gruppen- und Einzeltherapien, in denen die Schmerzpatienten nichtmedikamentöse Methoden zur Schmerzbekämpfung erlernen können, zum Beispiel Atem- und Entspannungsübungen, Krankengymnastik und Techniken

zur Stressbewältigung. Herr B. bedankt sich für das Angebot, lehnt dieses aber ab. Er möchte nun zunächst zu seiner Frau nach Hause. Dr. U. erwidert, dass er dies durchaus verstehen könne. Es gebe aber auch die Möglichkeit, dass Herr B. ambulant einige Therapien fortführe. So könne er 1- bis 2-mal pro Woche an einer Gruppentherapie teilnehmen, bei der Entspannungsübungen erlernt werden, außerdem solle er möglichst 2-mal wöchentlich Krankengymnastik machen. Dieses Angebot passt Herrn B. schon besser, er möchte sich dies durch den Kopf gehen lassen und sich dann im Laufe der kommenden Woche bei Dr. U. melden. Dieser fasst zusammen, dass Herr B. dann morgen nach Hause entlassen werde. Die aktuelle Medikation wird ihm für 3 Tage mitgegeben. Sein Hausarzt sowie sein Orthopäde erhalten die Unterlagen vom Krankenhaus und müssen die Rezepte für die Medikamente sowie die Krankengymnastik dann weiter ausstellen. Herr B. muss sich also zeitnah nach seiner Entlassung um die Rezepte bemühen. Des Weiteren meldet sich Herr B. im Laufe der nächsten Woche bei Dr. U, ob er an einer nichtmedikamentösen Gruppentherapie teilnehmen möchte, um zusätzliche Methoden zum Umgang mit Schmerzen zu erlernen. Herr B. stimmt dem zu und fragt nach, wer seinen Ärzten die Informationen aus dem Krankenhaus weitergebe. Der Arzt wiederholt, dass er dies tun werde, Herr B. sich nur seine Rezepte dort abholen möchte. Da Herr B. keine weiteren Fragen hat, verabschieden sich die beiden voneinander.

Herr B. wird am nächsten Tag nach Hause entlassen und entschließt sich nach einigen Tagen, 1-mal pro Woche an einer Gruppentherapie teilzunehmen, bei der Entspannungstechniken vermittelt werden. Die verordnete Physiotherapie hilft durch die Stärkung der Muskulatur bei der Entlastung der Wirbelsäule, gleichzeitig gewinnt Herr B. an körperlicher Belastbarkeit zurück. Er hat so wieder sichtbar an Lebensqualität gewonnen und empfindet deutlich weniger Schmerzen als vor dem Krankenhausaufenthalt.

Literatur

Grobe TG, Steinmann S, Szecsenyi J (2016) Barmer GEK Arztreport 2016. Asgaard, Siegburg. Verfügbar unter http://presse.barmer-gek.de/barmer/web/Portale/Presseportal/

Subportal/Presseinformationen/Archiv/2016/160223-
Arztreport-2016/PDF-Arztreport-2016,property=Data.pdf
[23. 05. 2016]

Bredart A, Bouleuc C, Dolbeault, S (2005) Doctor-patient-com-
munication and satisfaction with care in oncology. Curr
Opin Oncol 17: 351–354

Bundesministerium für Bildung und Forschung (BMBF) (Hrsg)
(2001) Chronischer Schmerz. Ergebnisse der Forschung
verbessern die Versorgung der Patienten. Verfügbar unter
http://www.gesundheitsforschung-bmbf.de/_media/
chronischer_schmerz.pdf [22. 05. 2016]

Dibbelt S, Schaidhammer M, Fleischer C et al. (2010) Patient-
Arzt-Interaktion in der Rehabilitation: Gibt es einen
Zusammenhang zwischen wahrgenommener Interak-
tionsqualität und langfristigen Behandlungsergebnissen?
Rehabilitation 49(5): 315–325

Gerbershagen U (o.J.) Stadieneinteilung des Schmerzes.
Verfügbar unter http://www.drk-schmerz-Zentrum.de/
mz/06_downloads/6-2_aerzte.php [16. 05. 2016]

Hasenbring M (1999) Prozesse der Chronifizierung von
Schmerzen. In: Basler HD, Franz C, Kröner-Herwig B, Reh-
fisch HP, Seemann H (Hrsg) Psychologische Schmerztherapie, 4., überarb. Aufl., S 161–176. Springer, Heidelberg

Portzky F (2010) Prospektive klinische Untersuchung zu Wirkungen des Münchner naturheilkundlichen Schmerzpro-
gramms für chronische Schmerzpatienten. Dissertation,
Ludwig-Maximilians-Universität zu München. Verfügbar
unter https://edoc.ub.uni-muenchen.de/11436/1/Portz-
ky_Franziska.pdf [16. 05. 2016]

Sauer N, Eich W (2007) Somatoforme Störungen und Funk-
tionsstörungen (Somatoform and funcitonal disorders).
Dtsch Ärztebl 104: 45–54

Sonnemoser M (2007) Psychologische Interventionen bei
Chronischem Schmerz: Motivation zur Selbsthilfe. PP 6: 3

Turk DC, Rudy TE (1992) Classification logic and strategies in
chronic pain. In: Turk DC, Melzack R (eds) Handbook of
pain assessment. Guilford, New York, pp. 409–428

Wolff R, Clar C, Lerch C, Kleijnen J (2011) Epidemiology of chronic non-malignant pain in Germany. Schmerz 25: 26–44

Das Beratungsgespräch in der Praxisanleitung – Vermittlung von Fähigkeiten an die Auszubildenden

Katja Sonntag

© Springer-Verlag Berlin Heidelberg 2017
C. von Reibnitz, K. Sonntag, D. Strackbein (Hrsg.), *Patientenorientierte Beratung in der Pflege*,
DOI 10.1007/978-3-662-53028-3_15

15.1 Tipps für eine erfolgreiche Praxisanleitung

Seit dem Jahr 2003 gehört das Themenfeld der Beratung zu den Prüfinhalten in der Gesundheits- und Krankenpflege sowie der Altenpflegeausbildung. Die Praxisanleiter in den Einrichtungen des Gesundheitswesens haben daher die Aufgabe, den Auszubildenden praxisnah und patientenorientiert die Bausteine einer guten Beratung beizubringen. Welche Kompetenzen die Praxisanleiter dafür besitzen müssen und wie der Praxisanteil der Ausbildung aufgebaut sein sollte, wurde schon in ▶ Abschn. 5.2 beschrieben. An dieser Stelle geht es nun darum, konkrete Bausteine zu beschreiben, die eine gute Praxisanleitung ausmachen, bevor im Anschluss daran ein Fallbeispiel für eine gelungene Praxisanleitung in der Altenpflege dargestellt wird.

Der Praxisanleiter befindet sich dabei in der schwierigen Situation, dass er nicht nur die in den Kapiteln des 2. Buchteils beschriebenen Regeln für eine erfolgreiche Beratung gegenüber dem Patienten beachten, sondern gleichzeitig ebenso die Fähigkeiten und Bedürfnisse des Auszubildenden berücksichtigen muss. Alle 3 Personen müssen in der Lage und willens sein, sich auf die Beratungssituation einzulassen, was eine große Koordinierungsaufgabe darstellen kann.

Das Themenfeld der Beratung wird zu Recht im 3. und letzten Ausbildungsjahr behandelt. Praxisanleiter müssen den Auszubildenden nahe bringen, dass fundiertes Fachwissen, welches im Laufe der Ausbildung erworben wurde, die Grundlage jeder Beratung sein muss. Eine hohe Fachexpertise gemeinsam mit beruflicher Erfahrung ermöglichen erst ein individuelles, situationsangepasstes Vorgehen in der jeweiligen Beratung (Petter-Schwaiger 2011, S. 23). Ob das entsprechende Fachwissen zum angedachten Beratungsthema vorhanden ist, muss der Praxisanleiter im Vorfeld eruieren.

Zur fachlichen Kompetenz der angehenden Pflegekräfte muss auch ein professionelles Selbstverständnis zählen, denn nur so können im Beratungsprozess pflegerische Leitgedanken wie Patientenorientierung, Gesundheitsförderung oder Lebensweltorientierung im Mittelpunkt stehen (Petter-Schwaiger 2011, S. 23). Eine Übersicht der Beratungsprinzipien, welche von den pflegerischen Leitgedanken abgeleitet wurden, zeigt ☐ Tab. 15.1.

Praxisanleiter haben die Aufgabe, ihre Auszubildenden auch im Bereich der personalen Kompetenz zu fördern. So ist die Fähigkeit zur Reflexion der eigenen Einstellungen, Erfahrungen und Werte entscheidend, da die Beratungssituation immer durch die individuelle Prioritätensetzung sowie die Erfahrungen des Beraters beeinflusst wird. Nur wer sich dessen bewusst ist, kann das Leitprinzip der Selbstbestimmung im Rahmen der Beratung verfolgen (Petter-Schwaiger 2011, S. 26).

> **Bevor Praxisanleiter mit ihren Schülern Beratungssituationen in der Praxis üben und durchführen können, müssen sie sich erst vergewissern, dass die notwendigen Voraussetzungen beim Auszubildenden dafür gegeben sind. Dazu zählen unter anderem ein ausreichendes Fachwissen zum Beratungsthema, ein professionelles Selbstverständnis sowie die Fähigkeit zur Reflexion.**

Nach Petter-Schwaiger (2011, S. 96) ergeben sich folgende 6 Bausteine, welche in der Aus-, Fort- und Weiterbildung behandelt werden müssen, um eine Beratungskompetenz zu entwickeln:

1. Eine professionelle Beratungshaltung muss entwickelt werden.
2. Der Lernende orientiert sich mit seinen Beratungsprinzipien an den pflegerischen Leitgedanken.
3. Mit Hilfe von Assessments, Beobachtungen und im Dialog wird der Beratungsbedarf eingeschätzt und erfasst.
4. Die Beratungsangebote werden dem individuellen Bedarf angepasst.
5. Der Schüler kann den Beratungsprozess lösungsorientiert gestalten.
6. Anleitungen werden als gezielte Lehr- und Lernprozesse gestaltet.

Werden alle 6 Bausteine erfolgreich eingesetzt, wird den Auszubildenden deutlich, dass sie nicht nur den Beratungsbedarf aus fachlicher Sicht ermitteln müssen. Dieser muss für eine erfolgreiche Beratung vielmehr auch mit den Wünschen und Bedürfnissen

◨ Tab. 15.1 Beratungsprinzipien, abgeleitet von den pflegerischen Leitgedanken

Pflegerischer Leitgedanke	Hauptmerkmal	Zeigt sich in der Beratung durch …
Humanistisches Menschenbild	Mensch als eigenverantwortliches Wesen	… personenzentrierte Beratungshaltung
Patienten- und Subjektorientierung	Dialog auf Augenhöhe	… gemeinsamen Aushandlungsprozess
Salutogenese	Das Augenmerk auf das richten, was gesund macht	… gesundheitsfördernde Aspekte der Beratung
Alltags- und Lebensweltorientierung	Patient als Experte seines Alltags	… Biografieorientierung
Ressourcenorientierung	Blick auf die Ressourcen, mit der Krankheit leben lernen	… Unterstützung individueller Lernprozesse
Biografieorientierung	Einzigartigkeit des Lebens	… Achtsamkeit gegenüber den individuellen Lebenserfahrungen
Fallverstehen	Perspektive des Hilfesuchenden einnehmen	… Erhaltung der autonomen Lebenspraxis
Leiborientierung	Einheit von Körper, Geist und Seele	… mehrdimensionale Wahrnehmung des Menschen

der Betroffenen in Einklang gebracht werden. Das reine Vermitteln von Fachwissen stellt keine Hilfe beim Umgang mit der Krankheit dar und führt nachweislich nicht zu nachhaltigen Veränderungen beim Patienten. Eine Beratung soll vielmehr immer ein Dialog sein (Petter-Schwaiger 2011, S. 108 f.).

> ❯ Eine erfolgreiche Beratung ist wesentlich mehr als eine Vermittlung von Fachwissen, vielmehr muss der Beratungsbedarf mit den Wünschen und Bedürfnissen der Betroffenen in Einklang gebracht werden.

Die einzelnen Anleitungssituationen des Auszubildenden können in unterschiedliche Phasen eingeteilt werden, welche auch für das Lernziel der Beratung gelten (Petter-Schwaiger 2011, S. 128 ff; Lummer 2014, S. 45; Rogall-Adam 2012, S. 41 f.).

1. Vorbereitung der Anleitung (Was soll vermittelt werden? Wozu ist dieses Thema wichtig? Womit kann das übergeordnete Ziel erreicht werden? Wer wird angeleitet? Wo und wann soll die Anleitung stattfinden?)
2. Anleitung planen (individuelle Anleitungsziele festlegen, konkrete Inhalte und Verhaltensweisen bestimmen, geeignete Methoden und Hilfsmittel auswählen, konkreten Ablauf auswählen)
3. Durchführung der Anleitung anhand von 6 aufeinander aufbauenden Stufen:
   - Informieren, Handlung erklären, Fragen beantworten
   - Handlung demonstrieren und erklären (Dabeisein, Abgucken, Miterleben)
   - Bei der Handlung assistieren lassen (Mitarbeit an der Seite eines Fachmanns)
   - Handlung nachmachen und erklären lassen
   - Handlung unter Beobachtung selbstständig üben lassen
   - Teilhabe an der Gesamtverantwortung mit Spielraum zum Experimentieren
4. Reflexion und Bewertung der Lernfortschritte

Die Ausbildungsinhalte, gerade komplexe und sensible Themen wie eine Beratung, sollten vorab unter Simulationsbedingungen und im Rollenspiel erprobt und geübt werden, bevor sie am Patienten oder Pflegebedürftigen durchgeführt werden (Mamerow 2013, S. 59). Der Praxisanleiter übernimmt dabei den Schutz des Pflegebedürftigen und sorgt dafür, dass dieser nicht zu einem „Fall" gemacht oder zum Versuchsobjekt wird, sondern selbst bestimmen kann, worüber geredet und was durch wen gemacht wird (Mamerow 2013, S. 117).

Grundsätzlich ist immer der Praxisanleiter für die Auswahl und Absprache sowie das Festlegen weiterer Rahmenbedingungen einer Anleitung verantwortlich. Wenn sich der Praxisanleiter nicht vollständig sicher ist, wie angemessen Schüler Vorplanungen und -gespräche erledigen, sollten sie diese Aufgaben nicht delegieren. Auch hier gilt wieder, dass der Praxisanleiter für den Schutz der Patienten verantwortlich ist (Mamerow 2013, S. 61).

❯❯ Die einzelnen Anleitungssituationen können in verschiedene Phasen unterteilt werden, von der Information über die geplante Anleitung bis hin zur selbstständigen Ausübung durch den Auszubildenden selbst. Grundsätzlich ist der Praxisanleiter dabei für den Schutz der Pflegebedürftigen verantwortlich.

Der Praxisanleiter sollte bei der Festlegung der Ausbildungsziele beachten, dass die Ziele sich an den individuellen Lernvoraussetzungen und -bedarfen des Lernenden orientieren, die Ziele erreichbar sowie positiv formuliert und überprüfbar sind. Hierzu eignet sich die SMART-Methode zur Zielformulierung (Mamerow 2013, S. 74):

- S = „specific" (konkret)
- M = „measurable" (messbar)
- A = „attractiv" (attraktiv)
- R = „realistic" (realistisch)
- T = „time bound" (terminiert)

Lernerfolge sind immer dann am größten, wenn man Schüler vor ein Problem stellt, ihnen die selbstständige Problemlösung zumutet und Erfolgserlebnisse ermöglicht (Mamerow 2013, S. 118).

Im Rahmen der Praxisanleitung muss auch eine Beurteilung der Lernfortschritte erfolgen, dies kann nur durch regelmäßige Beobachtungen und Zwischengespräche erfolgen. Die Beurteilung sollte nicht nur eine Bewertung darstellen, sondern auch eine Beschreibung der Beobachtungen enthalten und mit dem Schüler besprochen werden. Der Praxisanleiter sollte sich dabei immer bewusst sein, dass er sich nicht rein objektiv verhalten kann, und daher seine Beurteilung reflektieren (Lummer 2014, S. 47 ff.). Ein

gelungenes Feedback berücksichtigt dabei die in der nachfolgenden ▶ Übersicht aufgeführten Regeln (angelehnt an Lummer 2014, S. 49):

Hilfreiche Feedbackregeln

1. Geben Sie immer dann Feedback, wenn der andere es auch hören kann.
2. Das Feedback soll so ausführlich und konkret wie möglich sein.
3. Seien Sie authentisch: Wahrnehmungen sollen als Wahrnehmungen dargestellt werden, Vermutungen als Vermutungen und Gefühle als Gefühle.
4. Ein Feedback ist keine Analyse des Gegenübers.
5. Ein Feedback soll auch positive Gefühle und Wahrnehmungen beinhalten.
6. Feedback soll umkehrbar sein.
7. Die Informationskapazität des Gegenübers muss berücksichtigt werden.
8. Feedback soll sich auf ein konkretes, begrenztes Verhalten beziehen.
9. Feedback sollte möglichst unmittelbar erfolgen.
10. Das Feedback wird dann am besten angenommen, wenn der andere es auch wünscht.
11. Sie sollten ein Feedback nur dann annehmen und einfordern, wenn Sie dazu auch in der Lage sind.
12. Wenn Sie ein Feedback erhalten, hören Sie zunächst nur ruhig zu.
13. Ein Feedback geben bedeutet eine Informationsweitergabe, keine Veränderung des Gegenübers.

❯❯ Eine erfolgreiche Praxisanleitung umfasst immer auch eine exakte Zielformulierung sowie eine regelmäßige Reflexion (◙ Tab. 15.2).

15.2   Fallbeispiel Praxisanleitung

Die Auszubildende Sandra L. befindet sich im 3. Ausbildungsjahr zur Altenpflegerin bei einem ambulanten Pflegedienst. Dort ist sie weitgehend gemeinsam

Tab. 15.2 Checkliste für eine erfolgreiche Praxisanleitung zum Themenfeld Beratung

- Der Praxisanleiter ist für den ausreichenden Schutz des Patienten/Klienten/Bewohners verantwortlich, damit dieser nicht zum „Lernobjekt" wird.
- Das Fachwissen des Schülers zum Beratungsthema muss vorher in Erfahrung gebracht werden, da dieses die Grundlage für eine erfolgreiche Beratung bildet.
- Das Fachwissen zu den Beratungsprinzipien selbst muss vorher getestet werden.
- Der Auszubildende muss für einen erfolgreichen Beratungsprozess in der Lage sein, sein eigenes Handeln und seine Einstellungen zu reflektieren.
- Der Praxisanleiter vergewissert sich vor der eigentlichen Beratung, dass der Schüler den Beratungsbedarf anhand von Assessments, Beobachtungen und im Dialog erfassen kann.
- Das Beratungsgespräch sollte vorher im Rollenspiel erprobt werden.
- Praxisanleiter und Auszubildender bereiten die Anleitungssituation intensiv vor, indem Thema, Ziele, handelnde Personen, Ort und Zeit vorher festgelegt werden.
- Die Anleitungssituation muss zu den im theoretischen Teil der Ausbildung vermittelten Inhalten und den Anforderungen des Fachseminars passen.
- Der Praxisanleiter trägt die Verantwortung dafür, dass alle erforderlichen Vor- und Nachbereitungen durch den Schüler erledigt worden sind und muss dies dokumentieren.
- Die formulierten Ausbildungsziele sollten erreichbar, messbar, spezifisch, zeitlich begrenzt, realistisch und motivierend sein (SMART-Methode)
- In der eigentlichen Beratungssituation hält sich der Praxisanleiter beobachtend im Hintergrund und greift nur ein, wenn dies zum Schutz des Patienten erforderlich ist.
- Der Praxisanleiter beobachtet die Beratung genau und gibt dem Auszubildenden zeitnah ein umfassendes Feedback sowie ermöglicht eine gemeinsame Reflektion der Situation.
- Der Praxisanleiter bewertet regelmäßig den Lernfortschritt des Schülers nach mit dem Fachseminar abgestimmten, festgelegten Kriterien.

mit ihrer Praxisanleiterin Monika T. eingesetzt. Wenn keine gemeinsamen Einsätze für die beiden laut Dienstplan möglich sind, koordiniert Frau T. die Einsätze und Aufgaben der ihr anvertrauten Schülerin. Monika T. steht in einem regelmäßigen Austausch mit dem Fachseminar von Sandra L., so dass sie über Noten, Fehlzeiten sowie theoretische Lerninhalte stets informiert ist. Das Fachseminar informiert zudem Auszubildende und Praxiseinrichtungen immer über die jeweiligen Lernziele in den Praxiseinsätzen. Dieser enge Austausch zwischen allen an der Ausbildung Beteiligten sichert den größtmöglichen Lernerfolg. Des Weiteren stehen der Praxisanleiterin und der Auszubildenden während der Praxisblöcke gemeinsame Dienstzeiten außerhalb der normalen Tourenplanung zu. Diese Stunden nutzen Sandra L. und Monika T. zum Austausch, zur Vor- und Nachbereitung der Anleitungen sowie

zur Reflektion und abschließenden Beurteilung. Sandra L. ist so im Rahmen ihrer Ausbildung mit der Begleitung durch Monika T. sehr zufrieden. Sie erhält ausreichend Zeit und Raum für Fragen und die Bearbeitung ihrer Ausbildungsinhalte, außerdem befürwortet sie die enge Zusammenarbeit zwischen ihrem Fachseminar und dem ambulanten Pflegedienst. Insgesamt fühlt sie sich so, im Gegensatz zu vielen ihrer Klassenkameraden, gut auf die Prüfungen vorbereitet.

Für ihren aktuellen Praxiseinsatz hat Sandra L. die Aufgabenstellung erhalten, Patienten im Rahmen der Expertenstandards zu beraten. Sowohl die Expertenstandards, welche in ▶ Abschn. 5.1 näher beschrieben wurden, als auch die Grundsätze einer guten, patientenorientierten Beratung wurden im Fachseminar vorab besprochen. Die Thematik einer erfolgreichen Beratung wurde dabei unter anderem in diversen Rollenspielen in der Klasse erprobt. Gemeinsam mit ihrer Praxisanleiterin Monika T. ist die Auszubildende laut Dienstplan für eine Tour eingesetzt worden, deren Patienten sie größtenteils schon aus ihren vorherigen Praxiseinsätzen kennt. So verkürzt sich die Einarbeitung und Sandra kann schon nach 3 Tagen die Versorgung einzelner Patienten übernehmen, während die examinierte Altenpflegerin Monika T. ihr Handeln beobachtet und die Auszubildende anleitet. Der Wissensstand von Sandra L. entspricht den Anforderungen im 3. Ausbildungsjahr, sodass Monika T. es ihr zutraut, Beratungen für die Patienten gut durchzuführen. Dazu muss Sandra L. nicht nur das erforderliche Fachwissen haben und weitergeben können, sondern gleichzeitig auch die individuellen Bedarfe und Bedürfnisse des Betroffenen korrekt einschätzen und ihre Beratung daran anpassen.

Die Praxisanleiterin plant nun eine Praxisanleitung für ein Beratungsgespräch im Rahmen des Expertenstandards Sturzprophylaxe mit ihrer Auszubildenden und der Kundin Frau J. Frau J. ist schon seit 1,5 Jahren Kundin des ambulanten Pflegedienstes. Sie ist 89 Jahre alt und lebt allein in ihrer 2,5-Zimmer-Altbauwohnung in der 1. Etage, seit ihr Mann vor 5 Jahren verstorben ist. Frau J. ist an Morbus Parkinson erkrankt, ansonsten geistig rüstig. Neben dem ambulanten Pflegedienst, welcher sie morgens und abends besucht, wird sie unterstützt durch ihre im Ort lebende Tochter sowie eine Nachbarin. Trotz der Medikamente, welche Frau J. entsprechend der ärztlichen Verordnung einnimmt, hat ihre Erkrankung erhebliche Auswirkungen auf ihre Mobilität. So musste Frau J. schon 2-mal nach einem Sturz im Krankenhaus behandelt werden, weil Platzwunden am Kopf genäht werden mussten. Eine Fraktur hat sie sich bislang dabei glücklicherweise noch nicht zugezogen, obwohl sie wie viele ältere Frauen an Osteoporose leidet.

Zunächst bereitet die Praxisanleiterin die Anleitungssituation intensiv vor. Sie überprüft das Fachwissen ihrer Auszubildenden Sandra L. zum Expertenstandard Sturzprophylaxe und zur Pflegeberatung, indem sie die junge Frau darum bittet, beides in der nächsten Teamsitzung den Kollegen vorzustellen. So kann das Fachwissen der anderen Mitarbeiter aufgefrischt werden; zudem hatten die Kollegen, die ihr Examen vor dem Jahr 2003 gemacht haben,

das Thema Beratung nicht so ausführlich behandelt. Sandra L. kann dadurch ihre Position im Team festigen, zumal sie hofft, nach erfolgreicher Prüfung übernommen zu werden. Monika T. ist sehr zufrieden mit den Ausführungen der Schülerin und lobt diese nach der Präsentation vor den anderen Teammitgliedern. Dies steigert das Selbstwertgefühl von Sandra L. sehr.

Zur weiteren Vorbereitung erhält die Auszubildende den Auftrag, sich die Patientenakte von Frau J. ausführlich anzusehen und einen Entwurf für das geplante Beratungsgespräch zu entwickeln. Außerdem erhält sie von ihrer Praxisanleiterin ein Formular, auf dem sie die Unterschrift von Frau J. einholen soll, wenn diese einer Anleitungssituation zustimmt. Beides soll die Schülerin bei ihrem nächsten Reflexionsgespräch mit Monika T. vorlegen.

Frau J. hat keinerlei Einwände, als Sandra L. ihr Anliegen am nächsten Morgen vorträgt, und unterschreibt das Formular. Die Auszubildende entwickelt zudem Ziele für das geplante Beratungsgespräch und legt alles ihrer Praxisanleiterin vor. Diese kann auf Grund der schriftlich vorliegenden Informationen nachvollziehbar überprüfen, dass ihre Schülerin alle Aufgabenstellungen bearbeitet hat. Nun soll gemeinsam das Beratungsgespräch mit Frau J. geplant werden. Sandra L. hat gemäß dem Expertenstandard Sturzprophylaxe das Ziel gewählt, dass weitere Stürze von Frau J. möglichst vermieden werden. Die junge Frau hat mehrere Faktoren identifiziert, welche die Sturzgefahr erhöhen. Sie ist der Meinung, dass einige davon minimiert werden können. So trägt Frau J. zu Hause immer abgetragene, offene Hausschuhe an Stelle von festem Schuhwerk. Nachts, wenn Frau J. die Toilette aufsucht, geht sie meist barfuß. Zumindest gab sie bei einem Krankenhausaufenthalt nach einem Sturz an, barfuß gegangen zu sein. Hier möchte die Auszubildende ihr Anti-Rutsch-Socken nahelegen oder das Tragen von Pantoffeln. Auch die Teppiche in der Wohnung sind Stolperfallen. Frau J. sollte außerdem möglichst immer einen Rollator nutzen. Sandra L. möchte ihr zudem die Anschaffung eines Hausnotrufgerätes nahe legen. Im Falle eines Sturzes kann Frau J. dann zügiger geholfen werden. Bislang schien es eher Glück gewesen zu sein, dass die Tochter sie recht schnell nach den Sturzereignissen gefunden hat. Monika T. ist sehr zufrieden mit den entwickelten Zielen. Die Auszubildende hat den

Bedarf von Frau J. zur Sturzprophylaxe gut dargestellt. Sie führt der Auszubildenden aber noch einmal explizit ihre Rolle in der Beratung vor Augen. Dazu weist sie auf die Bühnenmetapher hin, welche besagt, dass die Patientin ausreichend Raum innerhalb des Beratungsprozesses benötigt, um ihre Wünsche und Bedürfnisse äußern zu können. Auch die verschiedenen Beratungstechniken sprechen die beiden noch einmal durch, unter anderem die WWSZ-Technik (▶ Abschn. 7.3) sowie das NURSE-Modell (▶ Abschn. 7.2).

Im Beratungsgespräch, bei dem neben der Auszubildenden und Frau J. auch die Praxisanleitung anwesend ist, hält sich die Praxisanleitung im Hintergrund. Sie ist für den ausreichenden Schutz der Patientin verantwortlich und würde bei Bedarf in den Gesprächsverlauf eingreifen, wenn sie dies für erforderlich hält. Ansonsten überlässt sie die Beratung der Schülerin und macht sich Notizen, die sie bei der anschließenden Reflektion nutzt. Sandra L. beginnt das Gespräch damit, dass sie Frau J. noch einmal auf den Anlass des Gesprächs hinweist, nämlich eine Beratung zur Sturzprophylaxe. Sie bedankt sich bei ihr, dass sie diese Beratung im Rahmen ihrer Ausbildung bei ihr durchführen darf. Sie weiß, dass die Patientin in der näheren Vergangenheit schon mehrfach gestürzt ist und möchte mit ihr gemeinsam überlegen, wie weitere Stürze oder zumindest schwerere Sturzfolgen zukünftig möglichst vermieden werden können. Sie ergänzt, dass den beiden für das Gespräch ungefähr 30 Minuten zur Verfügung stehen.

Nach diesen einleitenden Worten möchte die Schülerin Frau J. dazu animieren, etwas über die Stürze in den letzten Wochen zu erzählen. Sie sagt, dass die Stürze mit den anschließenden Krankenhausaufenthalten sicher ein Schock für Frau J. gewesen seien. Die Patientin seufzt und bejaht dies. Sie beschreibt, wie hilflos sie sich am Boden liegend gefühlt habe und nicht mehr selbst auf die Beine kommen konnte. Da war jedes Mal die Erleichterung groß, wenn ihre Tochter oder ihre Nachbarin sie gefunden habe. Natürlich habe sie den Wunsch, dass ihr dies zukünftig nicht wieder zustoße, doch durch ihren Parkinson habe sie manchmal einfach nicht mehr die Kontrolle über ihre Füße. Wenn sie nun stolpere, setze ihr Herz direkt vor Schreck aus, weil sie sich wieder auf dem Boden liegen sehe. Sie

nehme regelmäßig ihre Tabletten, genauso, wie es der Neurologe anordne, doch trotzdem würde alles immer nur schlimmer.

Sandra L. kann die Gefühle von Frau J. nachvollziehen und äußert daher ihre Empathie, indem sie die Äußerungen wiederholt und zusammenfasst. Sie könne sehr gut nachvollziehen, dass Frau J. nach den Stürzen große Angst habe, wieder zu fallen und sich eventuell noch schwerere Verletzungen dabei zuzuziehen. Der Morbus Parkinson sei leider trotz der medikamentösen Therapie eine chronische Erkrankung, deren Symptome sich immer weiter verschlechtern, wie ihr der Neurologe sicher auch mitgeteilt habe. Dennoch gebe es einige Faktoren, welche die Gefahr eines Sturzes minimieren können. Die Schülerin habe hier einige Ideen, was Frau J. ändern könne. An dieser Stelle des Gesprächs zählt die Schülerin stolz alle Faktoren auf, welche sie vorher ausgearbeitet hatte. Zunächst einmal müsse sich Frau J. einen Hausnotruf anschaffen. So brauche sie nach einem Sturz nur den Notruf zu aktivieren, damit schnell Hilfe eintreffe, wenn sie den Notrufknopf immer am Handgelenk trage. Des Weiteren müssten die vielen Teppiche und der Badvorleger aus der Wohnung entfernt werden, da sie nur Stolperfallen darstellten. Überhaupt solle Frau J. sich einen Rollator von ihrem Hausarzt verordnen lassen, dieser stehe ihr zu und würde ihr innerhalb kürzester Zeit von ihrer Krankenkasse zur Verfügung gestellt werden. Auch andere Hausschuhe sollte sie sich kaufen, möglichst keine offenen, ihre Tochter könne gemeinsam mit ihr zum Einkaufen fahren. Dabei könnten sie auch direkt Anti-Rutsch-Socken für die Nacht besorgen, damit Frau J. nicht mehr barfuß ausrutschen könne.

Die Praxisanleiterin sieht sich an dieser Stelle gezwungen, in das Beratungsgespräch einzugreifen, da sie bemerkt, dass Frau J. mit der Fülle an Informationen überfordert ist und zunehmend abweisender wirkt. Monika T. bremst die Schülerin mit einem Lächeln und dankt ihr für diese vielen tollen Ideen, wendet sich dann aber direkt an die Patientin und spricht diese direkt an, ob sie die Ausführungen von Sandra L. verstanden habe. Die Patientin schüttelt den Kopf, dies sei ihr alles viel zu schnell gegangen, sie sei schließlich eine alte Frau und kein junger Hüpfer mehr. So bittet die Praxisanleiterin ihre Auszubildende, ihre Ideen noch einmal

☐ Tab. 15.3 Gegenüberstellung der Ziele der Auszubildenden und der Wünsche der Patientin

Ziele der Auszubildenden Sandra L.	Wünsche und Bedürfnisse der Patientin Frau J.
Stürze zukünftig vermeiden oder Sturzfolgen minimieren	Stürze zukünftig vermeiden oder Sturzfolgen zumindest minimieren
Anschaffung eines Hausnotrufgerätes	Schnelle Hilfe nach einem Sturz, daher Test eines Hausnotrufgerätes
Abschaffung von Stolperfallen in der Wohnung, daher Entfernung aller Teppiche und Badvorleger	Wohnlichkeit erhalten sowie das Gefühl warmer Füße, daher sollen Teppiche bis auf denjenigen im Flur in der Wohnung verbleiben, aber eventuell mit Antirutschhilfen versehen werden
Anschaffung neuer, fester Hausschuhe	Anschaffung neuer, aber offener Hausschuhe, da sie diese sonst nicht alleine an- und ausziehen kann
Anschaffung und Nutzung eines Rollators für eine erhöhte Gangsicherheit	Rollator wird auf Grund der Enge der Wohnung abgelehnt und da er nicht von Frau J. die Treppen rauf und runter getragen werden kann
Tragen von Anti-Rutsch-Socken in der Nacht, um die Rutschgefahr zu minimieren	Tragen von Anti-Rutsch-Socken in der Nacht wird ausprobiert

vorzutragen und auch den jeweiligen Nutzen detaillierter zu beschreiben, womit die junge Frau auch beginnt. Nach der ersten Idee, der Anschaffung eines Hausnotrufgerätes, erkundigt sich Monika T., ob Frau J. ein solches Gerät vielleicht schon einmal gesehen habe und sie sich vorstellen könne, es auch zu nutzen. Frau J. ist etwas skeptisch, was technische Geräte angeht, schließlich kenne man in ihrer Generation vieles nicht, aber nachdem die beiden Frauen ihr die einfache Bedienung erklärt haben, ist sie bereit, ein solches Gerät einmal auszuprobieren. Die Auszubildende erhält den Auftrag, den Kontakt zu einem Hausnotrufanbieter herzustellen und bei der Installation anwesend zu sein. Als nächsten Punkt spricht Sandra L. die Teppiche und den Badvorleger an, welche Stolperfallen darstellen. Sie fragt nun von sich aus, ob Frau J. dazu bereit wäre, diese aus der Wohnung zu entfernen. Dies lehnt Frau J. ab, schließlich solle es in ihrer Wohnung gemütlich sein, außerdem bekomme sie so schnell kalte Füße, so auf den Fliesen und dem Linoleum. Höchstens den Teppich im Flur könnte ihre Tochter ja in den Keller räumen. Monika T. weist noch darauf hin, dass es Antirutschvorrichtungen für Teppiche gebe. Vielleicht könnte Frau J. diese für die anderen Teppiche nutzen, damit die Sturzgefahr nicht mehr ganz so groß sei. Die Auszubildende stellt im weiteren

Gesprächsverlauf noch ihre anderen Ideen vor und erkundigt sich nach jeder einzelnen, ob Frau J. sie verstanden habe und diese eventuell ausprobieren möchte. So möchte die Patientin keinen Rollator, weil dieser in der engen Wohnung immer im Weg stehe und sie ihn die Treppen nicht hinauf- und hinunterbekomme, um ihn draußen zu nutzen. Hausschuhe wollte sie sowieso neue kaufen gehen, allerdings keine geschlossenen, da sie feste Schuhe nur mit ganz viel Mühe und an schlechten Tagen gar nicht alleine anziehen könne. Aber auf eine rutschfeste Sohle und einen guten Sitz werde sie beim Kauf achten. Auch Anti-Rutsch-Socken hält sie für eine gute Idee. Sie kenne solche Strümpfe zwar noch nicht, ist aber gern bereit, sie zu testen.

Sandra L. fasst die gemeinsamen Beschlüsse zum Ende des Gesprächs noch einmal zusammen und bittet Frau J. um eine Rückmeldung, ob sie ihre Entscheidungen richtig wiedergegeben habe. Als die Patientin dem zustimmt, beendet sie das Gespräch und weist noch darauf hin, dass sie die Ergebnisse in der Akte von Frau J. dokumentieren werde. Dies sei im Rahmen der Beratung eine gesetzliche Anforderung an den ambulanten Pflegedienst. Danach verabschieden sich die Auszubildende und die Praxisleiterin von Frau J. Die Gegenüberstellung der Ziele und Bedürfnisse der Auszubildenden Sandra L. und der Patientin Frau J. im Beratungsgespräch zeigt ◻ Tab. 15.3.

Direkt im Anschluss an das Beratungsgespräch setzen sich Monika T. und Sandra L. zusammen, um alles zu reflektieren. Die Auszubildende verfügt über eine gute Selbsteinschätzung und bemerkt, dass sie Frau J. mit ihren vielen Anregungen überfordert habe. Durch das Einschreiten ihrer Praxisanleiterin sei ihr dies bewusst geworden. Monika T. bestätigt diese Einschätzung und lobt ihre Schülerin dafür, dass sie ihr Verhalten direkt angepasst und im Anschluss Frau J. viel stärker einbezogen habe. Die Praxisanleiterin hat aber auch bemerkt, dass ihre Schülerin etwas enttäuscht wirkte, weil Frau J. nicht alle Anregungen umsetzen möchte. Hier erklärt sie ihr noch einmal das Prinzip des Beratungsprozesses, welcher beinhaltet, dass letztlich der Patient selbst die Entscheidung trifft, welche Vorschläge und Anregungen er umsetzen möchte und welche nicht. Manchmal habe man als professionelle Pflegekraft viele tolle Ideen, von denen man ganz sicher der Meinung ist, dass diese dem Patienten helfen würden, aber dieser entscheidet sich dagegen. Dies müsse man so akzeptieren, da jeder für sich selbst verantwortlich sei.

Im Laufe des weiteren Praxiseinsatzes von Sandra L. überprüft ihre Praxisanleiterin, ob diese die Beratung korrekt in der Dokumentation von Frau J. eingetragen hat und sich um die ihr übertragene Aufgabe im Zuge der Anschaffung eines Hausnotrufgerätes gekümmert hat. Zudem betreut sie ihre Auszubildende bei der Vor- und Nachbereitung sowie der Durchführung weiterer Beratungsgespräche. Zum Ende des Praxisblocks reflektiert sie diesen gemeinsam mit ihrer Schülerin und bewertet diese. Die Bewertung gibt sie an das Fachseminar weiter.

Literatur

Lummer C (2014) Praxisleitung und Einarbeitung in der Altenpflege. Schlütersche Verlagsgesellschaft, Hannover

Mamerow R (2013) Praxisanleitung in der Pflege. Springer, Heidelberg

Petter-Schwaiger B (2011) Pflegiothek: Beratung in der Pflege für die Aus-, Fort- und Weiterbildung. Cornelsen, Berlin

Rogall-Adam R (2012) 50 Tipps für die effektive Praxisanleitung in der Pflege. Schlütersche Verlagsgesellschaft, Hannover

Serviceteil

© Springer-Verlag Berlin Heidelberg 2017
C. von Reibnitz, K. Sonntag, D. Strackbein (Hrsg.), *Patientenorientierte Beratung in der Pflege*,
DOI 10.1007/978-3-662-53028-3

Stichwortverzeichnis

Printed in the United States
By Bookmasters